生活支援技术

主　审　高希海
主　编　刘希杰　韩修英
副主编　吴妍平　苏国明　王永嘉
编　委　（按姓氏笔画排序）
　　　　马迎丽　滨州医学院附属医院
　　　　王立新　滨州医学院附属医院
　　　　王永嘉　山东民政职业技能培训中心
　　　　王高超　滨州市社会养老服务中心
　　　　刘希杰　滨州职业学院
　　　　苏国明　滨州职业学院
　　　　吴妍平　滨州医学院附属医院
　　　　吴荣香　滨州职业学院
　　　　徐春芳　惠民县卫生学校
　　　　郭婷婷　滨州职业学院
　　　　韩修英　滨州市社会养老服务中心

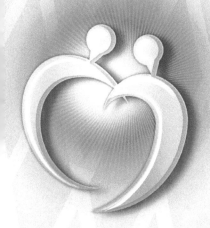

西安交通大学出版社
XI'AN JIAOTONG UNIVERSITY PRESS
国家一级出版社
全国百佳图书出版单位

图书在版编目(CIP)数据

生活支援技术 / 刘希杰,韩修英主编. —西安：西安交通大学出版社,2022.11
ISBN 978-7-5693-2092-3

Ⅰ.①生… Ⅱ.①刘… ②韩… Ⅲ.①老年人—护理学 Ⅳ.①R473.59

中国版本图书馆 CIP 数据核字(2022)第 189965 号

Shenghuo Zhiyuan Jishu

书　　名	生活支援技术
主　　编	刘希杰　韩修英
责任编辑	郭泉泉
责任校对	秦金霞
装帧设计	伍　胜

出版发行	西安交通大学出版社 (西安市兴庆南路1号　邮政编码710048)
网　　址	http://www.xjtupress.com
电　　话	(029)82668357　82667874(市场营销中心) (029)82668315(总编办)
传　　真	(029)82668280
印　　刷	西安五星印刷有限公司

开　　本	787mm×1092mm　1/16　印张 23　字数 398千字
版次印次	2022年11月第1版　2022年11月第1次印刷
书　　号	ISBN 978-7-5693-2092-3
定　　价	78.60元

如发现印装质量问题,请与本社市场营销中心联系。
订购热线:(029)82665248　(029)82667874
投稿热线:(029)82668803
读者信箱:xjtumpress@163.com

版权所有　侵权必究

前　言

随着社会经济的稳定发展和医疗保健事业的不断进步，人民生活水平日益提高，人均寿命不断延长，老龄化社会快速到来，我国已成为世界上老年人口最多的国家。老年人值得全社会的尊敬，更需要关心与专业照护，但巨大的养老服务需求与老年照护专业人才不足的矛盾日益突出。积极应对人口老龄化，为老年人提供有尊严的专业照护服务，提升老年人的生活水平和生命质量需要全社会的共同参与。

《生活支援技术》对接智慧健康养老服务与管理专业，以老年照护职业标准为基础，以老年人常见的照护问题为依据，引进日本介护服务的"自立支援"理念，将尊老爱老的中华民族优良传统全面融入教材。本书共九个模块，包括职业认知及职业素质、老年人能力评估、饮食支援技术、排泄支援技术、清洁支援技术、移动支援技术、睡眠支援技术、失智老年人照护技术和应急支援技术。本书采用项目导向、任务驱动的"教、学、做"一体化设计，每个任务均以实际案例导入，设有任务目标，引导学生主动思考提出的问题，培养学生的专业能力和批判性思维能力，驱动学生主动学习。同时，教材采用活页式装订、立体化资源构建，贯彻实用性与科学性相结合的原则，既是学习教材，又是工作手册；既可作为专业教学用书，也可作为老年照护的培训教材，以及康养机构、社区、居家照护从业者和老年人家属进行老年照护服务的参考用书。本书同时配有英、日文专业术语，方便国际输出。

本书在编写过程中得到了社会各界的大力支持，各位编者精诚合作、认真负责，付出了大量的时间和精力，在此表示衷心的感谢。我们在编写《生活支援技术》的过程中参考了众多的优秀文献，在这里对相关作者致以诚挚的谢意。

由于编者水平有限、经验不足，以及老年照护问题的研究及认识在不断进步，因此书中难免有不妥和疏漏之处，敬请各位读者、同仁给予指正。

编者

2022 年 6 月

目　　录

模块一　职业认知及职业素质 ……………………………………………（ 1 ）
　项目一　岗位认知 ……………………………………………………（ 3 ）
　　任务　认识养老服务 ………………………………………………（ 3 ）
　项目二　老年人的生活环境 …………………………………………（ 6 ）
　　任务　创设适宜的生活环境 ………………………………………（ 6 ）
　项目三　职业伦理及法律法规 ………………………………………（ 14 ）
　　任务一　着装及卫生要求 …………………………………………（ 14 ）
　　任务二　工作礼仪及沟通技巧 ……………………………………（ 17 ）
　　任务三　伦理与法律认知 …………………………………………（ 22 ）

模块二　老年人能力评估 …………………………………………………（ 31 ）
　项目一　能力评估 ……………………………………………………（ 33 ）
　　任务一　协助配置老年人能力评估室 ……………………………（ 33 ）
　　任务二　进行老年人能力评估 ……………………………………（ 37 ）
　项目二　制订老年人照护计划 ………………………………………（ 50 ）
　　任务一　确定支援服务的内容 ……………………………………（ 50 ）
　　任务二　制订老年人照护服务计划 ………………………………（ 56 ）

模块三　饮食支援技术 ……………………………………………………（ 59 ）
　项目一　卧床老年人的饮食支援技术 ………………………………（ 61 ）
　　任务一　卧床老年人的进水帮助 …………………………………（ 61 ）
　　任务二　卧床老年人的进食帮助 …………………………………（ 65 ）
　项目二　上肢运动障碍老年人的饮食支援技术 ……………………（ 72 ）
　项目三　视觉障碍老年人的饮食支援技术 …………………………（ 76 ）
　项目四　吞咽障碍老年人的饮食支援技术 …………………………（ 80 ）
　项目五　特殊饮食支援技术 …………………………………………（ 88 ）
　　任务　鼻饲饮食 ……………………………………………………（ 88 ）

模块四　排泄支援技术 ……………………………………………（ 95 ）
　项目一　如厕支援技术 ……………………………………………（102）
　项目二　便器使用支援技术 ………………………………………（106）
　　任务一　移动式坐便器的应用 …………………………………（106）
　　任务二　尿壶的应用 ……………………………………………（111）
　　任务三　便器的应用 ……………………………………………（116）
　项目三　排泄失禁支援技术 ………………………………………（122）
　　任务一　尿垫、纸尿裤的更换 …………………………………（122）
　　任务二　接尿器的更换 …………………………………………（128）
　项目四　便秘支援技术 ……………………………………………（134）
　　任务一　人工取便 ………………………………………………（134）
　　任务二　开塞露的应用 …………………………………………（141）
　　任务三　灌肠技术 ………………………………………………（146）
　项目五　特殊排泄支援技术 ………………………………………（152）
　　任务一　造口袋的更换 …………………………………………（152）
　　任务二　尿袋的更换 ……………………………………………（157）

模块五　清洁支援技术 ……………………………………………（163）
　项目一　生活环境清洁支援技术 …………………………………（165）
　　任务一　备用床单位准备 ………………………………………（165）
　　任务二　床上用品更换 …………………………………………（170）
　项目二　口腔清洁支援技术 ………………………………………（175）
　项目三　身体清洁支援技术 ………………………………………（181）
　　任务一　协助老年人清洁与梳理头发 …………………………（181）
　　任务二　身体清洁帮助 …………………………………………（189）
　项目四　更换衣物支援技术 ………………………………………（198）
　项目五　压力性损伤预防技术 ……………………………………（204）

模块六　移动支援技术 ……………………………………………（211）
　项目一　行走支援技术 ……………………………………………（213）
　项目二　轮椅支援技术 ……………………………………………（222）
　　任务　轮椅的正确应用 …………………………………………（222）
　项目三　卧位转移支援技术 ………………………………………（231）

模块七　睡眠支援技术 …… （237）
　项目一　老年人睡眠环境的布置 …… （239）
　项目二　睡眠障碍支援技术 …… （246）

模块八　失智老年人照护技术 …… （253）
　项目一　认识失智症 …… （255）
　项目二　认知功能促进 …… （261）
　　任务一　注意力训练 …… （266）
　　任务二　记忆力训练 …… （270）
　　任务三　感知训练 …… （275）
　　任务四　日常生活活动能力训练 …… （279）
　　任务五　小组手工活动 …… （284）
　　任务六　音乐治疗 …… （287）
　项目三　痴呆的行为和精神症状照护 …… （290）

模块九　应急支援技术 …… （297）
　项目一　心搏骤停急救技术 …… （299）
　　任务　单人徒手心肺复苏 …… （299）
　项目二　异物卡喉紧急应对技术 …… （305）
　　任务　海姆立克急救法 …… （305）
　项目三　高热应对技术 …… （311）
　　任务一　体温测量 …… （311）
　　任务二　物理降温 …… （318）
　项目四　烫伤紧急应对技术 …… （325）
　　任务　烫伤的紧急处理 …… （325）
　项目五　摔伤应对技术 …… （331）
　　任务一　软组织损伤的初步处理 …… （334）
　　任务二　外伤出血的初步止血 …… （338）
　　任务三　骨折后的初步固定 …… （344）

专业术语中文、英文、日文对照 …… （351）

授课计划安排 …… （358）

参考文献 …… （359）

模块一

职业认知及职业素质

职业认知及职业素养

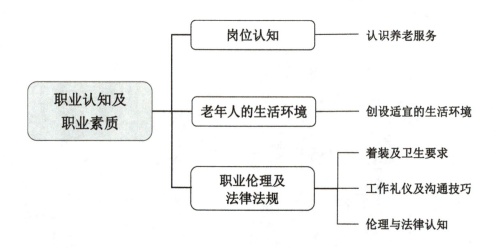

项目一

岗位认知

任务　认识养老服务

一、任务导入

【任务描述】

小王是智慧健康养老服务与管理专业毕业生,考取老年照护职业技能等级证书后,顺利在城里一家大型养老中心就业,从事养老服务工作。小王发现,在每天开展照护工作前的例会上,刘老师布置完每位护理员的任务对象、工作内容和注意事项后都要强调:"大家一定要牢记自己的岗位职责,一定要遵守照护工作职业道德!"

【任务目标】

1. 遵守老年照护工作职业道德。
2. 明确护理员的岗位职责。
3. 能根据岗位要求制订个人工作计划。
4. 爱岗敬业,热爱老年照护事业。

老年人照护服务岗位认知

二、任务分析

护理员明确自己的岗位定位是完成本职工作的前提,本次学习任务是明确护理员的职业定位、岗位职责和应遵守的职业道德。

（一）职业定位

老年照护也称老年照护服务,指经过各级岗位技能培训、获得相关专业能力证书的专业护理员,为全日制养老机构、社区服务机构、居家的失能或半失能老年人提供饮食、排泄、清洁、睡眠、转运等生活照护服务和专业照护服务的过程。

本岗位的职业定位是能够为老年人提供饮食、排泄、清洁、睡眠、转运等基本日常生活照护服务,并且能够应用基本照护技能进行安宁、转运、应急救护等专门技术服务。

(二)岗位职责

1. 饮食照护

帮助老年人科学合理地进食、进水,为进食困难的老年人进行鼻饲法特殊饮食的服务。

2. 排泄照护

帮助各类老年人安全顺利地排泄,如协助如厕,帮助卧床老年人使用便器、更换尿垫或纸尿裤;使用人工取便的方法辅助老年人排便;为留置导尿管的老年人更换一次性尿袋,为肠造瘘的老年人更换造口袋;帮助老年人呕吐时变换体位等。

3. 清洁照护

为老年人整理并更换床单、清洁口腔、清洁与梳理头发、清洁身体、更衣等;为卧床老年人预防压力性损伤和对房间进行消毒等。

4. 睡眠照护

对各类老年人提供睡眠帮助,保证老年人充足睡眠。

5. 转运照护

帮助老年人使用助行器进行活动,使用轮椅和平车转运老年人。

6. 冷热应用

帮助老年人湿热敷,正确使用热水袋、冰袋,熟练掌握温水拭浴的方法,能够为高热老年人进行物理降温等。

7. 应急救护

协助医护人员进行老年人外伤的初步止血应急处理、摔伤后的初步处理、骨折后的初步固定及搬运、氧气吸入操作等,并配合为老年人提供烫伤、异物卡喉、痰液堵塞、跌倒的应急处理和心搏骤停的现场复苏。

8. 生活训练

组织老年人进行穿、脱衣服训练和站立、行走等训练活动。

9. 其他工作任务

配合组织老年人参加康乐活动;积极参加与岗位相关的各类培训,提高服务能力与质量；认真完成上级交办的其他工作任务。

(三)职业道德

1. 职业道德的内涵和作用

(1)道德：是社会意识形态之一，也是人们共同生活及其行为的准则和规范。

(2)职业道德：指人们在职业生活中应遵循的基本道德，是职业品德、职业纪律、专业胜任能力及职业责任等的总称，是与人们的职业活动紧密联系的符合职业特点要求的道德准则、道德情操与道德品质的总和。它既是在职业活动中的行为标准和要求，又是职业对社会所负的道德责任与义务。

(3)职业道德的特点和作用：在道德的基础上突出了行业性、连续性、实用性、规范性、社会性、时代性。从事社会服务的人员应遵循爱岗敬业、诚实守信、办事公道、优质服务等原则，通过职业自律体现行业的价值观，促进企业文化建设和团队凝聚力，进而促进社会和谐进步。

2. 护理员的职业道德

(1)举止端庄，文明礼貌，遵纪守法。

(2)热爱老年照护服务工作，忠于职守，履行岗位职责。

(3)以人为本，根据老年人生理、心理、社会等方面的需求，在岗位上体现尊老、爱老、孝老理念，为老年人提供优质照护服务。

(4)尊重老年人的人身权利，注意保护老年人的隐私，自觉维护老年人的权益。

(5)认真学习专业技术，在工作中精益求精，不断提高专业服务能力。

(6)对同事以诚相待、互敬互让、取长补短、助人为乐，具备良好的沟通协调能力。

(7)廉洁奉公、严于律己，不接受老年人及其家属的馈赠，不言过其实，不弄虚作假。

(8)自尊自爱，自信自强，自觉献身老年照护事业。

老年人照护岗位认知

项目二

老年人的生活环境

任务　创设适宜的生活环境

一、任务导入

老年人照护环境介绍

【任务描述】

幸福人生康养中心是一座历史悠久的养老中心,该中心一直秉承着"爱就是行动"的理念,为当地的老年人服务。该中心建筑设计特色表现为以下几个方面。

1. 个性化的单元设计

(1)装饰、视线等方面的设计强化了老年人对生活环境的感受:为了辅助老年人更好地识别所生活的居住单元,每个单元都是以当地人所熟知的广场来命名,单元内的墙壁上贴有这个广场的照片壁纸,老年人用餐的餐垫上也印有相关的老照片,这些照片不仅能够加深老年人对这一居住单元的印象,而且能够唤起老年人的回忆。此外,不同楼层的居住组团还通过主色调加以区分。

(2)营造家庭般的生活体验:居住单元的中央设有公共的餐起活动空间,老年人日常的用餐、休息和娱乐活动都在这里展开。餐起活动空间当中设有一个敞开式的厨房,是护理员为组团内的老年人制作一日三餐的地方。在制作过程中,老年人不但能够看到护理员的每一步操作,而且能够闻到食物散发出来的香味,具有居家生活的气息,而护理员在做饭的同时也能够照看到组团内的老年人,以一种非常自然的方式达到了节约人力的效果。

(3)关注老年人的心理感受:在居住单元室内空间的布置上,充分考虑了老年人在心理层面的感受。公共的餐起活动空间通过开洞的隔墙和半高的柜子进行了适度的分隔,给用餐的老年人带来踏实稳定的感受,保证室内的私密性。

2. 融入社区的首层公共空间

该中心的首层有很大一部分面向周边社区居民开放，人们可以在这里参加社区活动，获取所需的服务。

【任务目标】
1. 能够理解适老环境设计的原则以及适老辅助设备的选择和应用。
2. 简述室内外照护环境设计需要考虑的因素。
3. 能够运用所学的知识针对养老服务机构照护单元适老环境提出设计方案。
4. 能够根据老年人的特点提供适老辅助设备选择和应用方面的指导。

二、任务分析

适老环境设计指在住宅、商场、医院、学校、养老机构等建筑中或室内装修中充分考虑到老年人的身体功能及行动特点而做出相应的设计，包括实现无障碍设计、引入急救系统等，以满足老年人的生活及出行需求。为了提高老年人照料设施建筑设计质量，符合安全、健康、卫生、适用、经济、环保等基本要求，保证照料服务有效开展，确保老年人的基本生活质量，我国颁布了《老年人照料设施建筑设计标准》（JGJ450—2018）。

（一）适老环境设计的原则

养老服务机构的适老环境设计应与机构的规模、经营模式挂钩。适老环境影响着老年人居住的舒适度，也影响着员工的工作流程，与工作效率、劳动强度至关密切。适老环境设计应遵循以下原则。

1. 以人为本原则

进行环境设计时应充分考虑老年人的特点，本着"一切为了老年人、一切方便老年人"的以人为本原则进行人性化设计，营造安全、舒适、便利的居住环境和出行环境。以人为本原则是适老环境设计的首要原则。

2. 便利性原则

老年人身体功能减退，进行环境设计时应充分考虑他们在移动、视力、听力等方面的特点，尽可能地设计方便其生活和出行的环境，如去除门槛、台阶，改为坡道，以方便坐轮椅出行；大门和卧室等出入口净宽应足够轮椅进出，卧室入口区域应预留轮椅360°回转空间；室外人行道路应防滑、平坦、质地均匀、不反光，方便借助拐杖、助行器的老年人行走；在浴室内安装固定的凳子并增加扶手，将厕所改为坐式并加扶手，保持起居室和卫生间之间道路通畅、无障碍，对衣柜应考虑方便取放物品等。肌肉力量的减退会导致老年人起坐困难，应加强沙发坐垫、床垫的硬度，并可设置扶手，以方便老年人起身，避免使用软沙发、软垫等难以支撑的家具。

3. 安全性原则

当老年人身体功能衰退甚至出现功能障碍时，环境设计应充分考虑到老年人平时生活起居出行的安全，减少各种潜在的危险因素，如老年人走路不稳且易跌倒，则地面不宜有障碍并注意防滑；平时生活中容易磕磕碰碰，桌子等家具尽量不要有尖角，边缘可设计成弧形；墙面应尽量简洁，避免有过多装饰物；居住环境尽量减少高低差等。环境设计的安全性应考虑以下几个方面。

(1)空间易于识别：居住区空间、标识性设施宜有鲜明的个性化特征，视觉上清晰、显著，光线充足。

(2)物品易于取放和操作：老年人动作不便，物品取放、操作要方便且安全，家具要稳定且牢固。

(3)无障碍设计：去除各种危险因素，防止跌撞、跌倒等意外事故发生。

(4)智能装置：在卧室床头、卫生间等处设置紧急呼救装置，在卧室床头设置应急电源；在卧室、客厅等主要空间设置光控小夜灯，便于老年人起夜并通往卫生间；在卫生间门口设置"不活动通知"感应设备，与家属、物业或服务台连通，若老年人6小时未通过卫生间门口空间，则设备会自动向后台报警，以避免老年人在户内发生意外后长时间无人知晓。

4. 舒适性原则

建筑设计要考虑老年人的居住体验，不仅生理上方便，心理上也要舒服。如居室的色彩宜简洁、明亮，符合老年人的生理需求；空间设计充分利用自然采光，辅以较为均匀的人工光源，对封闭空间加强人工照明，减少幽闭感；提供多样化的休息空间和活动空间，在有限的空间内为老年人提供更多的活动可能性；为失能老年人提供人性化的内部空间环境。

5. 照护需求原则

环境设计还需考虑到老年人照护的需要，留出照护空间。失智老年人会出现行为和精神症状，多疑、猜忌，甚至出现幻觉和妄想，如与健康老年人同住一个区域，则会有发生冲突的可能。因此，其活动场所应独立成区，有专门的护理员提供支援，以保障老年人安全，避免打扰其他老年人。

6. 弥补性原则

老年人身体功能下降，应通过环境设计帮助老年人弥补其能力上与生理上的不足，满足照护需求。如老年人对明暗转换的适应能力较差，过强的明度反差会造成行动不便,则应加强照明的均匀性;居住区的空间、场地、标识性设施宜有鲜明的个性化特征。

(二)室外环境的设计

室外环境一般指老年人室外活动的区域,如机构室外区域、社区、街道、休闲娱乐和运动场地等。

1. 室外环境设计需考虑的因素

(1)在设计公共交通道路、室内出入口、电梯和楼梯、公共卫生间等老年人室外活动环境时,需要考虑是否设立无障碍设施、盲道,是否设有必要的防滑扶手,高低是否合适。

(2)体育场、娱乐场所等是否有专为功能障碍老年人使用的相应设施和轮椅席位,设施包括坡道、出入口、楼梯、电梯、饮水、卫生间等。

(3)道路、过道、室内出入口的净宽及公共空间的大小,需考虑轮椅立体触及空间、轮椅360°转动空间以及各种助行器使用通过时的最小空间。

(4)公共道路上是否有障碍物提示标志,安全出口标志是否清晰显著。

(5)公共场所是否安装必要的感应器、指示灯等,休闲娱乐场所和运动场地的盲道设施、感应设施等是否完好,使用是否便捷。

2. 出入口

出入口设计需满足老年人进出方便的需求。

(1)宜采用平坡出入口,地面坡度比不应大于1∶20,有条件时不宜大于1∶30。

(2)出入口严禁采用旋转门。

(3)出入口的地面、台阶、踏步、坡道等均应采用防滑材料铺装,应有防积水的措施,寒冷地区宜采取防冻、防结冰措施。

(4)出入口附近应设助行器和轮椅停放区。

3. 门

供老年人通行的门应能安全、方便地打开,无障碍门比较适合,不宜采用旋转门和弹簧门。卫生间可选推拉门或折叠门,门窗隔扇应能从外部打开,以防老年人在里面发生意外事件时无法开门。在针对功能障碍老年人通行进行设计时应考虑以下几点。

(1)门扇开启的净宽不得小于80 cm。

(2)门扇及五金等配件应考虑便于功能障碍老年人开关,如进户门可采用刷卡式电子门锁,刷卡入户,避免老年人拿钥匙对锁孔开门。开门10 s后门会自动锁上,若门没有锁上则会发出长鸣声,提醒老年人关门。

(3)门的把手和拉手应便于使用且没有尖锐凸起。

(4)对公共走道的门洞来说,当其深度超过60 cm时,门洞的净宽不宜小于110 cm。

4. 坡道

坡道是无障碍设计中的重点,因为部分老年人行动不便,需要以轮椅代步,所以地面不能有台阶等障碍物,需要采用坡道解决地面的高低差问题。铺设坡道的材料一般有木头、金属和混凝土。坡道表面应进行防滑处理,表面不宜覆盖地毯之类的纺织物。

为便于老年人的轮椅顺利通过,门厅、过厅及走道等地面有高低差时应设坡道。轮椅坡道的坡度可按照其提升最大高度来选用,当坡道所提升的高度小于30 cm时,可以选择相对较陡的坡度,但坡度比不得小于1∶8。在坡道的高度内也可以分段设置坡道,但中间应设置休息平台。在有条件的情况下,将坡道坡度比做到小于1∶12,通行将更加安全和舒适。其具体要求如下。

(1)将轮椅坡道设计成直线形、直角形或折返形。

(2)轮椅坡道的净宽度不应小于100 cm,无障碍出入口的轮椅坡道的净宽度不应小于120 cm。

(3)当轮椅坡道的高度超过30 cm且坡度比大于1∶20时,应在两侧设置扶手,坡道与休息平台的扶手应保持连贯。

(4)轮椅坡道的坡面应平整、防滑、无反光。

(5)轮椅坡道起点、终点和中间休息平台的水平长度不应小于150 cm。

(6)应在轮椅坡道临空侧设置安全阻挡措施。

(7)应在轮椅坡道设置无障碍标志。

5. 走道

通过一辆轮椅的走道的净宽度不宜小于120 cm;通过一辆轮椅和一位行人的走道的净宽度不宜小于150 cm;通过两辆轮椅的走道的净宽度不宜小于180 cm。走道尽头供轮椅通行的空间,因门开启的方式不同,故走道净宽不应小于规定尺寸。考虑到功能障碍老年人的需求,走道设计的要求具体如下。

(1)应在走道两侧的墙面90 cm高度处设扶手。

(2)走道转弯处的阳角宜为圆弧墙面或切角墙面。

(3)应在走道两侧墙面的下部设高35 cm的护墙板。

(4)当走道一侧或尽头与地面有高低差时,应采用栏杆、栏板等安全设施。

(5)不得在走道两侧设置突出墙面、影响通行的障碍物。

6. 扶手

(1)扶手应安装坚固，能承受身体重量，扶手的形状要易于抓握。

(2)扶手截面尺寸应符合规定。

(3)在坡道、走道、楼梯为残疾人设上、下两层扶手时，上层扶手高度为 90 cm，下层扶手高度为 65 cm。

(4)扶手设计位置要合适，以免增加新的障碍。

7. 地面

(1)室内、外通路及坡道的地面应平整，地面宜选用不滑及不易松动的表面材料。

(2)入口处擦鞋垫的厚度和卫生间室内外地面的高低差不得大于 2 cm。

(3)室外通路及入口处的雨水铁算子的孔洞不得大于 2 cm×2 cm。

(4)供视觉功能障碍老年人使用的出入口、踏步的起止点和电梯门前，宜铺设有触感提示的地面材料。

(三)室内照护环境的设计

室内照护环境一般指老年人在室内活动的区域，如老年公寓、家庭、养老院、商场、宾馆、医院等。

1. 老年公寓及居室

(1)在没有电梯的老年公寓内，功能障碍老年人的居室宜靠近低层、安全出入口及公共活动区。

(2)在乘轮椅者的床位一侧，应留有不小于 150 cm×150 cm 的轮椅回转面积。

(3)对居室门、窗、家具及电器设施等，应考虑功能障碍老年人的使用尺度和安全要求。

2. 房屋设施

(1)在室内门厅过道地面、房屋门窗开关、出入口、台阶、栏杆扶手、管道斜坡、楼梯、电梯等位置，应当放置无障碍设施。

(2)会场、办公厅、影剧院、体育场、娱乐场所、阅览室、养老机构康复训练公共活动区等，应设有供功能障碍老年人使用的相应设施和轮椅席位，设施包括坡道、出入口、楼梯、电梯、电话亭、饮水处、卫生间等。

(3)室内过道、出入口、公共空间同室外一样，也需留够轮椅和助行器的活动空间。相应设施应考虑功能障碍老年人位置的高度。

3. 家具、家电

从居家照护的角度来看，要做到"无障碍"，家具也是一个重要的环节，应从实用性的角度出发，宜少不宜多。沙发不搞成"3+2"或者"L"形模式，餐桌也不一定要传统的"一桌几椅"。家具简单，室内生活空间宽敞、通畅，可以防老年人跌倒，使老年人行动更便捷。为了避免磕碰伤，餐桌、洗脸柜等家具宜圆角圆棱（或加装防护垫），其他家具外露部分、墙也应尽量减少尖锐的棱角；床与沙发不宜过软、过深和过矮，座面高度以老年人上身与大腿能成直角为宜，质地应稍硬，最好设扶手，以方便站起，椅子也最好有椅背与扶手。家具高低、大小要适宜，摆放位置应方便老年人取放物品，且位置相对固定。过高的柜子、低于膝盖的大抽屉、带轮子的家具、家具摆放挡道或经常变动位置，对于老年人来说都是危险的。

尽量采用智能型家电，如有自动保温功能的电水壶、有预约功能的电饭煲等。考虑到老年人的需要，装可视门铃，门铃响后房间里的指示灯就会亮，客人来访时老年人可以更加方便、快速地知道。在卫生间门口设置"不活动通知"，与家属、物业或者服务台连通。若老年人超过一定的时间未通过卫生间门口，则设备会自动报警，可避免老年人在室内发生意外无人知晓。另外，还可以安装紧急呼救装置、红外报警装置、应急电源、光控小夜灯等。

4. 室内装饰

室内装修设计宜与建筑设计结合，实行一体化设计。需考虑康复辅助器具的收纳、使用空间，并预留所需设备的条件。室内物品与家具应安全稳固，适应老年人的生理特点和使用需求。暖色有利于营造温馨、宜居的环境氛围。

(1) 地面与墙。注意地面平整，应选择防滑、防跌倒、防撞伤的安全材料。地面材料统一，避免凹凸花纹，如色彩变化容易造成老年人判断高低深浅的困难；如使用地毯，则要防止移动或卷边，应将小地毯拿走或固定。墙面不选反光性强和质地粗且坚硬的材料，应选即使碰撞、刮擦也不会受伤的材料；墙上无凸出物和锐角，墙面阳角可做小圆角处理或选用弹性材料做护角，降低老年人跌倒碰伤的风险；如使用轮椅，则在距地 20～30 cm 高度范围内可做墙面及转角的防撞处理。

(2) 过道。确保过道通畅，不堆放杂物，从卧室到卫生间的通道要足够宽敞、无障碍物，方便轮椅通过和转向。不应随处摆放小物件，应将电线收好或固定在角落。

(3) 扶手设计。门厅穿（脱）鞋处、卫生间马桶和浴室旁、楼梯、台阶、座椅、沙发、床旁都可安装扶手，以方便老年人支撑起立或行走。

(4) 照明设施。老年人视力下降，应保证足够的亮度。深夜照明（深夜去卫生间）、门厅走廊照明、一般照明（餐厅、客厅、厨房、卫生间）、局部照明（书写阅读、精细作业）等的亮度要求不一样。尽量采用多光源照明，不宜采用单个过亮的灯照明，应避免光强度突变，不要用彩灯。进门处和卧室床头要有开关，应选用宽板防漏电式按键开关或带照明的开关；在走廊、卫生间和厨房的局部、楼梯、厨房操作台和水池上方、卫生间化妆镜和盥洗池上方、室内转弯处、高低差变化处、易于滑倒处等安排一些灯光；在走廊、楼梯（距地 40 cm 处）、卧室、客厅等主要空间设置起夜灯或有光感控制，以便于老年人起夜通往卫生间。插座的位置、数量、高度要合适。

5. 厨房

厨房要有足够的轮椅转动空间，地面需防滑，与入口处无垂直型高低差，与餐厅距离合适。厨房内光线明亮，燃气泄漏报警装置、火灾警报器、操作台、收纳区域、换气扇和油烟机开关的位置和高度合适，方便功能障碍老年人使用。

6. 卫生间

对卫生间应进行方便、无障碍设计，以满足老年人坐轮椅出入需要，通行净宽应不小于 80 cm。卫生间应尽量靠近卧室，保持卫生间与卧室之间的通道通畅、无障碍物。使用推拉门或向外的平推门，安装双向开启的门锁。浴室容易摔倒或发生溺水，地面须防滑，墙上无凸出物和锐角，以保证即使摔倒、刮擦也不受伤。注意隔音设备、换气设备、取暖设备无垂直型高低差。坐便器以白色为佳，两旁设扶手和紧急呼救装置，距地 50～60 cm；卷纸器位置合适，以方便取用厕纸。浴室设洗浴椅，旁边设扶手。坐便器和浴室旁应有足够的空间，以方便轮椅转动和护理员护理。

7. 楼梯

楼梯应采用直行形式，如直跑楼梯、对折的双跑楼梯或成直角折行的楼梯，不宜采用弧形梯段或在半平台上设置扇步楼梯。楼梯踏步无直角突缘，不得无踢面。坡道、公共楼梯凌空侧边应上翻 5 cm，应设上、下双层扶手。在楼梯梯段或坡道坡段的起始处及终结处，扶手应自其前缘向前伸出 30 cm 以上，两个相邻梯段、梯段与平台的扶手应连通。在有障碍物、需要转折、存在高低差等场所，设地面提示块。对于老年人来说，楼梯也是很容易造成伤害的地方，使用防滑垫能有效减少伤害。

8. 电梯

(1)电梯候梯厅的面积不应小于 150 cm×150 cm。

(2)电梯门开启后的净宽不得小于 80 cm。

(3)电梯轿厢的面积不得小于 140 cm×110 cm。

(4)对肢体功能障碍及视觉功能障碍老年人自行操作的电梯，应采用残疾人使用的标准电梯。

项目三

职业伦理及法律法规

任务一　着装及卫生要求

一、任务导入

【任务描述】

张奶奶，82岁，老伴已去世，儿女在外地工作，入住某康养中心。护理员小李负责协助其日常生活。小李生活中喜欢把自己打扮得漂漂亮亮的，特别喜欢穿高跟鞋、化浓妆、披长发、穿超短裙。工作时穿着比较随便，有时工作服染上污渍也不及时更换和清洗。张奶奶思想比较传统，喜欢整洁。一天早上，张奶奶又说小李不该穿超短裙、涂大红色口红和浓黑眼影，工作服上昨天染上的污渍也没有洗掉。小李很生气，就不理张奶奶，张奶奶也很伤心。组长刘老师了解情况后，与小李进行了深入的交流，小李认识到错误并决心改正。

【任务目标】

1. 护理员在实施照护过程中，卫生、着装礼仪和常规礼仪得当，得到认同。
2. 培养护理员的职业认同感。
3. 培养护理员的爱岗敬业价值观，使其认识到自己的问题，更加坚定地从事养老事业。

二、任务分析

护理员不仅直接承担了老年人的生活照料和基础护理，而且肩负着国家、社会、家庭对老年人的关怀。为了圆满完成社会重任和使命，护理员需要了解自己的职业性质、工作须知、着装要求及卫生要求。

护理员的工作与其他服务行业一样，是为了建立和谐的人际关系，达到高水准的服务目标。一个人不管长相多好、服饰多华贵,如果其形象与其工作不符,那必然会破坏一个人的美感,影响到别人(尤其是服务对象)对自己的印象。因此,护理员必须遵守职业道德,注意卫生礼仪及着装礼仪。

(一)护理员的卫生要求

1. 日常卫生

护理员要养成良好的卫生习惯,每天刷牙,每晚泡脚,经常沐浴,保持口腔、身体无异味。

2. 头发卫生

护理员的头发要经常洗,修剪要整齐,刘海不过眉,长度不过肩。如果留长发,则要用头花束在脑后,避免头发、头屑掉在老年人的饭菜上。

3. 面部卫生

护理员可以略施淡妆,保持面部洁净,精神焕发,避免口、鼻、眼内有分泌物,禁浓妆艳抹。

4. 双手卫生

护理员要用"七步洗手法"常洗双手。饭前、便后要洗手;清理便器后要洗手;整理老年人用品前后要洗手;照护老年人前后要洗手。指甲每周剪1次,不留长指甲,不涂指甲油,指甲下无污垢。

科学的七步洗手法是在平时清洁双手和日常生活中预防肠道传染病、呼吸道传染病的关键,步骤如下:①用掌心搓掌心;②手指交错,用掌心搓掌心;③手指交错,用掌心搓手背,两手互换;④两手互握,互擦指背;⑤拇指在掌中转动,两手互换;⑥用指尖摩擦掌心,两手互换;⑦一手旋转揉搓另一手的腕部,交替进行(图1-1)。每步应至少来回洗5次,尽可能使用流动的清水、专业的洗手液,洗手时应稍加用力,使用一次性巾或已消毒的毛巾擦手。

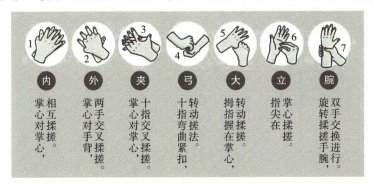

图1-1 手卫生

5. 其他卫生

护理员要注意全身卫生，需要每天清洁换洗内衣、内裤，保持内衣、内裤干燥，女性还要注意经期卫生，避免发生感染和出现异味。

(二)护理员的着装要求

1. 干净整齐

护理员工作装要干净平整，朴素大方，领口、袖口简单利落，扣子整齐不缺，裤脚在鞋跟以上平脚面处。

2. 色彩淡雅

护理员着装整体色彩要淡雅，上衣裤子搭配要合理，忌大红、大黄、大紫、黑色等，以避免让人感到沉闷。围裙、套袖要相配。

3. 协调得体

护理员工作装要大方、合体、符合时令，不能过小、过紧，也不能过大、过松。女士着装忌短、忌露、忌透。夏季女士所穿裙装长度要在膝盖以下，禁忌仅穿内衣、睡衣和短裤进行工作。

4. 鞋袜轻便

护理员鞋袜搭配要考究。对鞋子的要求是软底轻便，配上与肤色相近的袜子。不宜穿凉鞋或靴子，更不宜光脚、穿拖鞋。

5. 饰物点缀

巧妙地佩戴饰品能给女士增添色彩，护理员可以点缀一些不造成伤害的布艺饰品，但是严禁在工作时间戴戒指和夸张的饰品。

任务二　工作礼仪及沟通技巧

一、任务导入

【任务描述】

李爷爷，退休大学教授，80岁，老伴已去世，儿女在外地工作，被送来康养中心。他是个很严谨的人，对一些事情要求得比较严格，爱交流。他的主要护理员小张大大咧咧，言行举止有时候不太注意，也不喜欢跟老年人交流。李爷爷多次想跟她沟通，但她很烦，甚至顶撞李爷爷的说教，惹得李爷爷很生气。组长了解情况后，与小张进行了深入的交谈，小张认识到了错误并决心改正。

【任务目标】

1. 能实施老年照护中的工作礼仪，得到老年人的认同。
2. 能有效运用沟通技巧，与老年人进行友好交流，建立良好的照护关系。

二、任务分析

我国是礼仪之邦，人们不管在什么场合都非常注重礼仪。职场礼仪是企业形象、文化、员工修养素质的综合体现，其重要性还体现在对人际关系的调解。如果人们都能够自觉、主动地遵守礼仪规范，就容易使人与人之间的感情得以沟通，建立起相互尊重、彼此信任、友好合作的关系，进而有利于工作的开展。

(一)护理员的工作礼仪

1. 护理员的服务态度

(1)主动热情：护理员见到老年人、家属或来访者时，要主动打招呼，微笑着问一声："您好！您需要我帮助吗？"为了表示尊重，必要时可以行15°鞠躬礼。

(2)耐心周到：护理员为老年人服务，要想老年人所想，急老年人所急，耐心地为老年人解释，细心地观察老年人没注意的问题，及时、周到地为老年人解决问题，让老年人和家属体会到护理员的爱心。

(3)文明礼貌：护理员要有微笑的面容、真诚的眼神、优雅的肢体语言，要讲普通话或老年人能听懂的语言，使用礼貌用语，如"您好""请""谢谢""对不起""没关系""请原谅""再见"等，不骂人，不讲粗话，不大声喧哗，不随意发脾气。

(4)尊重老年人和家属：护理员要尊重老年人和家属。具体表现在对老年人和家属的关心和体贴上，在对老年人健康状况的熟悉和了解上，在微笑和善解人意的服务上。护理员要经常换位思考：假如我也要别人照顾、假如我也躺在这张床上，那我希望护理员怎样对待我？

文明服务是表达尊重的最好方式，同时也能带来别人对自己的尊重。让老年人和家属感受到护理员给予的崇高礼遇，护理员就会赢得他们的尊重，使老年照护工作顺利进行。

2. 护理员的语言礼仪

交谈礼仪是表现文明礼貌的重要方面。护理员与老年人和家属交谈时要和颜悦色、态度诚恳、音调平和、语速适中、谦虚亲切、回避隐私、不言人恶。遇到矛盾时，要做到不急不躁、不温不火、不推卸责任。与其理直气壮，不如理直气"柔"，如此更容易得到人们的认可和喜爱。

3. 护理员的举止礼仪

(1)姿势：护理员面对老年人、家属或来访者时，要使用好肢体语言，如微笑、鞠躬、握手、招手、鼓掌、右行礼让、起立回答问题等。站有站相，坐有坐相。交谈时正视对方，认真倾听或侧耳聆听，不要东张西望、看书看报、挖耳朵、抠鼻子、剪指甲、上下抓挠、左右摇摆。

(2)站姿：护理员站立时，身体要与地面垂直，将重心放在两个前脚掌上，挺胸、收腹、抬头，双肩放松，两腿并拢，双臂自然下垂或在体前交叉，眼睛平视，面带微笑，不要歪脖、扭腰、屈腿等。在与老年人谈话的过程中，入座时要轻柔和缓，起座时要稳重端庄。不要随便坐老年人的床铺，不要斜倚在老年人床头的被子上，不跷二郎腿或抖腿。

(3)坐姿：护理员落座后要抬头，上身挺直，下颌微收，目视前方；挺胸立腰，双肩平正放松；上身与大腿、大腿与小腿均成90°；双膝自然并拢，双脚并拢，平落于地或一前一后；坐在椅子的前部1/2或1/3处即可；双手交叉，相握于腹前。

(4)走姿：护理员行走时要轻而稳，抬头挺胸，肩放松，两眼平视，面带微笑，自然摆臂。为老年人端饭菜、端饮料等时要屈肘，双手将物品平端在胸前，稳步前行，不要低头含胸、左摇右晃、脚掌拖地。当遇到紧急情况时，可以小步快走，但要保持镇定，不要大步流星地快跑，避免制造紧张气氛。

(二)照护沟通

沟通是与老年人交换观念、表达态度、袒露心声的重要方法，也是与老年人建立良好关系的桥梁。要做到有效的沟通，护理员不仅要掌握沟通的知识和技巧，而且要具备良好的沟通素养和专业态度。护理员要在实践中不断强化自己与老年人沟通的能力，从而提高照护工作效率，促进老年人身心健康。

1. 沟通与交流的技巧

(1) 创造轻松的环境。创造一个轻松、自由的谈话氛围，可以使老年人放松并敞开心扉，将其不安、担忧之事以及内心的想法都说出来。

(2) 尊重老年人，语言规范。与老年人交谈时应语言简练、音调适中，使用标准、规范的语言，让老年人能够正确理解并乐于接受，要使用尊称，如爷爷、奶奶、叔叔、阿姨、大爷、大妈、伯父、伯母等。尊重是沟通的基础，态度亲切和蔼，才会被老年人接纳、认可。结合老年人的心理有意识地进行交谈，尽可能地避免令人情绪低落的负面话题，多谈积极的话题，给予老年人支持和鼓励。

(3) 善于倾听。要认真倾听、接收、思考和理解老年人讲话的内容，同时让老年人把话讲完，不要随意打断或插话。像"你别说了""我都听了好几遍了""说点别的"，这样的语言就容易降低老年人倾诉情感的欲望，是护理员的禁忌。非语言行为往往是老年人真情的流露，护理员要善于观察老年人的面部表情、手势、神态等非语言行为，理解其弦外之音，以了解其真实的想法，便于给予排忧解难。

(4) 反复核实。在与老年人交流时，对于老年人说话的重点给予重复，帮助老年人再次确认，避免发生误会。护理员没有听清的事情，不要按照自己理解的意思去做，应该与老年人核实，最后对与老年人交流的内容进行总结，得到老年人的确认。

(5) 引导交谈。开场白的技巧是交谈成功与否的关键，良好的开端是交谈成功的一半，特别是对少言寡语的老年人，要面带微笑，以和蔼、关心或赞美的态度打开局面。当老年人的谈话偏离话题时，切记不要急于转移话题或阻止老年人，一定要婉转地、间接地转变话题。结束交谈时也不要过于着急，从体贴老年人的角度结束话题，如"您累了吧，咱们休息一下，以后再说好吗？"

(6) 把握交谈的节奏和时间。老年人反应比较慢，交谈的节奏不要过快。交谈要选择合适的时间，不要在吃饭时、休息时交谈。每次交谈的时间不要过长，以防止老年人因身体劳累而引发不适。

(7) 适当的肢体语言。适当的肢体语言会增进护理员与老年人之间的亲密感情，简单地握握手、拍拍肩、拥抱一下都有着人际交流与沟通的大学问。握握手会让老年人觉得护理员态度亲切；拥抱一下会为老年人带来一种受到依赖者关爱的喜悦；拍拍肩会使老年人有一种和护理员比较默契的感觉。这些肢体语言可将护理员的爱和关怀传递到老年人心里，使他们能配合照护工作顺利进行。

2. 沟通过程中的注意事项

(1)注意沟通的方式。对年纪大的人来说，喜欢回忆过去，靠谈过往的事情来填充目前的精神活动。因此，沟通可以以聊天的方式进行，先让老年人谈自己喜欢的话题，增强彼此的信任感，继而更好地关心老年人现在的切身问题，如是否碰到不开心的事情、身体有没有不舒服等。

(2)因人而异的沟通技巧。老年人的生理、心理、社会文化背景特征不同，其沟通需求和沟通方式也不同。因此，有效的沟通方式必须与老年人的性格特点相结合。

1)对固执、墨守成规的老年人：与这类性格的老年人谈话时，要注意多听他们的意见，循循善诱，注意不要与他们争吵，也不要强迫他们接受你的意见，要慢慢来，由他们自己做出对自己有利的决定。

2)对自爱而寻求关心的老年人：这样的老年人可能只会诉苦或埋怨，寻求关心与关照，护理员应在可能的范围内尽量满足其自爱心理，只要给予夸奖，多说说他们的好话，他们马上就会改变态度，而且往往很容易与你建立良好的关系。

3)对多疑、不易信任他人的老年人：对这样的老年人，要坦诚相待，要让他们感到你是在替他们着想，是站在他们的立场上而提出建议或提供帮助的，他们一旦接受你，以后便很容易沟通。

(3)善于调动潜在能力。很多老年人虽然年纪大了，躯体上与精神上的功能会降低，但身体还很健康，精神依然充沛。对待这样的老年人，应根据其经历与性格特点给予支持和鼓励，尽可能激发其潜力，适应困难，恢复其活力。

(4)加强自身修养、利用环境与社会资源。护理员应不断加强自身文化、道德修养及专业素养，更多地了解社会上各种服务老年人的社会资源信息，将其适时提供给老年人，使服务更加专业化、系统化。例如，护理员将所了解的面向老年人开办的活动信息提供给老年人，鼓励他们参与，以培养更多的兴趣、爱好；护理员还可以用专业知识指导老年人如何与同龄老年人相处，以维持一定的人际交往等。

3. 沟通交流的禁忌语言

(1)禁忌话题。①涉及个人隐私：如收入、婚恋、经历及生理缺陷等。②提弄老年人的话题：不要说伤害老年人的话，不要用老年人的缺陷开玩笑。③令人反感的话题：引起老年人悲伤的话题尽量不要提起，如亲人去世、家庭矛盾、伦理道德的问题等。

(2)禁用的语气。①命令式：这种方式可使老年人感到不被尊重，是一种非常不礼貌的行为。②质问式：这种方式会给老年人一种受到训斥的感觉，会使老年人出现抵触情绪，导致交谈失败。

(3)禁用的语言。一忌不文明的语言，如使用脏话粗话；二忌伤害性的语言；三忌过激的语言，不要说气话，不能只图一时痛快说话就不讲分寸，如有情绪一定要自我控制，调整心态。

任务三　伦理与法律认知

一、任务导入

【任务描述】

王奶奶，75岁，3年前因患阿尔茨海默病被家人送入康养中心。因王奶奶的护理员小赵升职当组长，便由小李接替照护。当赵组长把小李介绍给王奶奶并交代好任务离开后，不管小李如何试图交流，王奶奶就是不予理睬，小李只好默默完成照护工作后离开。

第2天上午，小李准备与王奶奶聊天并陪伴她进行室外活动，但王奶奶不认得小李并拒绝她进入房间，不管小李如何解释，王奶奶就是不愿接受小李的照护，甚至已经记不得先前照护她的小赵了。王奶奶还喊："家里进贼了！赶快来抓小偷！"赵组长闻讯赶来，安抚王奶奶的情绪，并与小李进行了交流，强调在老年人照护中要重视基本伦理和相应的法律法规。

【任务目标】

1. 能识别常见的伦理问题并运用伦理风险防范措施。
2. 实施照护时没有对老年人肉体和精神造成伤害的行为。
3. 能识别常见老年人的权益问题并运用保护措施，实施照护时没有违反相关法律法规。

二、任务分析

伦理和法律法规具有规范护理员对老年人的照护行为的作用。伦理指人与人相处的各种道德准则，伦理要求人在行动上没有对别人的肉体与精神造成伤害的行为，而应做出合人情、合人理的行为，其中蕴含着依照一定原则来规范行为的深刻道理。法律法规包括中华人民共和国现行有效的法律、行政法规、司法解释、地方法规、地方规章、部门规章及其他规范性文件等。

(一)职业定位

老年照护行为的规范化遵循伦理准则，体现出支持维护行为及关心关怀，其主要遵从以下基本的伦理学原则。

1. 尊重原则

尊重主要指对老年人自主性的尊重，也就是说护理员应当尊重有自主能力的老年人进行自我选择、自由行动或按照个人意愿进行自我管理和自我决策的权利和行为。因此，如何尊重老年人的自主性、老年人的自主性受哪些限制等就成为实践过程中需要着重考虑的问题。尊重原则除了对老年人自主性的尊重以外，还包括对老年人知情同意权、隐私权等的尊重。实现尊重原则是与老年人建立和谐关系的必要条件，也是保障老年人根本权益的可靠基础。

2. 不伤害原则

不伤害指在照护过程中不使老年人受到伤害，包括身体伤害（如疼痛、并发症、损伤、残疾和死亡等）和精神、社会伤害（如精神痛苦、经济损失和受侮辱或被忽视等）。不伤害的义务既包括避免或减少实际的伤害，同时也包括避免或减少伤害的风险，即在照护过程中应将风险降到最低。

3. 关爱原则

关爱是一种发自内心的母亲对孩子般的关怀照顾，是一种自然感情，任何人都需要这种感情。关爱最能体现照护的本质和专业的核心价值。因此，关爱原则作为伦理原则的核心，是护理员锤炼职业道德意识、指导照护行为、修炼道德情操的灵魂。护理员要不断加强道德修养，培养一种自觉的伦理关爱。

4. 公正原则

公正指不偏私、不偏袒和正直。社会公正，主要指对一定社会结构、社会关系和社会现象的一种伦理认定和道德评价，其具体表现为对一定社会的性质、制度以及相应的法律、法规、章程和惯例等的合理性和合理程度的要求和判断。社会公正是衡量社会合理性和进步性的标志之一。个人公正，既指个人行为的一种根本原则，也指个人的一种优良品德，主要表现在个人在为人处世的过程中，能以当时社会的法律、规章和惯例等为标准，严格规范自己的行为，正直做人，公道办事，能够保持自己行为的合法性、合理性和正当性。

5. 自立支援原则

自立支援即自立支持式的照护模式，强调即使老人处于要照护状态，也应当尽可能地根据其能力提供使老年人能够独立生活的支援服务。也就是说，护理员在为老年人进行"自立支援"照护服务的过程中，最重要的是，鼓励老年人在享受各种服务的同时，尽可能地充分使用自己的能力，过上属于他们自己的生活。自立支援原则着重于"喝水、营养、运动"的重要性。

(二)老年照护行为中的常见伦理问题及其防范

1. 常见的问题

老年照护行为中不符合伦理道德的表现有以下几点。

(1)缺乏人文关怀。最显著的表现是缺乏耐心和爱心。缺乏耐心指护理员对记忆力减退、听力不好、动作迟缓的老年人表现出不耐烦情绪。尤其是长期卧床的老年人个人卫生情况很不理想,从职业道德的角度来讲,在此情况下护理员应该关爱老年人,帮助其清洗、擦拭并及时更换衣被,但在职业行为违背伦理道德的状态下,一些护理员对这样的老年人置之不理,甚至连基本的照护操作都不愿意执行,这是缺乏爱心的表现。

(2)忽视心理关怀。老年人的风险承受力下降,情感脆弱,容易感到孤独、寂寞、情绪低落,心理上畏惧疾病和死亡,渴望得到周围人和家人的关心。护理员一般情况下只是遵照医嘱对老年人进行疾病照护,很少会注意他们心理上的变化,也很少帮助他们排解心中的孤独、寂寞,忽视心理照护的情况普遍存在,甚至,有些护理员在照护过程中已经发现老年人出现不交流、不进食的抑郁萌芽,仍然视而不见,只做自己的照护操作。

(3)漠视和不尊重。相对于缺乏人文关怀和忽视心理关怀而言,漠视和不尊重是一种程度较重的违背职业照护伦理道德的表现,对老年人的身心所带来的后果也是非常严重的。

漠视和不尊重从语言方面来说,体现在护理员对老年人恶语相向。例如,有些老年人不服老,虽然独立行走能力不强,但仍不允许护理员帮助,造成跌倒、坠床等意外,这些都是照护中的不良事件。护理员对于这种情况较为排斥,认为是老年人不能准确进行自我评估所致,而非自身主观判断错误所致,因此极度反感。面对这种情况时,护理员在语言上会采取较为不恰当的言辞。对于失能的老年人,个人卫生不太理想,护理员会产生嫌弃的心理,有的会直接对老年人表达不当言辞。

漠视和不尊重从非语言方面来说,体现在护理员对老年人的主观疏离甚至暴力殴打。有些老年人,身边虽然有子女看护,但子女因各种原因不能尽到照顾的义务。针对这种情况,护理员会认为是老年人子女的不孝顺连累了自己并增加了自己的工作量。同时,一些老年人也会将对子女的不满转移到护理员身上。在这种状况下,行为违背伦理道德的护理员多数会对老年人有不满情绪。一些老年人感到孤独、寂寞,希望与护理员多交谈,行为违背伦理道德的护理员会采取主观疏离、置之不理,也就是我们所说的"假装看不见、听不见"。

老年照护中的漠视和不尊重造成的不仅是老年人身体的创伤,而且是老年人心理上不可治愈的创伤,甚至会使老年人付出生命的代价。这种漠视与不尊重不仅违背了职业道德,而且触犯了法律。

2. 防范策略

(1)尊重服务对象的人格。在照护服务中,护理员会接触到一些特殊的老年人,如长期患病的老年人等。护理员在工作中应以人道主义的要求行事,有爱心、耐心和同情心,要尊重这些特殊的老年人,不能因为他们疾病的特殊性而不尊重他们的人格和尊严。

(2)尊重服务对象的权利。在养老机构这个特定环境中,护理员更应注意尊重服务对象的权利,保护他们的合法权益不受侵害。

(3)公正地对待每一位服务对象。护理员在单独照护老年人时,对老年人的家庭背景、社会地位、经济状况等比较了解。因此,护理员应培养自己的慎独意识和慎独行为,对每一位服务对象都应认真负责、慎独尽责,做到一视同仁,严格按照操作规程和职业伦理道德规范做好各项工作。

(4)有高度的责任感和严格的自律性。高度的责任感体现在对健康老年人的亲情感慰、对失能老年人的心灵安抚、对临终老年人的安宁关怀和对逝者的善后处理等方面。因为养老机构中照护的老年人既有健康的,也有失能的,所以护理员应以集体利益为重,对机构内的所有老年人负责。

(5)坚持团结协作精神。在照护工作中,相关人员应建立团结协作的关系,护理员、医技人员应同心协力,树立整体观念,在技术上相互配合,在工作上密切合作。

(三)与老年照护相关的法律法规文件

近年来,我国老龄事业和养老体系建设取得了长足发展,老年人权益保障和老年照护专业发展等方面的法规、政策不断完善。护理员肩负着老年照护体系和健康支持体系中的双重责任,需要不断学习并遵守与老年人照护服务相关的法律、法规、政策、规范要求等。

1. 老年照护的相关法律

(1)《中华人民共和国老年人权益保障法》。目前,以《中华人民共和国宪法》为统领,以《中华人民共和国老年人权益保障法》为主导,包括法律、法规、部门规章制度、政策等在内的老龄法律制度体系已经基本形成。

《中华人民共和国宪法》第四十五条规定:"中华人民共和国公民在年老、疾病或者丧失劳动能力的情况下,有从国家和社会获得物质帮助的权利。国家发展为公民享受这些权利所需要的社会保险、社会救济和医疗卫生事业。"这从根本上保障了公民的养老权益。

1996年首次发布、后经几次修订的《中华人民共和国老年人权益保障法》以《中华人民共和国宪法》为依据，是我国第一部将保护老年人合法权益与发展老龄事业相结合的法律。这部法律的第一条即明确了"为了保障老年人合法权益，发展老龄事业，弘扬中华民族敬老、养老、助老的美德，根据宪法，制定本法"的宗旨。

《中华人民共和国老年人权益保障法》以法律形式确定了对老年人权益的保护，在保障老年人合法权益、发展老年事业上发挥了积极作用。它在社会服务方面强调"发展城乡社区养老服务，鼓励、扶持专业服务机构及其他组织和个人，为居家的老年人提供生活照料、紧急救援、医疗护理、精神慰藉、心理咨询等多种形式的服务（第三十七条）""鼓励、扶持企业事业单位、社会组织或者个人兴办、运营养老、老年人日间照料、老年文化体育活动等设施（第三十九条）""养老机构应当与接受服务的老年人或者其代理人签订服务协议，明确双方的权利、义务。养老机构及其工作人员不得以任何方式侵害老年人的权益（第四十七条）"等。护理员应熟知老年人权益保障的条款，依法履行岗位职责，为实现"老有所养、老有所医、老有所为、老有所学、老有所乐"而努力。

（2）《中华人民共和国民法典》。老年人照护服务必然要应对老年人的身心健康问题，随时可能会涉及老年人及老年人亲属的民事权益。根据《中华人民共和国民法典》第一编第五章第一百零九条规定："自然人的人身自由、人格尊严受法律保护。"第一百一十条规定："自然人享有生命权、身体权、健康权、姓名权、肖像权、名誉权、荣誉权、隐私权、婚姻自主权等权利。"第六编第六章关于医疗损害责任的条款也依然适用于为患病老年人提供医疗护理服务的工作。第一千二百一十九条规定："医务人员在诊疗活动中应当向患者说明病情和医疗措施。需要实施手术、特殊检查、特殊治疗的，医务人员应当及时向患者具体说明医疗风险、替代医疗方案等情况，并取得其明确同意；不能或者不宜向患者说明的，应当向患者的近亲属说明，并取得其明确同意。"第一千二百二十五条规定："医疗机构及其医务人员应当按照规定填写并妥善保管住院志、医嘱单、检验报告、手术及麻醉记录、病理资料、护理记录等病历资料。"第一千二百二十六条规定："医疗机构及其医务人员应当对患者的隐私和个人信息保密。泄露患者的隐私和个人信息，或者未经患者同意公开其病历资料的，应当承担侵权责任。"

2. 老年照护的相关政策

护理员在从事老年人照护服务中，必须时时关注和把握老年照护管理与发展的方向和趋势。在国家政策层面，国务院2013年发布了《关于加快发展养老服务业的若干意见》，2017年印发了《"十三五"国家老龄事业发展和养老体系建设规划》，为完善养老体系进行了顶层制度设计；在行业管理层面，民政部门、卫生健康部门先后出台了加快和完善养老服务体系建设的相关规定，如《养老机构管理办法》等，发布了《关于推进医疗卫生与养老服务相结合的指导意见》，制定了《养老机构安全管理》（MZ/T 032—2012）、《老年人能力评估》（MZ/T 039—2013）、《社区老年人日间照料中心服务基本要求》（GB/T 33168—2016）、《社区老年人日间照料中心设施设备配置》（GB/T 33169—2016）等标准。护理员应在照护服务中按照国家、行业管理的政策规定落实和推进工作。此外，在需要提供诊疗技术规范规定的护理活动时，护理人员应按《护士条例》要求，取得护士执业证书；在开展专业性护理服务中遵守《中华人民共和国民法典》《中华人民共和国传染病防治法》《医疗纠纷预防和处理条例》《医疗废物管理条例》《医院感染管理办法》等相关法律、法规、规章，严格依法依规从事专业性护理工作。

为切实保障老年人的合法权益，规范和保障老龄产业发展，国家有关部门制定了一系列政策文件、相关规划与标准。

（四）老年人权益保护中存在的问题及处理策略

1. 老年人权益保护中存在的主要问题

老年人是国家的财富、社会的财富，他们为国家、社会、家庭奋斗了几十年，步入老龄后还在发挥着余热，绝大多数老年人的合法权益得到了重视和保护，绝大多数赡养人对老年人尽到了赡养义务，不过，不尽赡养义务、侵犯老年人合法权益的现象还时有发生，其主要表现为以下几点。

（1）赡养人赡养意识缺乏。赡养人指老年人的子女以及其他依法履行赡养义务的人。在通常情况下，赡养人是老年人的子女。《中华人民共和国民法典》第一编第二章第二十六条规定："成年子女对父母负有赡养、扶助和保护的义务。"第五编第三章第一千零六十七条规定："成年子女不履行赡养义务的，缺乏劳动能力或者生活困难的父母，有要求成年子女给付赡养费的权利。"第一千零六十九条规定："子女对父母的赡养义务，不因父母的婚姻关系变化而终止。"第一千零七十四条规定："有负担能力的孙子女、外孙子女，对于子女已经死亡或者子女无力赡养的祖父母、外祖父母，有赡养的义务。"《中华人民共和国老年人权益保障法》第十四条规定："赡养人应当履行对老年人经济上供养、生活上照料和精神上慰藉的义务，照顾老年人的特殊需要。"但是，有些赡养人没有认识到老年人的自身局限性，不在生活上照料，不在精神上慰藉，甚至不在经济上供养，使这些老年人感到孤独，心灰意冷，缺乏生活的信心。

(2)老年人受虐待、遗弃。有的老年人年轻时未能读书或读书很少，无固定工作，老来没有养老金；有些老年人子女多，住房紧张，以致在子女婚后仍和子女住在一起，在父母与子女之间、翁婿之间、婆媳之间为生活琐事发生矛盾后，有些很难缓解，往往导致矛盾激化，此时的老年人本身处于劣势，在家中可能受到虐待，个别老年人受不了这份"气"选择了离家"出走"，被赡养人遗弃在外。

(3)老年人再婚受到干涉。《中华人民共和国老年人权益保障法》第二十一条规定："老年人的婚姻自由受法律保护。子女或者其他亲属不得干涉老年人离婚、再婚及婚后的生活。赡养人的赡养义务不因老年人的婚姻关系变化而消除。"可是现在社会上仍存在许多干涉老年人再婚的情况。

(4)老年人的财产受到侵犯。老年人对子女的生活、婚姻无不予以操持和关心，但有些子女产生了错误的想法，认为父母的钱就是自己的钱，父母的房子就是自己的房子，甚至自己不工作向父母要钱，过着"啃老"的日子。凡此种种，使得一些老年人的财产受到了侵犯。

(5)老年人权益受侵犯后得不到有效制止。我国虽然高度重视普法工作，但发展不平衡，向社会宣传维权、组织老年人维权的宣传力度不够。有些家庭成员侵犯了老年人权益还认为这是"家务事"，外人无权干涉。长期下来，老年人权益受到侵犯后未能得到有效制止。

2. 处理策略

(1)加大宣传力度，树立维权意识。

(2)管理部门应制定相关的社会福利政策、法规和规章。在完善配套法规的基础上，管理部门还应制定社会福利机构的规划，使社会福利机构和社会福利事业发展适应"银色浪潮"的需要。

(3)建立制度标准，确保规范运营。建立、健全老年照护相关法律法规和准入、退出、监管制度，规范养老服务市场行为。加快出台和完善老年照护的相关服务标准、设施标准和管理规范。

(4)司法服务进机构，为老年人维权提供切实保障。管理部门可接纳法律专业的大学生为法律志愿者，在相关机构开展法律服务。这样做的好处主要体现在以下两点：一方面，它可以为大学生创造一个锻炼自我、提升自我的社会实践机会；另一方面，它可以为老年人、机构服务人员提供解答法律疑问和援助的机会。相关机构可以与当地司法局联系，设立"法律援助中心联系点"，专门受理严重侵犯老年人权益的案件，特别针对一些经济贫困、无诉讼能力的老年人，为其提供法律援助，以维护老年人的合法权益。

（5）加强学习，将法律法规相关内容纳入岗位培训，建立长效机制。

模块一测试题

模块二

老年人能力评估

老年人能力评估

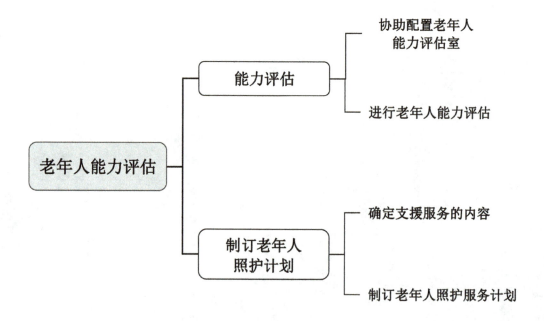

项目一

能力评估

任务一 协助配置老年人能力评估室

一、任务导入

【任务描述】

夕阳红老年公寓经过周密筹备即将收住老年人,并根据老年人的能力水平设置了不同的照护服务区。为完成老年人入住评估,护理员应配置规范的老年人能力评估室,依照标准为老年人开展能力评估。

【任务目标】

1. 熟知行业标准《老年人能力评估》(MZ/T 039—2013)。
2. 掌握能力评估所需设备、用物的用途。
3. 护理员能够协助配置老年人能力评估室,能正确、合理地使用评估工具。
4. 护理员具有对老年人身心整体照护的理念和责任心。

二、任务分析

(一)老年人能力评估的基本指标

2013年民政部推荐发布的行业标准《老年人能力评估》(MZ/T 039—2013),是养老服务评估工作的主要依据。该标准为老年人能力评估提供了统一、规范和可操作的评估工具,规定老年人能力评估的对象、指标、实施及结果。在该标准中,老年人能力评估的主要内容包括日常生活活动、精神状态、感知觉与沟通、社会参与4个方面(表2-1),分别从生理、心理、精神、社会方面对老年人能力进行全面的评估,最后进行综合评价,以判定老年人的需求等级和相应的服务内容。

表 2-1 老年人能力评估的内容指标

一级指标	二级指标
日常生活活动	进食、洗澡、修饰、穿衣、大便控制、小便控制、如厕、床椅转移、平地行走、上下楼梯
精神状态	认知功能、攻击行为、抑郁症状
感知觉与沟通	意识水平、视力、听力
社会参与	生活能力、工作能力、时间/空间定向、人物定向、社会交往能力

(二)老年人能力评估的环境要求

开展老年人能力评估最基本的评估环境(图 2-1)应做到安静、整洁、光线明亮、空气清新、温度适宜,至少有 3 把椅子和 1 张诊桌、4 或 5 个台阶(图 2-2),以供评估使用。台阶的踏步宽度不小于 0.3 m,踏步高度为 0.13~0.15 m,台阶的有效宽度不应小于 0.9 m。若条件许可,则可提供规范、全面的配置,其具体包括体征数据的测量、起居评估、行走评估、洗漱评估、饮食评估、精神状态、感知觉与沟通及社会参与评估六大功能区域。

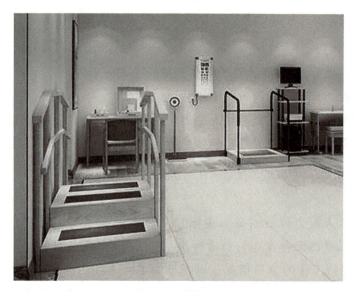

图 2-1 老年人能力评估室

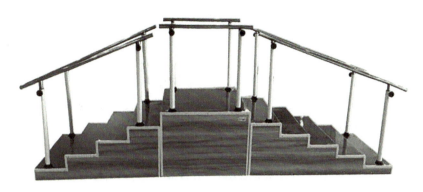

图 2-2 台阶

三、任务实施

(一)操作前准备

1. 环境准备

评估团队成员(如医生、社工、护理员)共同设置、使用能力评估室;做好各评估区域布局,光线明亮,温、湿度适宜,设备、用品齐全。

2. 评估人员准备

熟练掌握评估方法及评估用表,着装整洁。

(二)设置评估环境

1. 设置体征数据采集区

体征数据采集区主要用于体征数据的测量和采集,其内一般需有体温表、听诊器、血压计、视力表、听力测试工具、体重秤、手电筒等器具。必要时需要测量和记录覆盖老年人四肢、关节、心、肺等所有体征的数据,为定性、定量服务提供依据。

2. 设置日常起居评估区

日常起居评估区主要用于评估老年人穿衣、修饰、取物、床上起卧、床椅转移等日常生活起居的活动能力,其内一般需有上衣、裤子、鞋、袜、床、柜、椅(轮椅)、穿鞋凳等器具。

3. 设置行走评估区

行走评估区主要用于测试老年人行走、上下楼梯等行走活动能力。一般需要行走 45 m 的标尺地贴、上下阶梯等。

4. 设置洗漱评估区

洗漱评估区主要用于测试老年人洗澡、洗漱、如厕、大便控制、小便控制等日常生活活动能力，其内一般需有洗手盆、牙刷、牙膏、梳子、适老马桶、淋浴花洒、洗澡椅等器具。

5. 设置饮食评估区

饮食评估区主要用于测试老年人日常进食的生活能力，其内一般需要的餐具包括筷子、汤勺、碗、盘、水杯等，必要时可配置适老餐具，如可折弯勺、叉、吸盘以及防滑碗盘等。

6. 设置精神状态、感知觉与沟通及社会参与的评估区

精神状态、感知觉与沟通及社会参与的评估区主要用于测试老年人的认知、沟通、社交等能力，其内一般需要有能完成模拟老年人社交、认知、沟通等场景，如购物场所、厨房及画钟的纸、笔等，从而完成对应指标的测试。

任务二　进行老年人能力评估

一、任务导入

【任务描述】

张爷爷，76岁，大学教授，3个月前患脑梗死，右侧轻度偏瘫，日常生活尚能自理。在女儿的陪同下，张爷爷来到夕阳红老年公寓，表达了入住愿望。护理员依照工作流程，对张爷爷进行能力评估。

【任务目标】

1. 掌握老年人能力评估的基本内容和标准。
2. 能够评定老年人的能力级别。
3. 尊重、关爱老年人，细心、耐心、有责任心。

二、任务分析

(一)老年人能力评估的内容

1. 日常生活活动

日常生活活动指一个人为了满足日常生活的需要每天所进行的必要活动，包括进食、修饰、洗澡、如厕、穿衣、大便控制、小便控制、床椅转移、平地行走、上下楼梯等日常生活活动。日常生活活动是反映老年人健康状况及生活质量的最基本指标。

2. 精神状态

精神状态包括认知功能、行为问题、抑郁症状3个方面。

(1)认知功能：指熟练运用知识的能力，即利用所了解的知识对事物进行概括、计算和判断的能力，包括记忆力、定向力、注意力、判断力、解决问题的能力等。

(2)行为问题：指在行为过程中存在的问题，主要表现为攻击行为。其可表现为具体行动方面的攻击，也可表现为语言、文字方面的攻击，客观上可使别人受到躯体上或心理上的伤害。

(3)抑郁症状：表现为情绪低落、不合群、离群、躯体不适、食欲不振、睡眠障碍等。

3. 感知觉与沟通

感知觉与沟通包括意识水平、视力、听力、沟通交流4个方面。

(1)意识水平:表现为神志清醒、嗜睡、昏睡、昏迷等不同水平。

(2)视力:老年人由于视神经的老化,以及老年性白内障等疾病的影响,给视力带来了一定程度的障碍,从而影响其日常生活的独立性。

(3)听力:听力的下降以及老年性耳聋等疾病,使老年人对周围环境的适应能力下降,从而在一定程度上影响了老年人日常生活的独立性。

(4)沟通交流:老年人能否准确表达自己的需求和感受,以及能否正确地理解他人的话语,对其生活有着直接影响。

4. 社会参与

社会参与包括生活能力、工作能力、定向力、社会交往能力。

(1)生活能力:指老年人在生活中自己照护自己的行为能力,比如做饭、吃饭、打扫卫生、购物、学习等。

(2)工作能力:指老年人的知识、技能及行为是否能够配合其工作。

(3)定向力:指老年人对时间、地点、人物以及自身状态的认识能力。

(4)社会交往能力:指老年人对周围环境适应、人际交往、待人接物的能力。

(二)老年人能力评估的方法

1. 老年人能力评估标准

老年人能力评估标准由若干表格(表2-2至表2-8)组成。评估时由2名评估人员通过观察、与老年人交流、与老年人的主要照顾者交流、老年人亲身演示等方法,得到老年人近1个月的情况,逐项评分后,评定能力级别,并形成"老年人能力评估报告"。

表2-2 评估基本信息表

项目	基本信息
A1.1 评估编号	□□□□□□□
A1.2 评估日期	□□□□年 □□月 □□日
A1.3 评估原因	1 接受服务前初评 □ 2 接受服务后的常规评估 □ 3 状况发生变化后的即时评估 □ 4 因对评估结果有疑问而进行的复评 □

模块二 老年人能力评估

表 2-3 被评估者的基本信息

项目		基本信息
A2.1 姓名		
A2.2 性别		1 男　2 女　□
A2.3 出生日期		□□□□年□□月□□日
A2.4 身份证号		□□□□□□□□□□□□□□□□□□
A2.5 社保卡号		□□□□□□□□
A2.6 民族		1 汉族　2 少数民族_____　□
A2.7 文化程度		1 文盲及半文盲　2 小学　3 初中　4 高中/技校/中专　5 大学专科及以上　6 不详　□
A2.8 宗教信仰		0 无　1 有_____　□
A2.9 婚姻状况		1 未婚　2 已婚　3 丧偶　4 离婚　5 未说明的婚姻状况　□
A2.10 居住状况		1 独居　2 与配偶/伴侣居住　3 与子女居住　4 与父母居住　5 与兄弟姐妹居住　6 与其他亲属居住　7 与非亲属关系的人居住　8 养老机构　□
A2.11 医疗费用支付方式		1 城镇职工基本医疗保险　2 城镇居民基本医疗保险　3 新型农村合作医疗　4 贫困救助　5 商业医疗保险　6 全公费　7 全自费　8 其他_____　□/□/□/□
A2.12 经济来源		1 退休金/养老金　2 子女补贴　3 亲友资助　4 其他补贴_____　□/□/□/□
A2.13 疾病诊断	A2.13.1 痴呆	0 无　1 轻度　2 中度　3 重度　□
	A2.13.2 精神疾病	0 无　1 精神分裂症　2 双相情感障碍　3 偏执性精神障碍　4 分裂情感性障碍　5 癫痫所致精神障碍　6 精神发育迟滞伴发精神障碍　□
	A2.13.3 慢性疾病	——
A2.14 近 30 d 内意外事件	A2.14.1 跌倒	0 无　1 发生过 1 次　2 发生过 2 次　3 发生过 3 次及以上　□
	A2.14.2 走失	0 无　1 发生过 1 次　2 发生过 2 次　3 发生过 3 次及以上　□
	A2.14.3 噎食	0 无　1 发生过 1 次　2 发生过 2 次　3 发生过 3 次及以上　□
	A2.14.4 自杀	0 无　1 发生过 1 次　2 发生过 2 次　3 发生过 3 次及以上　□
	A2.14.5 其他	

表 2-4　信息提供者及联系人的信息

项目	基本信息
A3.1 信息提供者的姓名	
A3.2 信息提供者与老年人的关系	1 配偶　2 子女　3 其他亲属　4 雇佣照顾者　5 其他 _____ □
A3.3 联系人姓名	
A3.4 联系人电话	

表 2-5　日常生活活动评估表

项目	得分	评估标准
B1.1 进食：指用餐具将食物由容器送到口中、咀嚼、吞咽等过程	□分	10 分，可独立进食（在合理的时间内独立进食准备好的食物）
		5 分，需部分帮助（进食过程中需要一定帮助，如协助把持餐具）
		0 分，需极大帮助或完全依赖他人，或有留置营养管
B1.2 洗澡	□分	5 分，准备好洗澡水后，可自己独立完成洗澡过程
		0 分，在洗澡过程中需他人帮助
B1.3 修饰：指洗脸、刷牙、梳头、刮脸等	□分	5 分，可自己独立完成
		0 分，需他人帮助
B1.4 穿衣：指穿、脱衣服，系扣，拉拉链，穿、脱鞋袜，系鞋带	□分	10 分，可独立完成
		5 分，需部分帮助（能自己穿、脱，但需他人帮助整理衣物、系扣/鞋带、拉拉链）
		0 分，需极大帮助或完全依赖他人
B1.5 大便控制	□分	10 分，可控制大便
		5 分，偶尔失控（每周＜1 次），或需要他人提示
		0 分，完全失控
B1.6 小便控制	□分	10 分，可控制小便
		5 分，偶尔失控（每天＜1 次，但每周＞1 次），或需要他人提示
		0 分，完全失控，或留置导尿管
B1.7 如厕：包括去厕所、解开衣裤、擦净、整理衣裤、冲水	□分	10 分，可独立完成
		5 分，需部分帮助（需他人搀扶去厕所、需他人帮忙冲水或整理衣裤等）
		0 分，需极大帮助或完全依赖他人

续表

项目	得分	评估标准
B1.8 床椅转移	□分	15 分，可独立完成
		10 分，需部分帮助（需他人搀扶或使用拐杖）
		5 分，需极大帮助（较大程度上依赖他人搀扶和帮助）
		0 分，完全依赖他人
B1.9 平地行走	□分	15 分，可独立在平地上行走 45 m
		10 分，需部分帮助（因肢体残疾、平衡能力差、过度衰弱、视力差等问题，在一定程度上需他人的搀扶或使用拐杖、助行器等辅助用具）
		5 分，需极大帮助（因肢体残疾、平衡能力差、过度衰弱、视力差等问题，在较大程度上需依赖他人搀扶，或需坐在轮椅上自行移动）
		0 分，完全依赖他人
B1.10 上下楼梯	□分	10 分，可独立上下楼梯（连续上下 10～15 个台阶）
		5 分，需部分帮助（需他人搀扶，或扶着楼梯、使用拐杖等）
		0 分，需极大帮助或完全依赖他人
B1.11 日常生活活动总分	□分	上述 10 个项目得分之和
B1 日常生活活动分级	□级	0 能力完好：总分 100 分。
		1 轻度受损：总分 65～95 分。
		2 中度受损：总分 45～60 分。
		3 重度受损：总分≤40 分

表 2-6　精神状态评估表

项目	测验/得分	评估标准
B2.1 认知功能	测验	"我说三样东西，请重复一遍，并记住，一会儿会问您"：苹果、手表、国旗
		画钟测验："请您在这儿画一个圆形的时钟，在时钟上标出 10 点 45 分"
		回忆词语测验："现在请您告诉我，刚才我要您记住的三样东西是什么？"
		答：＿＿＿＿、＿＿＿＿、＿＿＿＿（不必按顺序）

续表

项目	测验/得分	评估标准
	□分	0分，画钟正确（画出一个闭锁圆，指针位置准确），且能回忆出2或3个词
		1分，画钟错误（画的圆不闭锁，或指针位置不准确），或只回忆出0或1个词
		2分，已确诊为认知障碍，如老年痴呆
B2.2 攻击行为	□分	0分，无身体攻击行为（如打、踢、推、咬、抓、摔东西）和语言攻击行为（如骂人、语言威胁、尖叫）
		1分，每月有几次身体攻击行为或每周有几次语言攻击行为
		2分，每周有几次身体攻击行为或每日有语言攻击行为
B2.3 抑郁症状	□分	0分，无
		1分，情绪低落、不爱说话、不爱梳洗、不爱活动
		2分，有自杀念头或自杀行为
B2.4 精神状态总分	□分	上述3个项目得分之和
B2.5 精神状态分级	□级	0 能力完好：总分为0分。 1 轻度受损：总分为1分。 2 中度受损：总分2或3分。 3 重度受损：总分4～6分

表2-7 感知觉与沟通评估表

项目	得分	评估标准
B3.1 意识水平	□分	0分，神志清醒，对周围环境警觉
		1分，嗜睡，表现为睡眠状态过度延长。当呼唤或推动其肢体时可唤醒，并能进行正确的交谈或执行指令，停止刺激后又继续入睡
		2分，昏睡，一般的外界刺激不能使其觉醒，给予较强烈的刺激时可有短时的意识清醒，醒后可简短回答提问，当刺激减弱后又很快进入睡眠状态
		3分，昏迷，处于浅昏迷时对疼痛刺激有回避和痛苦表情；处于深昏迷时对刺激无反应（若评定为昏迷或直接评定为重度失能，则可不进行以下项目的评估）

续表

项目	得分	评估标准
B3.2 视力：若平日戴老花镜或近视镜，应在佩戴眼镜的情况下评估	□分	0分，能看清书报上的标准字体 1分，能看清大号字体，但看不清书报上的标准字体 2分，视力有限，看不清报纸大标题，但能辨认物体 3分，辨认物体有困难，但眼睛能跟随物体移动，只能看到光、颜色和形状 4分，没有视力，眼睛不能跟随物体移动
B3.3 听力：若平时佩戴助听器，应在佩戴助听器的情况下评估	□分	0分，可正常交谈，能听到电视、电话、门铃等的声音 1分，在轻声说话或说话距离超过2米时听不清 2分，正常交流有困难，需在安静环静中或大声说话时才能听到 3分，讲话者大声说话或说话很慢才能部分听见 4分，完全听不见
B3.4 沟通交流：包括非语言沟通	□分	0分，无困难，能与他人正常沟通和交流 1分，能够表达自己的需要及理解别人的话，但需要增加时间或给予帮助 2分，表达需要或理解有困难，需频繁重复或简化口头表达 3分，不能表达需要或理解他人的话
B3 感知觉与沟通分级	□级	0 能力完好：意识清醒，且视力和听力评为0或1，沟通评为0。 1 轻度受损：意识清醒，但视力或听力中至少一项评为2，或沟通评为1。 2 中度受损：意识清醒，但视力或听力中至少一项评为3，或沟通评为2；或嗜睡，视力或听力评定为3及以下，沟通评定为2及以下。 3 重度受损：意识清醒或嗜睡，但视力或听力中至少一项评为4，或沟通评为3；或昏睡/昏迷

表 2-8 社会参与能力评估表

项目	得分	评估标准
B4.1 生活能力	□分	0分，除个人生活自理外(如饮食、洗漱、穿戴、大小便)，能料理家务(如做饭、洗衣)或当家管理家庭事务
		1分，除个人生活自理外，能做家务，但欠好，家庭事务安排欠条理
		2分，个人生活能自理，只有在他人帮助下才能做些家务，但质量不好
		3分，个人基本生活事务能自理(如饮食、大小便)，在督促下可洗漱
		4分，个人基本生活事务(如饮食、大小便)需要部分或完全依赖他人帮助
B4.2 工作能力	□分	0分，原来熟练的脑力工作或体力技巧性工作可照常进行
		1分，原来熟练的脑力工作或体力技巧性工作能力有所下降
		2分，原来熟练的脑力工作或体力技巧性工作明显不如以前，部分遗忘
		3分，对熟练工作只有一些片段保留，技能全部遗忘
		4分，对以往的知识或技能全部遗忘
B4.3 时间/空间定向	□分	0分，时间观念(年、月、日、时)清楚，可单独出远门，能很快掌握新环境的方位
		1分，时间观念有些下降，年、月、日清楚，但有时相差几天；可单独来往于近街，知道现住地的名称和方位，但不知道回家路线
		2分，时间观念较差，年、月、日不清楚，可知上半年或下半年；只能单独在家附近行动，对现住地只知名称，不知方位
		3分，时间观念很差，年、月、日不清楚，可知上午或下午；只能在左邻右舍间串门，对现住地不知名称和方位
		4分，无时间观念；不能单独外出
B4.4 任务定向	□分	0分，知道周围人们的关系，知道祖孙、叔伯、姑姨、侄子侄女等称谓的意义；可分辨陌生人的大致年龄和身份，可用适当的称呼
		1分，只知家中亲密近亲的关系，不会分辨陌生人的大致年龄，不能称呼陌生人

续表

项目	得分	评估标准
B4.4 任务定向	□分	2分，只能称呼家中人，或只能照样称呼，不知其关系，不辨辈分
		3分，只认识常同住的亲人，可称呼子女或孙子女，可辨认熟人和陌生人
		4分，只认识保护人，不辨熟人和陌生人
B4.5 社会交往能力	□分	0分，参与社会活动，对社会环境有一定的适应能力，待人接物恰当
		1分，能适应单纯环境，主动接触人，初见面时难让人发现智力问题，不能理解隐喻语
		2分，脱离社会，可被动接触，不会主动待人，谈话中有很多不适当的词句，容易上当受骗
		3分，勉强可与人交往，谈吐内容不清楚，表情不恰当
		4分，难以与人接触
B4.6 社会参与总分	□分	上述5个项目得分之和
B4.7 社会参与分级	□分	0 能力完好：社会参与总分为0～2分。 1 轻度受损：社会参与总分为3～7分。 2 中度受损：社会参与总分为8～13分。 3 重度受损：社会参与总分为14～20分

2. 老年人能力评估为动态评估

在接受照护服务前进行初始评估。接受照护服务后，若老年人无特殊变化，则每6个月定期评估1次；若老年人出现特殊情况并导致能力发生变化，则应进行即时评估。

三、任务实施

(一)操作前准备

1. 评估员准备

由两名评估人员组成评估组，备好"老年人能力评估标准表"，取得老年人及家属的理解和配合。

2. 环境准备

环境安静、光线明亮、评估用品齐全。

3. 用物准备

评估设施、老年人能力评估表、纸、笔等。

(二)评估(表 2-9)

表 2-9 能力评估

操作步骤	操作程序	注意事项
沟通	与需要评估的老年人及家属沟通,告知老年人及家属需要进行能力评估及评估的流程,征得老年人及家属的同意和配合	耐心向老年人及家属解释,以取得配合
实施	・填写"老年人能力评估基本信息表"(依照表2-2、表2-3、表2-4进行):通过询问可搜集老年人的基本信息,逐项填写表格中的具体内容,或在对应的选项序号上打"√",并将选项序号填在项目后面的"□"中。 ・评估老年人日常生活活动(依照表2-5进行):包括老年人的进食、洗澡、修饰、穿衣、大便控制、小便控制、如厕、床椅转移共8个评分项目。通过询问老年人本人或老年人主要照护者来获得信息,进行评分;通过平地行走、上下台阶进行现场评估,以老年人的实际表现评分;对不能下床的老年人,这两项为0分。 ・评估老年人的精神状态(依照表2-6进行):先对老年人进行认知功能测验,依据该项目中老年人的画钟测验和词语回忆测验的评分标准进行评分;通过咨询老年人的主要照护者,了解老年人近一个月的攻击行为、抑郁症状后进行评分。 ・评估老年人感知觉与沟通能力(依照表2-7进行):现场评定老年人的意识水平,可通过询问老年人的主要照护者来评定老年人日常的视力、听力和沟通交流的能力	・认真填写各项目表格。 ・注意识别老年人及家属给出的信息
实施	・评定老年人的社会参与能力(依照表2-8进行):可通过询问老年人、询问主要照护者以了解老年人在生活能力、工作能力、时间/空间定向、人物定向、社会交往5个方面的表现,按标准评分。 ・根据"老年人能力评估报告表"中的评分标准及等级变更条款(表2-10),将老年人的能力划分为"能力完好、轻度失能、中度失能、重度失能"4个级别	—
整理记录	・评估过程中做好评估表格记录,形成老年人能力评估报告(表2-10);填写评估室使用记录。 ・整理评估使用物品,分类归位	—

表 2-10 老年人能力评估报告

C1 一级指标分级	C1.1 日常生活活动：□级	C1.2 精神状态：□级
	C1.3 感知觉与沟通：□级	C1.4 社会参与：□级
C2 老年人能力初步等级	0 能力完好　1 轻度失能　2 中度失能　3 重度失能　□	
C3 等级变更条款	1 有认知障碍/痴呆，在原有能力级别上提高一个等级； 2 对近 30 d 内发生过 2 次及以上跌倒、噎食、自杀、走失者，在原有能力级别上提高一个等级； 3 对处于昏迷状态者，直接评定为重度失能； 4 若初步等级确定为"3 重度失能"，则不考虑上述 1～3 项中各情况对最终等级的影响，等级不再提高　　　　　　　　　　　□	
C4 老年人能力最终等级	0 能力完好　1 轻度失能　2 中度失能　3 重度失能　□	

评估员签名：_____、_____　　　　　日期_____年_____月_____日
信息提供者签名：_____　　　　　　　　　日期_____年_____月_____日
家属签名：_____　　　　　　　　　　　　日期_____年_____月_____日

注：老年人能力初步等级划分标准如下。
0 能力完好：日常生活活动、精神状态、感知觉与沟通分级均为 0。
1 轻度失能：日常生活活动分级为 0，但精神状态、感知觉与沟通中至少一项分级为 1 及以上；或日常生活活动分级为 1，精神状态、感知觉与沟通中至少有一项的分级为 0 或 1。
2 中度失能：日常生活活动分级为 1，但精神状态、感知觉与沟通均为 2，或有一项为 3；或日常生活活动分级为 2，且精神状态、感知觉与沟通中有 1 或 2 项的分级为 1 或 2。
3 重度失能：日常生活活动的分级为 3；或日常生活活动、精神状态、感知觉与沟通分级均为 2；或日常生活活动分级为 2，且精神状态、感知觉与沟通中至少有一项分级为 3。

附录 2-1 老年人能力评估(表 2-11)

表 2-11 老年人能力评估的操作流程考核表

操作步骤		操作程序	分值	扣分说明	备注
操作前	评估员准备	由两名评估人员组成评估组，取得老年人及家属的理解和配合	5		
	环境准备	环境安静、光线明亮	5		
	用物准备	评估设施、老年人能力评估表、纸、笔等	5		
操作中	沟通	与需要评估的老年人及家属沟通，告知老年人及家属需要进行能力评估及评估的流程，征得老年人及家属的同意和配合	10		
	实施	·填写"老年人能力评估基本信息表"。 ·评估老年人日常生活活动：询问老年人本人或老年人主要照护者，以获得老年人的进食、洗澡、修饰、穿衣、大便控制、小便控制、如厕、床椅转移的能力。 ·评估老年人的精神状态：先对老年人进行认知功能测验，依据该项目中老年人的画钟测验和词语回忆测验的评分标准进行评分；通过咨询老年人的主要照护者，了解老年人近1个月的攻击行为、抑郁症状后进行评分。 ·评估老年人的感知觉与沟通能力：现场评定老年人的意识水平，可通过询问老年人的主要照护者来评定老年人日常的视力、听力和沟通交流的能力。 ·评定老年人的社会参与能力：可通过询问老年人或其主要照护者来了解老年人在生活能力、工作能力、时间/空间定向、人物定向、社会交往5个方面的表现，按标准评分。 ·根据"老年人能力评估报告"中的评分标准及等级变更条款，将老年人的能力划分为"能力完好、轻度失能、中度失能、重度失能"4个级别	50		

续表

操作步骤		操作程序	分值	扣分说明	备注
操作后	记录	・老年人能力评估表填写完整； ・各项能力级别评分准确； ・老年人能力评估报告准确、完整	20		
	整理	整理评估使用物品，分类归位	5		

项目二

制订老年人照护计划

任务一 确定支援服务的内容

一、任务导入

【任务描述】

夕阳红老年公寓在开业之初,计划向生活基本能自理的老年人群提供服务,但经过1年的运行,老年公寓运营者发现真正有入住需求的是自理能力存在不同程度受限的老年人。老年公寓运营者决定重新布局,将公寓按老年人的能力级别分成不同的照护区。作为护理员,需要根据老年人的能力级别来确定老年人的照护服务内容。

【任务目标】

1. 掌握老年照护服务的内容。
2. 依据老年人的能力级别,确定老年照护服务的范围。
3. 尊老敬老,具有爱心、耐心、责任心。

二、任务分析

(一)日常生活支援服务

日常生活支援服务主要指向老年人提供饮食、清洁、睡眠、排泄、日常起居与活动等照护服务的过程。它要求护理员依据老年人日常生活自理的情况,给予自立与支援的服务,既有助于确保老年人享有舒适、有尊严的生活,又有助于提升失能老年人尽可能恢复自理的能力。

1. 老年人的进食照护

护理员应评估老年人的饮食习惯及就餐能力,与老年人共同探讨、设计饮食管理方案，掌握老年人进餐标准，熟练掌握帮助其进食的技能及各种助餐辅具的使用方法，帮助其满足就餐的需要，使其身心处于最佳状态。进食照护包括制作食物、摆放体位和餐食、使用辅助用餐工具以及帮助老年人进食等。

2. 老年人的清洁照护

护理员应评估老年人的清洁状况、清洁习惯及清洁能力，与老年人共同探讨、设计帮助其保持清洁的管理方案，如身体清洁卫生和居住环境的清洁服务方案。护理员应掌握老年人身体和居室环境的清洁标准，熟练掌握帮助老年人身体清洁的技能及各种助洁仪器设备（如洗头车、洗澡机等）的使用方法等，以帮助老年人满足清洁的需要。

3. 老年人的排泄照护

护理员评估老年人的大小便状况、如厕习惯、如厕能力及如厕风险等。排泄活动是每个人日常生活中最隐私的部分。如厕的心理负担会导致老年人性情改变，如易怒或沉默。因此，与老年人共同探讨、设计帮助其排泄的管理方案是护理员十分重要的工作。护理员应掌握老年人如厕的清洁标准，熟练掌握辅助老年人排泄的相关技能及各种如厕仪器设备的使用方法，以帮助老年人满足如厕的需要。

4. 老年人的睡眠照护

护理员应评估老年人的睡眠状况、睡眠习惯、睡眠风险等。睡眠是人体基本的生理需要。良好的睡眠可以帮助老年人消除疲劳、保护大脑神经细胞的生理功能、稳定神经系统的平衡、延缓衰老、保持身体健康。因此，护理员应与老年人共同探讨、设计帮助其睡眠的管理方案，掌握睡眠的标准，熟练掌握帮助和改善睡眠的相关技能，以满足睡眠的需要，使其身心处于最佳状态。

5. 老年人的日常起居照护

护理员应评估老年人的着装与自我修饰等能力，如洗脸、刷牙、梳头、刮脸等。满足老年人对仪容仪表的美观、整洁、舒适、得体的基本需求，是保证老年人身心健康的重要方面。护理员应根据老年人的能力水平给予指导和必要的协助，帮助其完成日常的起居生活。

6. 老年人的活动照护

老年人的日常活动能力，如床椅转移、平地行走、上下楼梯等，是老年人维持日常生活活动的重要基础。因此，护理员应与老年人及其照顾者共同探讨、设计老年人的安全活动方案，掌握协助其进行身体活动的技巧和方法，为其提供指导和帮助，以满足其日常生活活动的需要。

(二)专业性服务

护理员需要具备专业的知识与技能,才能为老年人提供生活支援服务。

1. 一般性专业支援服务

一般性专业支援服务是由专业护理人员或在专业护理人员的指导下开展的支援服务,主要包括以下几个方面。

(1)健康评估:包括初次健康评估、社区活动评估、护理和治疗效果评估、各种危险因素评估及病情评估(如监测体温、脉搏、呼吸、血压、体重、肢体循环、24 h 出入量、呕吐物、大小便)等,有助于及时发现老年人的相关问题。

(2)安全防护:以预防为主,采取适当的安全措施,达到避免或减少老年人发生跌倒、坠床、噎食、误吸、走失、烫伤、猝死等意外的目的。安全防护包括设计安全的环境、保障安全的设施、落实安全的措施等。

(3)预防感染:严格执行感染预防的制度和措施,并对为老年人提供服务的各类人员进行经常性预防感染的培训,如手消毒、垃圾分类、通风、一次性物品使用等。

(4)健康指导:为老年人提供医疗、护理、康复等方面的咨询,定期监测老年人的各项体征,为老年人提供疾病相关知识的指导,包括饮食习惯、生活习惯、生活方式等健康指导与教育。

(5)协助康复:在康复专业技术人员的指导下,帮助老年人坚持康复训练,如老年人肢体功能障碍和认知功能障碍的康复训练、老年人慢性病(如糖尿病)引发的功能障碍的康复训练等。

(6)安宁照护:安宁照护包括减轻临终期老年人的疼痛,提高老年人的生活质量,做好临终期老年人的心理护理、死亡教育和家属的心理支持。

2. 与诊疗技术相关的支援服务

老年人群体中普遍存在着健康问题或疾病状况,需要由具有护士执业资格的护理人员有针对性地为老年人提供符合诊疗技术规范的护理服务。

(1)病情观察:根据老年人的病情需要或遵照医嘱要求,准确观察和测量体温、脉搏、呼吸、血压等生命体征,准确判断老年人的意识状态、心理状态、特殊检查和治疗的情况,为对老年人的进一步诊疗提供依据。

(2)给药护理:严格执行医嘱,为老年人进行口服给药、注射给药、静脉输液、外用药物等治疗与护理。

(3)预防并发症:应用护理专业知识,有效地预防坠积性肺炎、泌尿系感染、皮肤感染,适当地进行活动/移动功能训练,以防止肢体功能退化等。

(4)皮肤伤口、造口的护理：如压疮创面的护理、伤口的护理、烫伤的护理、烧伤的护理等。

(5)治疗性管道的护理：如老年人鼻饲管、胃肠造瘘管、留置导尿管、伤口引流管、人工气道等的日常维护及更换，观察记录管道及引流情况，预防感染和并发症。

(三)紧急救援

护理员应掌握紧急救援的知识和技能。

1. 心搏骤停的急救

一旦发现老年人心搏骤停，则必须争分夺秒，按照基础生命支持(心肺复苏)操作流程，就地抢救。基本抢救流程：判断意识和大动脉搏动—胸外心脏按压—开放气道—进行人工呼吸—判断复苏效果。

2. 气道异物的急救

老年人在进食中突然发生严重呛咳、呼吸困难、面色青紫等症状，护理员应立即想到噎食，即刻采取急救措施。若老年人能够咳嗽，则鼓励其通过咳嗽将食物咳出；若咳嗽无效、不能咳嗽或者意识不清，则即刻施行海姆立克急救法。

3. 外伤的救护

当发现老年人发生外伤时，在确保周边环境安全的前提下，暂时勿移动老年人，应先判断老年人意识是否清楚。对有外伤、出血者立即进行止血、包扎；当可能发生骨折、脑卒中等情况时，不要随便搬动、扶起老年人；若呼吸、心跳停止，则即刻进行心肺复苏。在现场救护的同时，护理员应尽快拨打急救电话。

4. 烫伤的处理

当老年人发生烫伤后，护理员应首先立即协助老年人脱离热源。对Ⅰ度、Ⅱ度烫伤者，即刻采取浸泡在冷水中、冲冷水、冷敷等冷却疗法；对Ⅲ度烫伤或伤处水疱已破者，则用清洁的敷料覆盖受伤处，迅速就医。这里应特别注意的是，在去除烫伤处的衣物时，应在冷却后小心剪开衣物，慢慢剥离，严禁直接脱衣物，以避免加重皮肤组织损伤。

(四)精神慰藉

精神慰藉指为高龄、独居老年人提供关怀访视、生活陪伴、情感交流、心理咨询、健康生活指导、不良情绪干预等服务。护理员为老年人提供社会化、专业化的精神慰藉服务，通过招募心理慰藉志愿者定期陪老年人聊天、为老年人读报、进行节日慰问、帮助整理人生历史、开展社会活动等,让老年人不再孤独,帮助老年人解开心结、快乐生活。

(五)社会参与

社会参与指在自身健康状况允许的前提下,老年人为满足其自身的生活、情感需要,实现自我价值而与社会接触互动,参与一切有益于自我及社会的活动,以建立"老有所乐"的社会的过程。护理员应从老年人主动参与的角度,探索切实可行的老年人社会参与的途径。"老有所养、老有所医"是老年人参与社会的基础,是老年人能够且愿意参与社会活动的动力,"老有所为、老有所乐"是老年人保持健康活力的方向。

三、任务实施

(一)实施前准备

在确定支援服务内容之前,护理员必须进行充分的评估,全面掌握照护区内老年人的构成、能力级别、服务需求以及照护团队的配备情况。实施前准备工作具体如下。

(1)评估照护区内老年人的构成、能力级别、服务需求等。

(2)评估老年人的能力等级、年龄、失智程度、意识状况和使用辅具的情况。

(3)评估护理员配备的情况。

(4)与照护团队成员充分沟通,梳理工作,明确岗位职责和工作要求,合理分工。

(5)根据老年人的特点划分照护服务级别与服务重点内容。

(二)划分老年人照护级别

根据老年人的能力等级、年龄、失智情况、意识状态和使用辅具情况划分老年人照护等级,确定老年人入住不同照护区,形成照护级别记录单。老年人照护服务级别划分见表2-12。

表 2-12　老年人照护服务级别划分

照护服务级别	老年人的特点	照护服务需求
三级照护	能力完好或轻度失能,没有特殊的健康问题,年龄小于80岁	在日常生活照护、老年护理中需求较少,更多的需求集中于精神慰藉、康复服务和健康养生方面
二级照护	中度失能或轻度失能,伴有1或2项特殊的健康问题,或年龄在80岁以上	照护内容集中于康复服务、精神慰藉和健康养生方面,但在日常生活照护中的需求有所增加
一级照护	重度失能或中度失能,伴有多项健康问题,或年龄在90岁以上	照护内容集中于生活照护、老年护理、康复服务和精神慰藉方面,对健康养生方面的需求有所减少
专门照护	重度失能,伴有多项健康问题,需24 h不间断的护理服务	照护内容多集中于日常生活照护、老年护理及疾病专科护理方面,在精神慰藉、康复治疗和健康养生方面需求较少

注:①设置照护工作有分工侧重的服务区,如一级、二级、三级照护区(或不同的命名,如颐养区、康养区、护养区等)以及专门照护区、安宁照护室等;②确定不同老年人的照护服务级别,入住不同的照护服务区。

任务二　制订老年人照护服务计划

一、任务导入

【任务描述】

张爷爷，夕阳红老年公寓新入住老年人，76岁，大学教授，3个月前患脑梗死，右侧肢体轻度偏瘫，日常生活活动评估得分为80分（其中进食5分、穿衣5分、如厕5分）；精神状态评估得分为1分（画钟未闭合，说出2个词语）；感知觉与沟通评估项中因有白内障，故视力评估得分为2分；社会参与评估得分为5分（其中生活能力2分、工作能力2分、时间/空间定向1分）。护理员为张爷爷制订照护服务计划。

【任务目标】

1. 掌握制订照护服务计划的原则和方法。
2. 能为老年人制订个体化的照护服务计划。
3. 能实施照护服务计划并做好记录。
4. 具有对老年人身心整体照护服务的理念和责任心。

二、任务分析

(一)照护服务计划的制订原则

1. 安全性原则

老年人生理机能退化、患病率增加以及存在不服老、不愿意麻烦别人的心态，都有可能增加其出现意外伤害的可能性，因此，护理员在制订照护服务计划时应以安全性为首要原则，提高风险防范意识，预防为主，加强风险防范措施，确保老年人的安全。

2. 全面性原则

护理员应注意关注不同健康水平、不同能力级别的老年人。对老年人而言，照护服务的目的是促进其生理、心理健康及社会适应能力全方位地提升。要保证照护服务过程的全面性，养老机构应建立健康保健、疾病预防、治疗期住院、康复期护理、稳定期生活照护、安宁疗护一体化的照护服务体系。

3. 自立支援原则

护理员应基于支持老年人自立和提高生命质量的理念，鼓励老年人坚持力所能及的活动，以最大程度地维持老年人的留存功能，保持老年人的自理能力，增强老年人生活的信心及自尊心，提高生活质量。

4. 共同参与原则

制订照护服务计划时，老年人应与护理员共同制订，以便于更好地沟通和了解，制订出符合老年人实际情况的可行性强的照护服务计划，同时提高执行力和依从性。

5. 平等性原则

护理员应尊重老年人平等享有健康的权利，充分利用现有的人力、物力，制订切实合理的照护服务计划，使老年人得到公正、平等的照护服务。

(二)照护服务计划的内容

经过对老年人全方位的能力评估后，护理员根据能力等级确定老年人的照护级别，制订照护服务计划。在制订照护服务计划的过程中，应以老年人各方面的能力水平为最重要依据。此外，养老机构还应多方面考虑，不仅要整合照护团队，包括营养、医疗、康复、物业、社会工作等服务资源，还应依据老年人的健康水平以及家庭照护情况进行照护服务计划的制订。在照护过程中，护理员应做好即时评估和照护记录，并根据老年人的能力变化及时调整照护服务计划。

三、任务实施

任务实施的相关事项见表 2-13。

表 2-13 任务实施表

任务	具体实施
评估	评估老年人的能力水平，确定老年人的照护级别
沟通	·向老年人及家属了解老年人日常的生活习惯、希望得到的照护服务内容、接受服务的意愿等。 ·向老年人介绍服务环境、照护团队成员、可提供的照护服务，取得老年人的理解和配合

续表

任务	具体实施
实施	·照护服务计划的首页是"老年人基本信息表",其中不仅有老年人的基本信息(包括性格特点和沟通、兴趣爱好),还有家庭照顾人对老年人服务的经验体会,如日常生活起居习惯、照顾须知等。 ·按照老年人日常生活活动、精神状态、感知觉与沟通、社会参与等各项的评估等级,制订个性化的照护目标和照护措施,一般可以按表格形式呈现。 ·确保照护团队实施照护服务计划,照护团队成员合理分工合作,鼓励老年人参与,做好照护记录等,按要求实施照护措施。 ·实施后要做好服务时间、内容、效果和人员的记录,记录要求及时、准确、真实、重点突出。 ·照护服务计划实施后进行再评估,根据老年人的照护需求,动态调整照护服务计划
评价	检查评价照护服务计划的落实情况: ·新接受服务的老年人:2周内应关注的是老年人的情绪、对食宿环境的适应性以及照护等级服务的到位情况。 ·重点老年人:一般指身体出现不适以及出现重点事件和重点交班的老年人,应关注的是老年人不适状态的进展情况,以确定新的照护措施。 ·特殊老年人:一般指需要特殊关照的老年人,要给予足够的关怀,以得到足够的心理满足
记录	照护计划信息完整、有持续的评估和评价,照护服务记录单填写完整、及时

模块二测试题

模块三

饮食支援技术

饮食支援技术

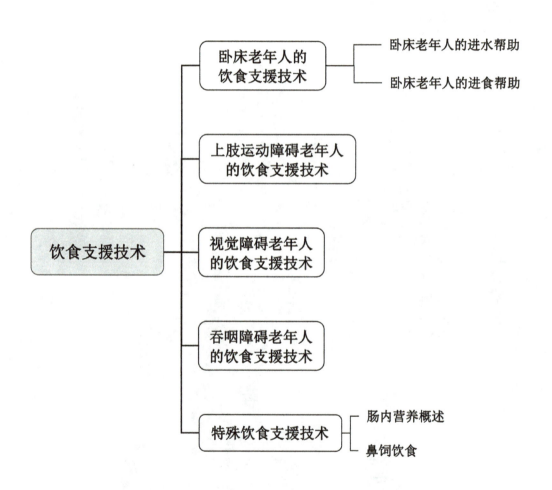

项目一

卧床老年人的饮食支援技术

任务一　卧床老年人的进水帮助

一、任务导入

【任务描述】

李奶奶，70岁，有脑血栓、高血压病史，现病情稳定。她右侧肢体活动欠佳，生活自理能力差，现因家人工作繁忙，需要专人照护，入住老年公寓。她身体状态较差，呈脱水面容，因右侧肢体不能良好活动，现需协助进水，以补充足量水分。

【任务目标】

1. 护理员能够正确实施老年人的进水帮助。
2. 护理员在实施老年人进水帮助的过程中，避免出现烫伤、呛咳等不良后果。
3. 护理员通过为老年人实施进水帮助，达到补充充足水分、保障老年人机体水分正常需求、维持老年人机体水平衡的目的。
4. 护理员能够耐心地协助老年人进水，做到敬老爱老。

二、任务分析

对于人体来说，水是机体重要的组成成分，占机体总量的40%～60%。在尿液、血液、消化液以及其他细胞内、外液中广泛分布。水是代谢载体，碳水化合物、脂肪以及蛋白质等在代谢中均会产生水。机体内的水除少部分来自自身代谢产生和食物外，大部分来自饮水。老年人因为内脏器官功能减退，机体内的水比年轻人要少，如未及时补充水分，则易出现生理性缺水及血液浓缩，可影响正常的循环系统功能,引起高血压病、脑血栓、心肌梗死等疾病。因此,保障老年人充足的饮水是维持机体水平衡和预防疾病的重要措施。

1. 老年人进水的分类

(1)白开水:白开水是满足人体健康最经济实用的首选饮用水。建议最好喝30 ℃以下的温开水,这样不会过于刺激肠道蠕动,不易造成血管收缩。

(2)饮盐水、茶水:饮盐水、茶水在解渴、缓解疲劳的同时,还可以提供部分机体需要的电解质及微量元素。但患有心脑血管疾病的老年人,应慎用食盐水;对患有血液系统疾病、胃部疾病的老年人来说,不建议饮用茶水。

(3)牛奶、酸奶、豆浆:牛奶、酸奶、豆浆中含有铁、钙等矿物质,并且容易吸收,对老年人有很好的营养价值。但豆浆容易引起腹部胀气,需要护理员注意。

(4)水果类饮品:老年人可以选择新鲜的果汁或蔬菜汁,其中维生素和矿物质的含量十分丰富。但饮品中含糖量很高,如果长期饮用则会增加患糖尿病的风险。

2. 老年人进水的注意事项

(1)老年人每天直接的饮水量应不少于1200 mL,以1500～1700 mL为宜,每次饮水50～100 mL。

(2)老年人可在早晨起床饮1杯水(200 mL),晚上睡前饮1杯水(200 mL)。其余的水在一天内尽可能均匀分成6或7次饮用,或通过喝汤、饮茶来补充水分。

(3)老年人可在餐前1 h左右喝水,这样不仅能够增进食欲、帮助消化,还能够促进血液循环、提高人体免疫力。

(4)合并心、肾功能障碍的老年人,夜间应控制饮水量,以免加重水肿。

(5)老年人进水以多次少量为原则,小口慢慢吞咽,避免发生呛咳。

3. 老年人进水的观察

(1)护理员在协助老年人进水时,应注意观察老年人有无呛咳,如呛咳,则应立即停止饮水,并做相应处理。

(2)护理员在老年人饮水的过程中,应注意观察老年人有无不适,如劳累、胃肠不适、头痛、头晕等,若发现问题,则应及时处理。

三、任务实施

(一)操作前准备

1. 护理员准备

整理衣帽,剪短指甲并洗手。

2. 用物准备

水杯(内盛1/2~2/3满温开水)、吸管(汤匙)、清洁用具(肥皂、毛巾)、围巾、小毛巾等。必要时备水温计。

(二)协助卧床老年人进水(表3-1)

表3-1 协助卧床老年人进水表

操作步骤	操作程序	注意事项
评估与沟通	·评估老年人的意识状况、活动与自理能力、吞咽能力、心理状况、合作程度。 ·环境清新、整齐,水杯清洁。 ·做好老年人信息核对,提醒老年人饮水并询问有无特殊要求,取得老年人的配合	—
摆放体位	·协助老年人洗手,取安全、舒适、可操作的体位(一般取坐位或半坐位)。 ·在老年人颈下、胸前围好围巾。	·保证老年人每日的饮水量,一般1500~1700 mL,并做好记录。 ·水温合适,特别注意在使用吸管时,要防止发生烫伤。 ·在进水过程中,注意密切观察,如有呛咳,则应及时处理。 ·嘱老年人在进水完成后不能立即平卧。 ·对不能自理的老年人,每日分次定时喂水
测试水温	·用前臂测试水温(或用水温计测量)	
协助饮水	·对能自己饮水的老年人:鼓励手持水杯或借助水管饮水。护理员将盛好水的水杯递给老年人(或用吸管),嘱老年人身体前倾或坐直,小口饮用,以免发生呛咳。 ·对不能自理的老年人:喂水时可借助吸管或汤匙。使用汤匙喂水时,水盛汤匙1/2~2/3为宜,见老年人咽下后再喂下一口,不宜过急	
整理记录	收拾、整理用具,详细记录老年人的饮水次数及饮水量	—

老年人的进水帮助

附录3-1 卧床老年人进水帮助的操作流程专核(表3-2)

表3-2 卧床老年人进水帮助的操作流程考核表

项目名称	操作流程	技术要求	分值	扣分说明	备注
操作前	护理员准备	整理衣帽、洗手	2		
	老年人准备	同意配合照护者	2		
	环境准备	环境清新、整齐,水杯清洁	2		
	用物准备	水杯、吸管(汤匙)、饮料、清洁用具(肥皂、毛巾)、围巾、小毛巾等	4		
操作中	评估与沟通	·核实老年人的信息,评估老年人的意识状况、活动与自理能力、吞咽能力、心理状况、合作程度。 ·向老年人解释进水的目的,取得老年人配合	20		
	摆放体位	协助老年人洗手,取坐位或半坐位	20		
	测水温	用前臂测试水温(或用水温计测量)	10		
	喂水	·对能自己饮水的老年人:鼓励手持水杯或借助水管饮水。护理员将盛好水的水杯递给老年人(或用吸管),嘱老年人身体前倾或坐直,小口饮用,以免发生呛咳。 ·对不能自理的老年人:喂水时可借助吸管或汤匙。使用汤匙喂水时,水盛汤匙1/2~2/3为宜,见老年人咽下后再喂下一口,不宜过急	30		
操作后	整理记录	根据需要采取适当体位,整理用物,做好饮水记录	5		
	综合素质	操作熟练,体现人文关怀	5		
	操作时间	分钟			
	总分	100分			
	得分				

任务二 卧床老年人的进食帮助

一、任务导入

【任务描述】

张奶奶,68 岁,脑血栓病史 5 年,长期卧床,并合并有高血压病、糖尿病病史,日常生活需要专人照护,现入住老年公寓。入住之后,护理员发现她口唇发干、眼窝凹陷、皮肤弹性差。护理员询问家属,得知她近期出现腹泻症状,近几日进食量及饮水量很少,三天进水不足 1000 mL,进食不足 100 g。为促进张奶奶康复,现需协助她进食、进水,以补充足量的水分和能量。

【任务目标】

1. 护理员能够正确协助老年人进食。
2. 护理员在实施老年人进食帮助的过程中,避免出现烫伤、呛咳等不良后果。
3. 护理员通过为老年人实施进食帮助,达到补充充足的营养物质、保障老年人机体能量需求的目的。
4. 护理员能够耐心地协助老年人进食,做到敬老爱老。

二、任务分析

老年人的饮食种类与普通成年人的有一定区别,在食物的软硬、口感、吞咽、消化吸收方面都有特殊需求,进食种类必须能满足老年人的营养需求,且需保证进食过程中的安全。

(一)老年人对营养的需求

1. 热能

热能是一切生物维持生命、生长发育及从事各种活动所必需的能量,由食物内的化学能转化而来。人体的主要热能来源是碳水化合物,其次是脂肪、蛋白质,这些物质统称为"热能营养素",其中碳水化合物的产热量为 4 kcal/g,脂肪的产热量为 9 kcal/g,蛋白质的产热量为 4 kcal/g。老年人全天热量供给宜控制在 3000 kcal,碳水化合物、脂肪、蛋白质三者的热供能比例分别为 60%~70%、20%~25%、10%~15%。

衡量老年人的能量供给是否合适的方法有以下两种。

(1)标准体重：我国常用的标准体重的计算公式为 Broca 公式的改良公式，其具体如下。

男性：
$$标准体重(kg)=[身高(cm)-100]\times 0.9$$

女性：
$$标准体重(kg)=[身高(cm)-105]\times 0.92$$

实测体重占标准体重百分数的计算公式：
$$实测体重占标准体重的百分数=\frac{实测体重-标准体重}{标准体重}\times 100\%$$

实测体重占标准体重的百分数在±10%以内为正常范围，此时说明热能供给合适；实测体重占标准体重的百分数增加10%~20%为超重，超过20%为肥胖，此时说明能量供给过剩；实测体重占标准体重的百分数减少10%~20%为消瘦，低于20%为明显消瘦，此时说明能量供给不足。

(2)体重指数(body mass index，BMI)：计算公式如下。
$$BMI=体重(kg)/[身高(m)]^2$$

按照中国营养学会的标准，BMI<18.5 为消瘦，18.5≤BMI<24 为正常，24≤BMI<28 为超重，BMI≥28 为肥胖。

2. 营养素

营养素是能够在生物体内被利用，具有供给能量、构成机体及调节和维持生理功能的物质。人体所需的营养素有蛋白质、脂肪、碳水化合物、矿物质和微量元素、维生素和水 6 类。

(二)老年人的饮食种类

老年人的饮食种类与成年人的饮食种类相同，一般分为基本饮食、治疗饮食和试验饮食。

1. 基本饮食

根据老年人咀嚼、吞咽、消化等特殊变化及机体需要，可将基本饮食分为普通饮食、软质饮食、半流质饮食、流质饮食 4 类。

(1)普通饮食：适用于不需要特殊饮食的老年人。根据个人喜好，老年人可选择易消化且营养素均衡的食物。对于咀嚼功能和吞咽功能有障碍的老年人，可将普通饮食加工破碎后食用。

(2)软质饮食：适用于牙齿有缺失、消化不良、低热、处于疾病恢复期的老年人。食物以软烂为主，如软米饭、面条等，菜、肉宜切碎煮烂后食用。

（3）半流质饮食：适用于咀嚼能力、吞咽能力差的老年人。食物呈半流质状态，如米粥、面条、馄饨、蛋羹、豆腐脑等，无刺激性、纤维素含量少且营养丰富。

（4）流质饮食：适用于进食困难或鼻饲饮食的老年人。食物呈流质状态，如奶类、豆浆、藕粉、米汤、果蔬汁等，因其中所含热量及营养素不足，故不宜长期食用。

2. 治疗饮食

治疗饮食是在基本饮食的基础上，根据病情的需要，为高血压病、高脂血症、冠心病、糖尿病、痛风症等患者而设，其营养素的搭配因病种而异，适当调整总热量和某些营养素以达到治疗目的或辅助治疗目的的饮食，如高蛋白饮食、低蛋白饮食、高热量饮食、低脂肪饮食、低胆固醇饮食、少渣饮食等。老年人的治疗饮食可满足老年人在疾病期间的营养需要。

3. 试验饮食

试验饮食是为配合临床试验而设的饮食，如粪便潜血试验等，应在医护人员指导下食用。

（三）老年人的饮食结构

老年人的日常饮食中应注意各类食物的合理搭配。以中国居民平衡膳食宝塔（2022）为参考依据，注意"四低、一高、一适当"，即低脂肪、低胆固醇、低盐、低糖、高纤维素、适当的蛋白质饮食，形成适合老年人的科学合理的饮食结构。中国居民平衡膳食宝塔（2022）见图3-1。

（四）老年人的营养评估、功能评估

1. 营养状况评估

（1）影响因素评估：包括生理因素、病理因素、心理因素和社会因素。在生理因素中，老年人咀嚼功能、吞咽功能减退，应给予软质、易消化食物；在病理因素中，疾病可影响机体对食物及营养的摄取、消化、吸收和代谢；在心理因素中，身体因素或精神因素导致的心理状况不佳会影响食欲；社会因素包括经济状况、饮食习惯、饮食环境、生活方式和营养知识等。

（2）饮食营养评估：包括饮食状况的评估、体格检查、人体测量、生化指标及免疫功能的评估。其中人体测量包括身高、体重、皮褶厚度和上臂围等。

2. 病情评估

评估老年人的病情有无需要禁忌的食物，以及肢体功能和吞咽功能的评估，

中国居民平衡膳食宝塔（2022）

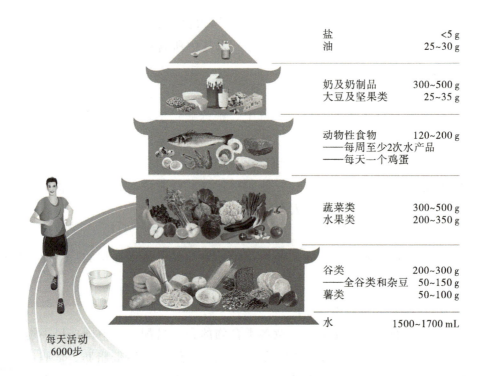

图3-1 中国居民平衡膳食宝塔(2022)
资料来源：《中国居民膳食指南(2022)》。

并以此为参考给予适当的支援。

(五)老年人的进食观察

老年人的进食观察包括对老年人的进食总量、进食速度、进食温度、进食时间的观察。

1. 进食总量

以中国居民平衡膳食宝塔(2022)为参考，为老年人选择合适的进食量及食物种类。

2. 进食速度

老年人的进食速度宜慢，这样有利于食物的消化和吸收，有利于防止进食过程中发生呛咳或噎食。

3. 进食温度

老年人的进食温度以温热、不烫嘴为宜。因为老年人唾液分泌减少，口腔黏膜抵抗力低，所以不宜进食过热或过冷的食物（凉的食物容易伤胃，影响对食物的消化和吸收）。

4. 进食时间

根据老年人的生活习惯，合理安排进食时间。一般早餐在上午6—7时，午餐在中午11—12时，晚餐在下午5—7时。老年人除了保证一日三餐正常进食外，为了适应肝糖原储备减少及消化、吸收能力降低等特点，在无疾病禁忌的情况下，可适当在晨起、餐间或睡前补充一点糕点、牛奶、饮料等。老年人进食的总体原则为少食多餐，以利于消化、吸收，减轻消化系统的压力。

三、任务实施

(一)操作前准备

1. 护理员准备

整理衣帽，剪短指甲并洗手。

2. 老年人准备

根据需要协助老年人排泄，洗净双手。

3. 用物准备

床上支架或轮椅、靠垫、枕头、毛巾以及餐具（碗、筷子、汤勺、吸管）等。

4. 环境准备

清洁、整齐、明亮、舒适、无异味、适合进餐。

老年人的进食帮助

（二）协助老年人进餐（表 3-3）

表 3-3　协助老年人进餐事项表

操作步骤	操作程序	注意事项
评估与沟通	·评估老年人的意识状况、活动与自理能力、吞咽能力、心理状况、合作程度。 ·环境清新、整齐、清洁。 ·做好老年人的信息核对，向老年人解释操作的目的及注意事项，取得老年人的配合	—
摆放体位	根据老年人的自理程度，协助老年人取舒适的进食体位（一般取坐位或半坐位），协助洗手，围好餐巾	·喂食速度视老年人的实际情况而定，每次喂食 1/3 汤匙，固体、流质食物应交替摄入，以避免发生噎食。 ·对有视力障碍的老年人，在进餐前护理员应主动告知食物的名称、摆放位置，若为鱼类食物，护理员则应先将鱼刺去掉。 ·当患偏瘫的老年人需要采取侧卧位进食时，头部不要向后仰，以防发生呛咳。 ·老年人进食后不宜立即平卧，以防发生食物反流
协助进餐	·将备好的食物盛入老年人的餐具中，并摆放在餐桌上。 ·对能自己进食的老年人：鼓励、指导老年人自己进食。进食时身体前倾或坐直，细嚼慢咽，不要边进食边讲话，以免发生呛咳。 ·对不能自理的老年人：由护理员喂食。先协助老年人进水，湿润口腔，然后用手触及碗壁，估计食物的温热程度，确认温度适宜后以汤匙喂食，食物量为汤匙的 1/3，等老年人完全咽下后再喂下一口。进食后协助老年人漱口，用毛巾擦干口角的水痕。嘱老年人保持进餐体位 30 min	
操作后整理	收拾、整理用具，做好饮食记录	

附录 3-2 卧床老年人进食帮助的操作流程考核（表 3-4）

表 3-4 卧床老年人进食帮助的操作流程考核表

项目名称	操作流程	技术要求	分值	扣分说明	备注
操作前	护理员准备	整理衣帽、洗手	2		
	老年人准备	根据需要协助老年人排泄、洗净双手	2		
	环境准备	环境清新、整齐、清洁	2		
	用物准备	床上支架或轮椅、靠垫、枕头、毛巾及餐具（碗、筷子、汤勺、吸管）等	4		
操作中	评估与沟通	·评估老年人的意识状况、活动与自理能力、吞咽能力、心理状况、合作程度。 ·环境清新、整齐、清洁。 ·做好老年人的信息核对，向老年人解释操作的目的及注意事项，取得老年人的配合	10		
操作中	协助进食	·将备好的食物盛入老年人的餐具中，并摆放在餐桌上 ·对能自己进食的老年人：鼓励、指导老年人自己进食。老年人进食时身体前倾或坐直，细嚼慢咽，不要边进食边讲话，以免发生呛咳 ·对不能自理的老年人：由护理员喂食。先协助老年人进水，湿润口腔，然后用手触及碗壁，估计食物的温热程度，确认温度适宜后以汤匙喂食，食物量为汤匙的 1/3，等老年人完全咽下后再喂下一口。进食后协助老年人漱口，用毛巾擦干口角的水痕，嘱老年人保持进餐体位 30 min	60		
操作后	整理	收拾、整理用具，做好饮食记录	10		
	综合素质	操作熟练，体现人文关怀	10		
	操作时间	分钟			
	总分	100 分			
	得分				

项目二

上肢运动障碍老年人的饮食支援技术

一、任务导入

【任务描述】

张爷爷，76岁，半月前因脑梗死入院治疗，现病情稳定，由于子女工作忙，被送至养老院生活，由护理员继续给予照护。张爷爷身高170 cm，体重60 kg，现表现为右侧肢体运动不良，右上肢肌力2级，右下肢肌力3级，肌张力正常，出院时检查结果显示血脂浓度偏高，其余未见明显异常。经洼田饮水试验，发现他吞咽功能正常。因为他有右上肢活动障碍，进食无法完全自理，所以需护理员协助喂食。

【任务目标】

1. 护理员能选择合适的饮食种类，以满足老年人的机体需求。
2. 老年人在饮食过程中无意外事件（烫伤、呛咳等情况）发生。
3. 护理员具有职业安全意识及职业精神，具有细心、耐心和责任心，使老年人愉快、顺利地进食，无因无法自理而造成的情绪低落。

二、任务分析

有上肢运动功能障碍的老年人，进食时需要护理员的协助。护理员在协助喂食的过程中，需要照顾到老年人的自尊，避免老年人因无法自理而产生情绪低落甚至自卑心理。

三、任务实施

（一）操作前准备

1. 环境准备

清洁、干净，进食前半小时勿打扫地面及床单位，避免增加空气中的灰尘。

2. 老年人准备

护理员询问老年人进食前是否需要大小便,根据需要协助排便、协助老年人洗净双手及清洁口腔,为老年人减轻或去除各种不舒适因素,协助老年人采取舒适的进餐姿势,使老年人知晓进食过程中需要配合的内容,能够配合。

3. 物品准备

备好温度适宜的食物,根据需要准备餐具、床上餐桌、靠枕、毛巾或纸巾,必要时备轮椅。

4. 护理员准备

服装整洁,仪表端庄,洗净、温暖双手,戴口罩。

(二)操作实施(表3-5)

表3-5 上肢运动障碍老年人的饮食支援操作实施表

操作步骤		操作程序	注意事项
评估		・环境清洁、整齐、明亮、适合进食。 ・评估老年人的饮食习惯、病情、吞咽功能、肢体功能等。 ・评估食物的种类、软硬度、温度及是否符合老年人的饮食习惯	老年人进食的温度以温热、不烫嘴为宜。因为老年人唾液分泌减少,口腔黏膜抵抗力低,所以不宜进食过热或过冷的食物(冷的食物容易伤胃,影响消化和吸收)
沟通		向老年人说明进食时间、食物种类,询问有无特殊需要	—
实施	体位摆放	・根据老年人的病情、自理程度及肢体功能状况,采取适宜进食的体位。必要时为老年人戴上围裙或将毛巾垫在老年人颌下及胸前部位。 ・轮椅坐位:适用于下肢功能有障碍者。轮椅与床成30°夹角,固定轮子,抬起脚踏板。叮嘱老年人双手环抱护理员脖颈,护理员双手环抱老年人的腰部或腋下,协助老年人坐起,使老年人双腿垂于床下,双脚踏稳地面,再用膝部抵住老年人的膝部,挺身带动老年人站立并旋转身体,使老年人坐在轮椅中间,然后系上安全带(松紧适宜)。 ・床上坐位:适用于下肢功能有障碍者。按上述环抱方法协助老年人在床上坐起,将靠垫或软枕垫于老年人的后背及膝下,保证坐位稳定舒适。老年照	・对于能坐起者,最佳的进食体位是坐位时坐直,头稍前屈,身体亦可倾向健侧30°,这样可使舌骨肌的张力增高,喉上抬,食物容易进入食道。如果头部能转向瘫痪侧80°,此时健侧咽部扩大,便于食物进入,可以防止发生误咽。 ・对于卧床者,最佳的进食体位是取躯干与床面成30°半卧位,头部前屈,将偏瘫

续表

操作步骤		操作程序	注意事项
实施	体位摆放	护人员在床上放置餐桌。 · 半卧位：使用可摇式床具时，将老年人的床头摇起，抬高至与床具水平面成 30～45°角。采用半卧位时，护理员应在老年人身体两侧及膝下垫软枕，以保证体位稳定。 · 侧卧位：使用可摇式床具时，将老年人的床头摇起，抬高至与床具水平面成 30°角。护理员双手分别扶住老年人的肩部或髋部，使其面向护理员侧卧，在其肩背部垫软枕或楔形垫。侧卧位一般宜采用健侧卧位或右侧卧位	侧肩部以枕垫起，护理员位于老年人的健侧，此时食物不易从口中漏出，利于食物向舌部运送，可减少反流和误咽
	协助进餐	· 将已准备好的食物盛入老年人的餐具中并摆放在餐桌上。 · 对于吞咽功能异常的老年人的操作见吞咽障碍老年人饮食支援技术。 · 对于吞咽功能正常的老年人：对于有单侧上肢运动障碍的老年人，护理员应鼓励其自己进食，指导其坐直上身并稍向前倾，头微向下垂，叮嘱其进餐时细嚼慢咽，进食时尽量避免说话，以免发生呛咳；对于有双侧上肢运动障碍的老年人，护理员应协助其进食。先用手触及碗壁，感受食物的温度，待温度适宜时以汤匙喂食，每一口的食物量为汤匙的 1/3，等看到老年人完全咽下后再喂食下一口	· "一口量"：正常人约为 20 mL。一般先以少量（3～4 mL）试之，然后酌情增加，如 5 mL、10 mL，调整合适的进食速度，前一口吞咽完成后再进食下一口，避免 2 次食物重叠入口。 · 尽量选用 5 mL 左右的汤匙，禁用吸管饮水。 · 喂食过程中如发生呛咳或噎食等现象，则应立即停止喂食并进行急救。 · 处理并通知医护人员或家属
整理		· 协助老年人进餐后漱口，并用毛巾擦干口角的水痕。护理员应叮嘱老年人进餐后不能立即平卧，保持进餐体位 30 min 后再卧床休息。 · 整理用物、床单位，用流动水清洗餐具，必要时进行消毒	进餐后坐起或保持进餐体位 30 min 或 1 h，以防止因食物反流而引起窒息
记录		· 记录进食时间、进食种类、进食的量； · 记录进食过程中有无呛咳、噎食等异常情况； · 记录进食后有无呕吐或反流等情况	—

附录 3-3 上肢运动障碍老年人饮食支援技术的操作流程考核(表 3-6)

表 3-6 上肢运动障碍老年人饮食支援技术的操作流程考核表

项目名称	操作流程	技术要求	分值	扣分说明	备注
操作前	环境准备	清洁、干净	15	·食物温度不合适得0分； ·物品不全扣1分/项	
	老年人准备	洗净双手及口腔			
	护理员准备	服装整洁，仪表端庄，洗净、温暖双手，戴口罩			
	用物准备	温度适宜的食物、合适的餐具、床上餐桌、靠枕、毛巾或纸巾，必要时备轮椅			
操作中	评估与沟通	·能够正确评估老年人的肢体功能； ·告知老年人食物的种类、需要配合的要点及注意事项	20	未讲明注意事项及配合要点者不得分	
	协助进食	·根据患者的病情、自理程度选择并安置合适的体位； ·根据情况给予适当支援； ·观察进食过程中的反应； ·口述注意事项	50	·体位不适扣10分； ·支援不当扣10分； ·注意事项2分/条； ·出现安全事故不得分	
操作后	整理记录	·帮老年人漱口、擦嘴； ·清洁餐具，必要时消毒； ·记录进食时间； ·记录进食种类； ·记录进食的量； ·记录进食过程中有无不适	15	少一项扣相应分	
操作时间		分钟			
总分		100			
得分					

项目三

视觉障碍老年人的饮食支援技术

一、任务导入

【任务描述】

张爷爷，78岁，20年前左眼因外伤失明，右眼患有白内障，视物模糊，日常生活需家人协助完成。因子女工作繁忙，在家无人照料，故入住老年公寓。现需护理员协助完成就餐。

【任务目标】

1. 护理员能够协助老年人顺利完成就餐。
2. 护理员在实施老年人进食帮助的过程中，避免出现烫伤、呛咳等不良后果。
3. 护理员通过为老年人实施进食帮助，达到补充充足营养物质、保障老年人机体能量需求的目的。
4. 护理员能够耐心地协助老年人进食，尊重老年人，无歧视行为。

二、任务分析

(一) 老年人常见的视觉障碍

白内障、青光眼、老年性黄斑病变是影响老年人生活的三大"视力杀手"。若发现后未及时进行合理、正规的治疗，任由病情不断发展，则会出现视力降低、视物模糊甚至致盲。视力障碍会严重影响老年人的日常生活，其中包括就餐、出行等诸多方面，往往需要协助完成。在协助视觉障碍老年人进食时，既要注意预防老年人出现呛咳、烫伤等意外事件，又要避免老年人在就餐过程中发生摔倒、跌伤等情况。

1. 白内障

白内障是我国三大致盲眼病之首，指因老化、遗传、局部营养障碍、免疫与代谢异常、外伤等引起晶状体代谢紊乱,导致晶状体蛋白质变性而发生混浊,此时光线被混浊晶状体阻挡,无法投射在视网膜上,以致影响视力。白内障可以导致老年人出现视物模糊,影响正常的起居生活,无法应付日常生活,这不仅会给老年人造成生活负担和精神负担,而且会给家人带来巨大的生活压力和经济负担,严重影响老年人的生活质量,甚至引发严重的事故。

2. 青光眼

青光眼指眼内压间断或持续升高的一种常见疑难眼病,是老年人致盲的主要眼病,也是老年人常见的眼病之一。该病发病率女性高于男性,45 岁以上人群青光眼的发病率明显增高。老年青光眼可以分为急性闭角型、慢性闭角型、原发性闭角型、原发性开角型、继发性青光眼等类型。青光眼引发白内障,可导致视力下降,给老年人的身体健康和生活起居带来严重影响,不容忽视。

3. 老年性黄斑病变

老年性黄斑病变是眼科的常见疾病,指因年龄增长而逐步出现的黄斑区退行性病变。该病会使老年人的中心视力急剧下降,造成不同程度的视功能损害甚至失明,严重影响老年人的生活,使原本很容易的事情变得不能得心应手。

(二)视觉障碍老年人饮食的注意事项

对于不能自行进食的视觉障碍老年人,护理员应进行喂饭,并告知食物种类。对能自行进食的视觉障碍老年人,护理员应将盛装温热食物的碗放入老年人手中(确认食物的位置),再将汤匙递到老年人手中,告知食物种类,叮嘱老年人缓慢进食。

当进食有骨头的食物时,护理员应特别叮嘱老年人小心进食。当进食鱼类食物时,护理员要先协助剔除鱼刺。若老年人要求自己进食,则护理员可按时钟平面图摆放食物,并告知方向、名称,以利于老年人按顺序摄取。

三、任务实施

(一)操作前准备

1. 护理员准备

整理衣帽,剪短指甲并洗手。

2. 用物准备

饭桌、餐具(碗、筷子、汤勺、吸管)、清洁用具(肥皂、毛巾、漱口杯)、防滑垫等。

3. 老年人准备

洗净双手。

4. 环境准备

清洁整齐、温湿度适宜、无异味。

(二)实施(表 3－7)

表 3－7 视觉障碍老年人的饮食支援技术操作实施表

操作步骤	操作程序	注意事项
评估与沟通	·评估老年人的视力情况、意识状况、活动与自理能力、吞咽能力、心理状况、合作程度。 ·环境清新、整齐、温湿度适宜、无异味。 ·做好老年人的信息核对,向老年人解释操作的目的及注意事项,取得老年人的配合	·根据老年人的情况选择恰当的餐具,餐具下面应设有吸盘,以便固定。 ·就餐时,注意给老年人描述食物的种类、色泽、形状、样式等,以刺激视觉障碍老年人的食欲。 ·就餐过程中,注意避免摔伤、烫伤情况的发生。 ·当老年人要求自己进食时,护理员可按时钟平面图摆放食物并告知老年人,以便于其按顺序摄取
实施进食支持	·协助老年人洗手,准备餐具。 ·移除障碍物,放置防滑垫,搀扶老年人就座于餐桌前。 ·在老年人手边放清洁、潮湿的小毛巾,胸前围餐巾,合理放置食物,并引导老年人触摸,以便识别食物的位置。 ·食用饭汤、热饮等易致烫伤的食物时,护理员要时时提醒老年人。对带骨、带刺的食物要提前去骨和刺。就餐过程中护理员应向老年人描述菜品,激发其食欲。 ·进食后协助老年人漱口,擦净口角的水痕,告知其不能立即平卧,保持进餐体位 30 min 后再卧床休息	
操作后整理	收拾、整理用具,做好饮食记录	

附录 3-4　视觉障碍老年人饮食支援的操作流程考核(表 3-8)

表 3-8　视觉障碍老年人饮食支援的操作流程考核表

项目名称	操作流程	技术要求	分值	扣分说明	备注
操作前	护理员准备	整理衣帽，剪短指甲并洗手	2		
	老年人准备	洗净双手	2		
	环境准备	环境清新、整齐，温、湿度适宜，无异味。	2		
	用物准备	饭桌、餐具（碗、筷子、汤勺、吸管）、清洁用具（肥皂、毛巾、漱口杯）、防滑垫等	4		
操作中	评估与沟通	·评估老年人的视力情况、意识状况、活动与自理能力、吞咽能力、心理状况、合作程度。 ·做好老年人的信息核对，向老年人解释操作的目的及注意事项，取得老年人的配合	60		
	协助老年人进食	·协助老年人洗手，准备餐具。 ·移除障碍物，放置防滑垫，搀扶老年人就座于餐桌前。 ·在老年人手边放清洁、潮湿的小毛巾，胸前围餐巾，合理放置食物，并引导老年人触摸，以便识别食物的位置。 ·食用饭汤、热饮等易致烫伤的食物时，护理员要时时提醒老年人。对带骨、带刺的食物要提前去除骨和刺。就餐过程中护理员应向老年人描述菜品，激发其食欲。 ·进食后协助老年人清洁面部、漱口，搀扶老年人离开餐桌，鼓励老年人在床旁稍做休息，如需卧床，则应采取右侧卧位（或平卧位），以利于食物的消化和吸收			
操作后	整理记录	收拾、整理用具，做好饮食记录	10		
	综合素质	操作熟练，体现人文关怀	10		
操作时间		分钟			
总分		100 分			
得分					

项目四

吞咽障碍老年人的饮食支援技术

一、任务导入

【任务描述】

刘爷爷，90岁，脑梗死史1年，阿尔茨海默病史8年，糖尿病、高血压病史20年，现存吞咽功能障碍、认知功能障碍，肢体活动正常，吃饭过程频繁呛咳，因反复拔管，未再行胃管置入及管饲，现于养老院生活，其进食需要护理员的照料。

【任务目标】

1. 护理员能选择合适的饮食种类，以满足老年人的机体需求。
2. 老年人在护理员的协助下顺利进食，无意外事件（烫伤、呛咳等情况）发生。
3. 护理员具有安全意识及职业精神，具有细心、耐心和责任心。

二、任务分析

对老年人营养需求、饮食种类及结构以及评估的基础知识详见本模块项目二中的任务分析。

除上述内容外，老年人经常因患有各种慢性病，而对某些种类的食物和营养素的摄入有特殊要求，同时，尚有一部分存在吞咽功能障碍但又不适合鼻饲的老年人，这些都需要护理员给予治疗饮食及恰当的饮食支援技术。因此，针对任务描述中的老年人还需重点掌握和注意以下几点。

（一）吞咽功能评估

吞咽障碍的评估工具有标准吞咽功能评估（standardized swallowing assessment，SSA）和洼田饮水试

吞咽障碍的发生机理

验。SSA 是目前认为适合护理人员使用的敏感性和特异性均较好的评估工具。SSA 见附录 3-6。通过洼田饮水试验对有吞咽障碍的患者进行吞咽功能评定分级，并以此为参考决定是否需要给予特殊饮食支援。洼田饮水试验见附录 3-7。

(二)吞咽障碍老年人的饮食过程观察

除正常老年人的进食过程观察内容外，还需识别异常情况并及时报告。

(1)在进食过程中，当老年人原有病情加重或突发其他意外时，应立即停止进食，报告上级养老护理员并积极进行相关处理。

(2)进食后若老年人自觉不适，则应指导其不要立即平卧，而应休息片刻后再卧床，以免食物反流。

(3)当发生呛咳或异物卡喉时，应立即停止喂水、喂食，轻拍老年人背部，休息片刻，若不能缓解，则应及时报告并处理。海姆立克急救法是每个人都应该掌握的紧急处理措施。异物卡喉的紧急处理措施详见附录 3-8。

(4)当发生鱼刺卡喉时，应立即将老年人送往医院就诊。

(三)常用的增加食物黏稠度的添加剂

存在吞咽功能障碍的老年人，进水或流质食物时存在较大的安全隐患，易导致误吸，需在此类性状的食物中添加增加黏稠度的添加剂。目前比较常用的添加剂包括以下几类。

1. 藕粉或山药粉

有研究表明，在饮用水或流质食品中增加藕粉或山药粉可以增加食物的黏稠度，改善老年人的吞咽功能，降低误吸的发生率。

2. 食品增稠剂

加用食品增稠剂是近年来开始使用的防止老年人呛咳的新的护理方法。食品增稠剂是在一定条件下充分水化形成黏稠、滑腻溶液的大分子物质，从而减少食物呛咳。它尤其适用于老年痴呆合并吞咽功能障碍者。

(四)指导患者掌握正确的进食与吞咽技巧

1. 食物在口中的位置

将食物放于口中健侧舌后部或健侧颊部，有利于食物的吞咽。

吞咽障碍的护理

2. 侧方吞咽

嘱进食者分别左右转头，做侧方吞咽，可去除梨状隐窝处残留的食物。

3. 空吞咽与交替吞咽

每次进食吞咽后反复做几次空吞咽，使食团全部咽下，然后再进食，可去除残留的食物,防止发生误吸;也可每次吞咽后饮极少量的水,这样既有利于刺激诱发吞咽反射,又有利于达到去除咽部残留食物的目的,这种方式称为交替吞咽。

4. 用力吞咽

嘱进食者将舌用力向后移动以帮助食物推进,通过咽腔以增加口腔吞咽压,减少食物残留。

5. 点头样吞咽

颈部尽量前屈,形状似点头,同时做空吞咽动作,可去除咽部残留的食物。

6. 低头吞咽

颈部尽量前屈,在此姿势下吞咽,使会咽部空间扩大,并让会厌软骨向后移位,以避免食物漏入喉前庭,有利于保护气道、收窄气管入口、后移咽后壁,进而使食物尽量离开气管入口处。

吞咽功能锻炼——喉咙体操

三、任务实施

(一)操作前准备

1. 环境准备

保持环境清洁、干净,进食前半小时勿打扫地面及床单位,以避免增加空气中的灰尘。

2. 老年人准备

护理员询问老年人进食前是否需要大小便,根据需要协助排便,协助其洗净双手及清洁口腔,为其减轻或去除各种不舒适的因素,协助其采取舒适的进餐姿势,使其知晓进食过程中需要配合的内容,并且能够配合。

3. 物品准备

备好温度适宜的食物,根据需要准备餐具、床上餐桌、靠枕、毛巾或纸巾,必要时备轮椅。在准备食物时,注意选择不易松散的有一定黏性的食物;液体最容易导致误吸,因此应尽量避免水和流质食物,必要时可添加增稠物质;最容易吞咽的食物是泥状食物,可将黏稠的液体或软的黏状固体做成药丸状,置于老年人的舌根部,以利于吞咽。豆腐脑、蛋羹、酸奶、烂米糊、玉米面粥等半流质食物是较好的选择。在准备进食器具时,护理员要特别注意选择带切口的杯子、凹陷部分小的汤匙,以利于将食物送入口中。

4. 护理员准备

服装整洁,仪表端庄,洗净并温暖双手,戴口罩。

(二)操作实施(表3－9)

表3－9　吞咽障碍老年人的饮食支援技术操作实施表

操作步骤		操作程序	注意事项
评估		·环境清洁、整齐、明亮、适合进食。 ·评估老年人的饮食习惯、病情、吞咽功能、肢体功能等。 ·评估食物的种类、性状、温度,是否符合老年人的吞咽功能及是否需要加入增稠物质	老年人进食的温度以温热、不烫嘴为宜。因为老年人唾液分泌减少、口腔黏膜抵抗力低,所以不宜进食过热或过冷的食物(冷的食物容易伤胃,影响食物的消化和吸收)
沟通		向老年人说明进食时间、食物种类、询问有无特殊需要、进食过程中需要配合的内容,尽量取得老年人的配合	对于患阿尔茨海默病的老年人,若无法取得配合,则可采取必要的安全措施
实施	体位摆放	同本模块项目二中的体位摆放	·只要有可能,就让老年人自己进食。 ·在协助进食的过程中,汤匙入口后,用其抵在舌前1/3向下后压,并倾出食物,然后迅速撤出,立即闭合嘴唇和下颌,每口之间间隔30 s。每一次食团咽下之后鼓励老年人干咽1或2次。 ·在老年人吞咽的过程中,给予饮食指导,如采取侧方吞咽、空吞咽、交替吞咽、用力吞咽、点头样吞咽、低头吞咽等
	协助进餐	·将已准备好的食物盛入老年人的餐具中并摆放在餐桌上。 ·对于吞咽功能异常且无法进行管饲者,应选择布丁状或胶冻状食物,对于水或流质食物可添加藕粉、山药粉或食品增稠剂。 ·对于有能力自行进食者,鼓励其自己进食,指导其坐直上身并稍向前倾,头微向下垂,叮嘱其进餐时细嚼慢咽,尽量少说话,以免发生呛咳。 ·对于不能自理的进食者,护理员应协助其进食。护理员先用手触及碗壁,感受食物的温度,确定温度合适后用汤匙喂食,每一口食物量以汤匙的1/3为宜,等看到老年人完全咽下后再喂食下一口,操作过程中应采取特殊的喂食技巧	
整理		·对于有吞咽功能障碍的老年人,进食后护理员需协助其进行口腔清洁,并用毛巾擦干口角的水痕。护理员应叮嘱老年人进餐后不能立即平卧,保持进餐体位30 min后再卧床休息。 ·整理用物和床单位,用流动水清洗餐具,必要时进行消毒	进餐后坐起或保持进餐体位30 min或1 h,防止因食物反流而引起窒息

续表

操作步骤	操作程序	注意事项
记录	・记录进食时间、进食种类、进食的量； ・记录进食过程中有无呛咳、噎食等异常情况； ・记录进食后有无呕吐或反流等情况	—

附录3-5 吞咽障碍老年人的饮食支援技术操作流程考核(表3-10)

表3-10 吞咽障碍老年人的饮食支援技术操作流程考核表

项目名称	操作流程	技术要求	分值	扣分说明	备注
操作前	环境准备	清洁、干净	15	·食物温度不合适得0分。 ·物品不全扣1分/项	
	老年人准备	洗净双手及清洁口腔			
	护理员准备	服装整洁,仪表端庄,洗净、温暖双手,戴口罩			
	用物准备	温度适宜的食物、合适的餐具、床上餐桌、靠枕、毛巾或纸巾,必要时备轮椅			
操作中	评估与沟通	·能够正确评估老年人的吞咽功能。 ·告知老年人食物的种类、需要配合的要点及注意事项	20	·未讲明注意事项及配合要点者不得分	
	协助进食	·根据患者的病情、自理情况选择并安置合适的体位; ·根据情况给予适当支援; ·观察进食过程中的反应; ·口述注意事项	50	·体位不适扣10分。 ·支援不当扣10分。 ·注意事项为2分/条。 ·出现安全事故不得分	
操作后	整理记录	·帮老年人漱口、擦嘴; ·清洁餐具,必要时消毒; ·记录进食时间; ·记录进食种类; ·记录进食的量; ·记录进食过程中有无不适	15	少一项扣相应分	
操作时间			分钟		
总分		100			
得分					

附录 3-6　SSA(表 3-11)

表 3-11　SSA

步骤	操作	结果	备注
第一步	·患者意识清楚、完成第一步指令。 ·在辅助下控制体位，维持头部位置≥15 min。 ·遵从指令自主咳嗽的能力。 ·控制唾液的能力。 ·舌运动，能否舔上、下唇。 ·呼吸正常、血氧饱和度正常。 ·有无构音障碍(声嘶、湿性发音)	—	—
第二步	若3~7项测试均能完成，则继续测试；若任何一项不能完成，则停止测试，通知医生立即会诊	—	—
第三步	患者取直立坐位，吞咽5 mL水3次，吞咽60 mL水1次，在患者每次吞咽水的过程中及吞咽后观察有无溢出口外，有无缺乏吞咽动作，有无呛咳气促、呼吸困难，饮水后发音有无异常，如湿性发音等	若其中任何一项异常，则立即终止检查，评定为SSA筛查阳性，提示可能存在误吸；若检查无异常，则评定为SSA筛查阴性	即使为SSA阴性，仍要进行进食检测，注意吞咽障碍潜在征象；建议进行仪器检查，同时进行营养、水分摄入评估

附录 3-7 洼田饮水试验：吞咽功能障碍评定分级（表 3-12）

表 3-12 洼田饮水试验：吞咽功能障碍评定分级表

操作	结果	评定分级	备注
在玻璃杯内盛温水 30 mL，嘱患者吞咽，观察时间及呛咳情况，分 5 级	5 s 咽下，不呛咳	Ⅰ级	Ⅰ级～Ⅱ级者可正常饮食；Ⅲ级以上者需留置鼻饲管以辅助饮食
	5～10 s 分两次咽下，不呛咳	Ⅱ级	
	5～10 s 分两次咽下，呛咳	Ⅲ级	
	5～10 s 分两次以上咽下，呛咳	Ⅳ级	
	存在剧烈呛咳，无法完全咽下	Ⅴ级	

项目五 特殊饮食支援技术

任务 鼻饲饮食

一、任务导入

【任务描述】

赵爷爷，72岁，食管癌病史8年，存在进行性吞咽困难，经洼田饮水试验评定为吞咽功能障碍Ⅴ级，频繁呛咳，无法经口进食，在医院置入胃管，现居于养老院，经鼻饲饮食，其进食需要护理员的照料。

【任务目标】

1. 护理员能选择合适的营养素搭配，以满足老年人的机体需求。
2. 老年人在护理员的协助下顺利进食，在鼻饲饮食期间无恶心、呕吐、腹胀、腹泻等并发症发生。
3. 护理员具有安全意识及职业精神，具有细心、耐心和责任心，使老年人不因疾病而心情焦虑甚至恐惧。

二、任务分析

对于病情较重、存在消化功能障碍、不能经口或不愿经口进食的人，为保证营养素的摄取、消化、吸收，维持细胞的代谢功能，保持组织、器官的结构和功能，调控免疫、内分泌等功能并修复组织，促进康复，常根据老年人的不同情况给予不同的特殊饮食方式（包括肠内营养和肠外营养）。护理员需要掌握的是肠内营养。

肠内营养（enteral nutrition，EN）是采用口服或管饲等方式经胃肠道提供能量及营养素的支持方式。根据所提供营养食品的不同，可将肠内营养饮食分为要素饮食和非要素饮食两类。要素饮食主要使用管饲的方法供给营养。管饲是将导管插入胃肠道,给老年人提供必需的食物、营养液、水及药物的方法,是目前提供或补充营养的极为重要的方法之一。根据导管插入的途径,可将导管分为口胃管、鼻胃管、鼻肠管、胃造瘘管、空肠造瘘管等。各类管道由医护人员置入,置入后的管饲可以由护理员完成。

鼻饲法是将导管经鼻腔插入胃内,从管内注入流质饮食、水和药物的方法。其目的是为昏迷、不能经口和不能张口的患者提供食物、药物,以满足机体对营养和治疗的需要。由老年护士置入鼻胃管,由护理员进行鼻饲饮食。根据老年人的消化能力、身体需要,常用的鼻饲饮食可分为要素饮食、混合奶及匀浆混合奶三类。

(一)要素饮食

要素饮食是一种化学成分明确的精制食品,含有人体所必需的易于消化吸收的营养成分,与水混合后可以形成溶液或较为稳定的悬浮液。它的主要特点是无须经过消化过程即可直接被肠道吸收和利用,为人体提供热能及营养。它适用于严重烧伤及创伤等超高代谢、消化道瘘、手术前后营养支持、营养不良等的老年人。

1. 目的

要素饮食在临床营养治疗中可保证患者的能量及氨基酸等营养素的摄入,改善营养状况,可达到治疗和辅助治疗的目的。

2. 分类

根据治疗用途的不同,可将要素饮食分为营养治疗用要素饮食和特殊治疗用要素饮食。营养治疗用要素饮食的营养素主要包含游离氨基酸、单糖、重要脂肪酸、维生素、无机盐类和微量元素等。

3. 用法

根据老年人的病情需要,将粉状要素饮食按比例添加水,配制成适宜浓度和剂量的要素饮食后,可通过口服、鼻饲、经胃或空肠造瘘口滴注的方法供给。因为一般要素饮食口味欠佳,口服时不宜耐受,所以用于口服时可在其中加入适量的调味料以改善口感。管喂滴注要素饮食一般有以下3种方式。

(1)分次注入:将配制好的要素饮食或现成制品用注射器通过鼻胃管注入胃内,4~6次/日,250~400毫升/次。这种方式主要用于非危重、经鼻胃管或造瘘管行胃内喂养者。其优点是操作方便、费用低廉;缺点是较易引起恶心、呕吐、腹胀、腹泻等胃肠道症状。

(2)间歇滴注:将配制好的要素饮食或现成制品放入特殊容器中,经输注管缓慢滴入,4~6次/日,400~500毫升/次,每次输注持续时间为30~60 min,多数人可耐受。

(3)连续滴注:装置与间歇滴注的相同,在12~24 h内持续滴入要素饮食,或用肠内营养泵保持恒定滴速,多用于经空肠喂养的危重者。

4. 注意事项

(1)每一种要素饮食的具体营养成分、浓度、用量、滴入速度,应根据老年人的具体情况而定,由医护人员或营养师商议制订后再由护理员执行。

(2)其应用原则为由低、少、慢开始,逐渐增加,待耐受后再稳定配餐标准、用量和速度。

(3)配置要素饮食时,应严格执行无菌操作,对所有配制用具均需消毒、灭菌后使用。

(4)已配制好的溶液应放在4 ℃以下的冰箱内保存,防止被细菌污染。配制好的要素饮食应保证24 h内用完,防止因放置时间过长而变质。

(5)停用要素饮食时需逐渐减量,骤停易引起低血糖反应。

(二)混合奶

混合奶是用于鼻饲的流质食物,适用于身体虚弱、消化功能差的鼻饲老年人。其主要成分有牛奶、豆浆、鸡蛋、藕粉、米粉、豆粉、浓肉汤、鸡汤、奶粉、新鲜果汁、菜汁(如西红柿汁、青菜汁)等。其主要特点是营养丰富,易消化、吸收。

(三)匀浆混合奶

匀浆混合奶适用于消化功能好的鼻饲老年人。匀浆混合奶是用电动搅拌机将混合食物(类似于正常膳食内容)打碎,使其呈均匀的混合浆液而制成。其主要成分有牛奶、豆浆、豆腐、煮鸡蛋、瘦肉末、熟肝、煮蔬菜、煮水果、烂饭、稠粥、去皮馒头、植物油、白糖和盐等。其主要特点为营养平衡、富含膳食纤维、口感好、易消化、配制方便。

三、任务实施

(一)操作前准备

1. 环境准备

环境应清洁、干净,进食前半小时勿打扫地面及床单位,以避免增加空气中的灰尘。

2. 老年人准备

护理员询问老年人进食前是否需要大小便,根据需要协助排便、协助其洗净双手及清洁口腔,为其减轻或去除各种不舒适因素,协助其采取舒适的进餐姿势,使其知晓进食过程中需要配合的内容,并且能够配合。

3. 物品准备

备好适量且温度适宜的食物(鼻饲饮食的温度一般为38~40 ℃,不可过高或过低,每次鼻饲量不超过200 mL)、注射器(或灌注器)、毛巾、温水、别针、皮筋或小线、纱布。

4. 护理员准备

服装整洁,仪表端庄,洗净、温暖双手,戴口罩。

鼻饲饮食

(二)操作实施(表3-14)

表3-14 特殊饮食支援技术操作实施表

操作步骤		操作程序	注意事项
评估		・环境清洁、整齐、明亮、适合进食。 ・评估老年人的意识状态、自理能力及身体状况,有无恶心、呕吐、腹泻或便秘等情况	—
沟通		・正确核对,确保将正确的饮食给予正确的老年人; ・向老年人说明鼻饲饮食的种类、量,鼻饲的目的,鼻饲过程中需要配合的动作等,尽量取得老年人的配合	对于无法进行有效沟通者,应核对床号、姓名等信息
实施	体位摆放	・对于上半身功能较好的老年人,协助其取坐位或半坐位; ・对于平卧的老年人,摇高床头或使用软枕垫起,使之与床水平线成30°角	
	检查鼻饲管	为确保老年人鼻饲饮食安全,每次进行鼻饲饮食前必须进行如下检查: ・查看胃管固定情况、插入的长度是否与鼻饲管标	・对长期鼻饲者应每天进行2次口腔护理,保持口腔清洁。

续表

操作步骤		操作程序	注意事项
实施	检查鼻饲管	记的长度一致，如鼻饲管脱出，应由护士重新留置胃管。 • 检查鼻饲管是否在胃内。打开胃管末端盖帽，将注射器的针头与胃管末端连接起来并进行抽吸，若有胃液或胃内容物被抽出，则说明胃管在胃内。推回胃液或胃内容物，盖好胃管末端盖帽	• 随时清理鼻腔，保持通畅
	进行鼻饲	• 测试鼻饲饮食及水的温度，护理员应将鼻饲饮食少量滴于自己的手腕内侧，以感觉温度，或用干净的温度计测试； • 护理员用注射器抽取 20 mL 温开水，连接胃管，向老年人胃内缓慢注入，再盖好胃管末端盖帽，或单手将胃管反折，与外界阻隔； • 抽吸鼻饲饮食，并在杯壁轻触注射器针头，以刷下注射器外壁的饮食残渣，将注射器与胃管末端连接，缓慢推注，单管推注完毕后再盖好胃管末端盖帽，或单手将胃管反折后再抽吸鼻饲饮食，如此反复，直至推注完毕； • 鼻饲饮食推注完毕后再抽吸 30～50 mL 温开水，缓慢注入胃管，冲净胃管内的食物残渣，防止胃管堵塞，盖好胃管盖帽； • 用皮筋和纱布包绕胃管末端，以防污染管口	• 鼻饲饮食和水的温度以不烫手为宜或温度在 38～40 ℃，不可过高或过低； • 用温开水可以确定胃管是否通畅，并可以润滑管腔、防止鼻饲液黏附于管壁并刺激胃液分泌； • 推注速度根据老年人的反应和食物的浓度确定，一般为 10～13 mL/min，推注过程中注意随时观察老年人的反应； • 每次鼻饲量不应超过 200 mL，推注时间以 15～20 min 为宜，两次鼻饲间隔不小于 2 h； • 新鲜果汁与奶液应分别注入，以防止产生凝块，药片应研碎、溶解后注入
	整理	• 撤下毛巾，整理床单位，询问老年人有无不适； • 清洗用物，将注射器(或灌注器)用流动水清洗干净，用开水浸泡消毒后放入碗内并覆盖纱布备用	• 老年人应保持进餐体位 30 min 或 1 h，以防止因食物反流而引起窒息； • 每周更换注射器(或灌注器)，以免发生消化道疾病
	记录	• 记录进食时间、进食种类、进食的量； • 记录进食后有无呕吐、腹泻、腹胀等不适	—

附录 3-9 特殊饮食支援技术的操作流程考核(表 3-15)

表 3-15 特殊饮食支援技术的操作流程考核表

项目名称	操作流程	技术要求	分值	扣分说明	备注
操作前	环境准备	清洁、干净	15	·食物量、温度不合适 0 分； ·物品不全扣 1 分/项	
	老年人准备	去除各种不舒适因素，采取合适的进餐姿势			
	护理员准备	服装整洁，仪表端庄，洗净、温暖双手，戴口罩			
	用物准备	适量且温度适宜的食物、注射器（或灌注器）、毛巾、温水、别针、皮筋或小线、纱布			
操作中	评估与沟通	·评估老年人口腔、胃内残余的情况； ·食物的温度和量； ·正确核对老年人的信息； ·告知老年人注意事项，以取得配合	20	·未评估扣 10 分； ·评估不到位扣 5 分； ·核对有误者该操作不得分	
	进行鼻饲	·根据老年人的病情、自理程度安置合适的体位； ·查看胃管固定情况及其是否在胃内； ·测试鼻饲液及水的温度； ·20 mL 温开水冲管； ·推注鼻饲液； ·30～50 mL 温开水冲管 ·用皮筋和纱布包绕胃管末端，以防污染管口； ·口述注意事项	50	·每项不当扣相应分数； ·注意事项 2 分/条	

续表

项目名称	操作流程	技术要求	分值	扣分说明	备注
操作后	整理记录	·卧位安置，整理床单位； ·清洁餐具，必要时消毒； ·记录进食时间； ·记录进食种类； ·记录进食的量； ·记录进食过程中有无不适	15	少一项扣相应分	
操作时间		分钟			
总分		100			
得分					

模块三测试题

模块四

排泄支援技术

排泄支援技术

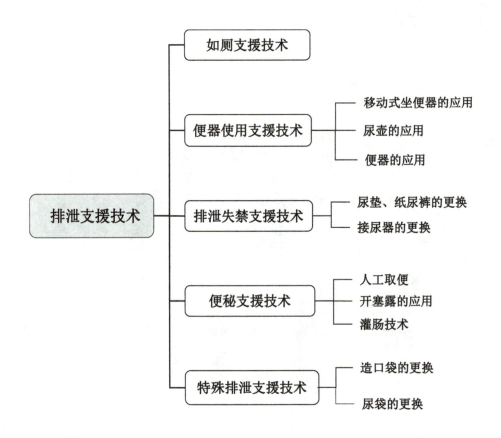

排泄是人体基本的生理需要之一，主要的排泄途径包括经消化道排泄和经泌尿道排泄，即排便和排尿。排便和排尿都是受中枢神经系统控制的复杂反射活动。老年人机体各项调节功能减弱，自理能力下降，容易因消化系统、泌尿系统或神经系统病变导致排泄功能发生异常。因此，护理员需掌握排泄有关的护理知识和技术，指导并协助老年人完成正常排泄，以获得最佳的健康状态。

一、排便

(一)排便的评估

1. 排便的次数

一般成人每天排便 1~3 次。每天排便超过 3 次或每周小于 3 次应视为排便异常，如腹泻、便秘。

2. 排便量

每日排便量与饮食的种类、数量、摄入的液体量、大便次数及消化器官的功能有关。正常成人每天的排便量为 100~300 g。进食低纤维、高蛋白等精细食物后，粪便量少而细腻；进食大量蔬菜、水果等后，粪便量较多。

3. 粪便的特点

(1)形状与软硬度：正常人的粪便为成型的不粘连的软便。便秘时粪便坚硬，呈栗子样；患消化不良或急性胃肠炎时，可为稀便或水样便；患肠道部分梗阻或直肠狭窄时，粪便呈扁条形或带状。

(2)颜色：正常成人的粪便呈黄褐色或棕黄色。粪便颜色因摄入的食物或药物而发生变化：食用大量绿叶蔬菜后，粪便可呈暗绿色；摄入动物血或铁制剂后，粪便可呈无光样黑色。如果粪便颜色变化与上述情况无关，则说明可能存在消化系统病变：如柏油样便提示上消化道出血，白陶土色便提示胆道梗阻，暗红色便提示下消化道出血，粪便表面沾有鲜红色血液提示痔疮或肛裂。

(3)内容物：粪便内容物主要为食物残渣、脱落的大量肠上皮细胞、细菌以及机体代谢后的废物，粪便中混有少量黏液，肉眼不易看见。当消化道有感染或出血时，粪便内可混有血液、脓液或肉眼可见的黏液。

(4)气味：正常情况下粪便的气味会因膳食种类的不同而异，其强度由腐败菌的活动性及动物蛋白质的量而定。肉食者的粪便气味重，素食者的粪便气味轻。严重腹泻者的粪便气味恶臭，下消化道溃疡、恶性肿瘤者的粪便呈腐败臭，上消化道出血者的粪便呈腥臭味，消化不良者的粪便呈酸败臭。

(二)正常排便的照护

1. 安排规律的排便时间

良好的排便习惯必须建立在有规律的生活之上,老年人应养成早睡早起、三餐固定的生活习惯。餐后是胃肠活动最活跃、刺激最敏感的时间,老年人最适合的排便时间是在每日早餐后,长此以往便可养成定时排便的习惯。

2. 安置合适的排便环境

一个安全、隐蔽、宽松的排便环境能够促进老年人排便。对能够行走和乘轮椅的老年人,应尽量鼓励和协助其如厕。对自理困难、需在床上排便的老年人,需周到、耐心地协助其完成排便,床旁用屏风或床帘遮挡。老年人便后及时清理环境,为其穿好衣裤或盖好被子,开窗通风,确保居住环境清洁、空气清新、无异味。

3. 取舒适的排便姿势

(1)蹲位排便:蹲位排便可使腹压增加,有利于粪便排出,但容易引起疲劳,因此老年人蹲位排便的时间不能太久。有高血压病、心脏病者应避免蹲位排便。

(2)坐位排便:坐位排便时老年人身体向前倾斜,以增加腹压,利于粪便排出。取坐位时嘱老年人手扶身旁支撑物,以便于排便后助力起身。护理员宜在身边照顾。老年人起身宜缓慢,以避免摔倒。可在坐位的基础上,让老年人脚下踩一板凳,使双腿屈曲,类似于蹲位姿势,以增加腹压,利于粪便排出,而不易导致疲劳,这即为改良后的"蹲位排便"。

(3)卧位排便:体弱或因病不能起床排便的老年人,在病情许可的情况下可将床头抬高30~50°,协助老年人取半坐卧位在床上排便。

4. 老年人排便后的观察

护理员要注意观察老年人粪便的颜色、性状和量,如有异常,则需及时向医护人员报告。

(三)异常排便

1. 便秘

便秘指正常的排便形态改变,排便次数减少,同时排便困难,排出过干过硬的粪便。便秘见于某些器质性病变、排便习惯不良、中枢神经系统功能障碍、排便时间或活动受限、强烈的情绪反应、某些药物的不合理使用、饮食结构不合理(饮水量不足)、滥用缓泻剂或栓剂、长期卧床或活动减少等,表现为腹胀、腹痛、食欲不佳、消化不良、乏力、舌苔变厚、头痛等。便秘是老年人常见的症状，会严重影响老年人的生活质量，约 1/3 的老年人会出现便秘。

2. 粪便嵌塞

粪便嵌塞指粪便持久滞留、堆积在直肠内，坚硬，不能排出。粪便嵌塞常发生于慢性便秘的患者，表现为有排便冲动、腹部胀痛、直肠肛门疼痛、肛门处有少量液化的粪便渗出，但不能排出粪便。

3. 腹泻

腹泻指正常排便形态改变，频繁排出松散稀薄的粪便，甚至水样便。腹泻见于饮食不当或使用泻药不当、情绪紧张焦虑、胃肠道疾病、某些内分泌疾病（如甲亢）等，表现为腹痛、肠痉挛、疲乏、恶心、呕吐、肠鸣、有急于排便的需要和难以控制的感觉，粪便松散或呈液体样。

4. 排便失禁

排便失禁指肛门括约肌不受意识的控制而不自主地排便，见于神经、肌肉的病变或损伤，如瘫痪、胃肠道病变、精神障碍、情绪失调等，表现为不自主的排出粪便。

5. 肠胀气

肠胀气指胃肠道内有过量气体积聚，不能排出。一般胃肠道内的气体只有 150 mL 左右。胃内的气体可通过空腔嗝出，肠道内的气体部分在小肠被吸收，其余的可通过肛门排出，不会产生不适。肠胀气见于食入过多产气性食物、吞入大量空气、肠蠕动减少、肠道梗阻及肠道手术后，表现为腹部膨隆，叩诊呈鼓音、腹胀、痉挛性疼痛、呃逆、肛门排气过多。当发生胀气的肠道压迫膈肌和胸腔时，可出现气急和呼吸困难。

二、排尿

（一）排尿的评估

1. 排尿次数

一般成人白天排尿 3~5 次，夜间排尿 0 或 1 次。

2. 尿量

正常情况下，每次尿量为 200~400 mL，24 h 尿量为 1000~2000 mL，平均在 1500 mL 左右。尿量和排尿次数受多种因素的影响。

3. 尿液的性状

（1）颜色：正常新鲜尿液呈淡黄色或深黄色。当尿液浓缩时，表现为量少色深。尿液的颜色还受某些食物、药物的影响，如进食大量胡萝卜素或服用维生素 B_2 后，尿液呈深黄色。在病理情况下，尿液会表现为血尿（肉眼血尿呈洗肉水色、浓茶色或红色）、血红蛋白尿（呈浓茶色或酱油色）或者乳糜尿（呈乳白色）。

(2) 透明度：正常新鲜尿液清澈透明，放置后可出现微量的絮状沉淀物。当出现泌尿系感染时，新鲜尿液可呈白色、絮状、浑浊，蛋白尿振荡时可产生较多的不易消失的泡沫。

(3) 气味：正常尿液的气味来自尿液内的挥发性酸，尿液久置后有氨臭味。泌尿系感染时新鲜尿液也有氨臭味。患糖尿病酮症酸中毒时，尿液呈烂苹果味。

(二) 正常排尿的照护

1. 保证充足的液体摄入

正常老年人每日摄入的水分应为 1500～2000 mL，当有额外水分丧失（如发热、大量出汗、呕吐、腹泻及液体引流）时，则应增加液体的摄入。

2. 保证一定的活动量

适当的活动可增加腹部和会阴部的张力，有助于排尿。如果老年人活动受限，则应做局部肌肉锻炼，护理员可指导老年人有节律地做会阴部肌肉的收缩与放松活动，以增加会阴部肌肉的张力。

3. 维持正常的排尿姿势

在正常的排尿姿势下，重力的作用及腹内压可促使排尿。

4. 提供隐蔽的排尿环境

隐蔽性有利于老年人自我放松，尤其在老年人处于疾病或其他压力所造成的焦虑状态时，为老年人创造隐蔽的排尿环境非常重要。

(三) 异常排尿

1. 尿潴留

尿潴留指尿液大量存留在膀胱内而不能自主排出的病症，表现为膀胱容积增至 3000～4000 mL，膀胱高度膨胀，可至脐部，下腹胀满，排尿困难，耻骨上膨隆，可触及囊性包块（叩诊为实音）。

2. 尿失禁

尿失禁指排尿失去意识控制或不受意识控制，尿液不自主地流出的病症，包括持续性尿失禁、充溢性尿失禁、急迫性尿失禁、压力性尿失禁。

(1) 持续性尿失禁：即尿液持续地从膀胱或尿道瘘中流出，膀胱处于空虚状态，常见的原因为外伤、手术或先天性疾病引起的膀胱颈和尿道括约肌的损伤，多见于妇科手术、产伤所造成的膀胱阴道瘘。

(2)充溢性尿失禁：由于各种原因使膀胱排尿出口梗阻或膀胱逼尿肌失去正常张力，引起尿液潴留，膀胱过度充盈，造成尿液从尿道不断溢出。其常见原因包括神经系统病变（如脊髓损伤早期的脊髓休克阶段、脊髓肿瘤等导致的膀胱瘫痪等）、下尿路梗阻（如前列腺增生、膀胱颈梗阻及尿道狭窄等）。查体常有膀胱充盈，神经系统有脊髓病变或周围神经炎的体征，排尿后膀胱残余尿量常增加。

(3)急迫性尿失禁：由于膀胱局部炎症、出口梗阻的刺激，使患者反复出现不自主排尿，常伴有尿频和尿急；或由于大脑皮质对脊髓排尿中枢的抑制减弱，引起膀胱逼尿肌不自主收缩或反射亢进，使膀胱收缩不受限制。其主要原因包括膀胱局部炎症或激惹致膀胱功能失调（如下尿路感染、前列腺增生症及子宫脱垂等）、中枢神经系统疾病（如脑血管意外、脑瘤及帕金森病等）。

(4)压力性尿失禁：膀胱逼尿肌功能正常，但由于尿道括约肌张力减小或骨盆底部尿道周围肌肉和韧带松弛，导致尿道阻力下降，患者平时尚能控制排尿，但当腹内压突然增高（如咳嗽、喷嚏、大笑、举重等）时，使膀胱内压超过尿道阻力，少量尿液不自主地由尿道口溢出。其常见于多次分娩或绝经后的妇女，由尿道前壁和盆底支持组织张力减弱或缺失所致；也常见于接受根治性前列腺切除术的患者，因该手术可能会损伤尿道外括约肌，故这类尿失禁多在直立体位时发生。

3. 尿量异常

(1)多尿：指 24 h 尿量超过 2500 mL，见于正常情况下饮用大量液体及病理情况下内分泌代谢障碍，如糖尿病、尿崩症、急性肾功能不全（多尿期）等。

(2)少尿：指 24 h 尿量少于 400 mL 或每小时尿量少于 17 mL，见于发热、液体摄入过少、休克、心力衰竭、肾衰竭及肝衰竭等情况。

(3)无尿或尿闭：指 24 h 尿量少于 100 mL 或 12 h 内无尿液产生，见于休克、急性肾功能衰竭或药物中毒等情况。

项目一

如厕支援技术

一、任务导入

【任务描述】

周奶奶，74岁，脑梗死病史1年，阿尔茨海默病病史5年，现肢体肌张力正常，无功能障碍，存在认知功能障碍，无自主排尿意识，经常出现尿裤子或者尿床的现象，因此经常情绪低落。现居养老院生活，由护理员给予照护。白天由护理员负责提醒并协助周奶奶如厕，夜间给予纸尿裤，以增加她的舒适度。

【任务目标】

1. 护理员协助老年人顺利如厕。

2. 老年人在如厕过程中无跌倒等意外事故发生，且尿裤子或尿床的频次逐渐减少。

3. 护理员具有细心、耐心和责任心，协助老年人安全如厕，既照顾到老年人的安全，也照顾到老年人的情绪。

二、任务分析

老年人由于机体各项调节功能减弱，自理能力下降，或者由于消化系统、泌尿系统、神经系统病变，导致不能独立完成排泄。对于此类老年人，则需要护理员协助其完成排泄任务。

三、任务实施

(一)操作前准备

1. 环境准备

清除环境障碍物，保持地面干燥，用屏风遮挡。

2. 老年人准备

老年人着宽松的衣裤，天冷时应注意保暖。

3. 物品准备

马桶或坐便器（或床旁坐便器）、卫生纸等。

4. 护理员准备

服装整洁、仪表端庄、双手温暖。

老年人如厕支援

(二) 操作实施（表4-1）

表4-1 如厕支援技术的操作实施表

操作步骤		操作程序	注意事项
评估		·环境清洁、安静、具有隐蔽性，地面无水渍。 ·评估老年人的身体状况、自理能力等	卫生间马桶旁需有扶手及呼叫器
沟通		态度和蔼，细心询问老年人是否需要如厕，取得配合	—
实施	协助进卫生间	由护理员搀扶能行走的老年人（或自己行走）至卫生间，关好厕所门，注意保护隐私	门外挂警示牌，不可锁门，嘱老年人放松，耐心告知在门外等他（她），给予安全感
	脱裤	上身抵住老年人，一手扶住其腋下（或腰部），另一手协助其（或老年人自己）脱下裤子	老年人排便时注意保暖及保护隐私
	坐便器上	双手扶住老年人腋下，协助其坐在坐便器上，嘱其坐稳，手扶在旁边扶手、凳子、墙壁等支撑物上	·蹲位排便的时间不可过久； ·起身应缓慢，以免跌倒； ·及时与老年人沟通，消除其顾虑，并密切观察
	擦肛门	老年人便后自己擦净肛门部或由护理员协助擦净（将卫生纸绕在手上，从前向后擦肛门）	—

续表

操作步骤		操作程序	注意事项
	起身穿裤	老年人自己借助身旁的支撑物支撑身体（或由护理员协助）起身，自己（或由护理员协助）穿好裤子	—
整理		·老年人排便后，护理员开窗通风，倾倒污秽，冲洗马桶、坐便器或坐便椅； ·协助老年人洗手并洗净自己的手	—
记录		·记录排泄的次数、量，大小便的颜色； ·记录排便过程中有无不适或意外情况	—

附录 4-1 如厕支援技术的操作流程考核（表 4-2）

表 4-2 如厕支援技术的操作流程考核表

项目名称	操作流程	技术要求	分值	扣分说明	备注
操作前	环境准备	地面无障碍物、用屏风遮挡、温暖、安全	15		
	老年人准备	老年人衣着宽松、合适			
	护理员准备	特殊支援，着装得体			
	用物准备	马桶或坐便器（或床旁坐便器）、卫生纸等			
操作中	评估与沟通	・环境安静且安全（尤其注意防滑）； ・评估老年人的自理能力，以便选择合适的排便方式； ・态度和蔼，显示爱心、耐心、责任心，询问老年人	10		
	协助进卫生间	能行走的老年人由护理员搀扶（或自己行走）至卫生间，关好厕所门，注意隐私保护	10		
	脱裤	上身抵住老年人，一手扶住其腋下（或腰部），另一手协助其（或老年人自己）脱下裤子	10		
	坐便器上	双手扶住老年人腋下，协助其坐在坐便器上，嘱其坐稳，手扶在旁边的扶手、凳子或墙壁等支撑物上	20		
	擦肛门	老年人便后自己擦净肛门部或由护理员协助擦净（将卫生纸绕在手上，从前向后擦肛门）	10		
	起身穿裤	老年人自己借助身旁的支撑物支撑身体（或由护理员协助）起身，自己（或护理员协助）穿好裤子	10		
操作后	整理记录	・帮老年人洗手； ・倾倒排泄物，清洁环境； ・自身洗手、清洁； ・记录排泄的次数、量，大小便的颜色； ・记录在排泄的过程中有无不适	15		
操作时间		分钟			
总分		100			
得分					

项目二

便器使用支援技术

任务一 移动式坐便器的应用

一、任务导入

【任务描述】

张爷爷，73岁，神志清楚，冠心病病史15年，对大小便有自主意识且能控制，但是由于心力衰竭，下床活动后胸闷、喘憋加重，平时需要在床旁完成大小便。现居养老院生活，由护理员给予照护。为增强张爷爷的舒适度，护理员平时为其备有移动式坐便器，使其下床后无须过多活动便可解决大小便问题，同时照顾到其自尊心，避免了床上大小便的不便。现在张爷爷需要护理员协助其在床旁使用移动式坐便器，以解决大便问题。

【任务目标】

1. 护理员协助老年人顺利使用床旁移动式坐便器完成大便排泄。
2. 老年人在床旁使用移动式坐便器解决大小便的过程中无跌倒、受凉、粪便外溅等情况发生。
3. 护理员增加了老年人的舒适度，同时未使其自尊心受到伤害，无不良情绪产生。

二、任务分析

对于因运动功能障碍导致不能正常行走、如厕，或者由于治疗、疾病原因致使不宜过多行走的老年人，护理员需要帮助其在床旁使用移动式坐便器（图4-1），解决其大小便的需求，增加其舒适度，确保其安全。

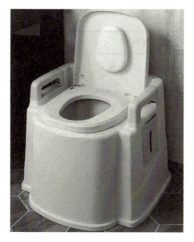

图 4-1 移动式坐便器

三、任务实施

(一) 操作前准备

1. 环境准备

用屏风遮挡老年人。

2. 老年人准备

平卧于床上。

3. 物品准备

移动式坐便器(便盆加温后或加垫子)、卫生纸、屏风。必要时备温水和毛巾。

4. 护理员准备

服装整洁、仪表端庄、温暖双手。

(二) 操作实施(表 4-3)

表 4-3 移动式坐便器使用的操作实施表

操作步骤	操作程序	注意事项
评估	・环境清洁、安静、安全、具有隐蔽性。 ・评估老年人的身体移动能力、自理程度	—
沟通	态度和蔼,细心询问老年人是否需要排便或排尿,并告知将其从床上(或椅子上)转移到移动式坐便器上的配合要点,取得配合	—

续表

操作步骤		操作程序	注意事项
实施	置移动式坐便器	·将移动式坐便器携至老年人床旁（椅子旁），与床成30~45°角，制动，以防止滑动。 ·关闭门窗，用屏风遮挡老年人	·需确认床的高度，要与移动式坐便器的高度接近，移动式坐便器必须可制动，以防止倚靠时打滑走动。 ·注意在操作过程中询问老年人的感受及有无不适，若有不适，则应及时联系医护人员进行处理。 ·操作过程中需确保老年人的安全。对于心功能不全的老年人，嘱其在排便过程中不可过于用力，若有便秘，则应联系医护人员处理。 ·老年人坐下或平躺后，询问老年人是否有不适，若有不适，则应及时联系医护人员进行处理
	协助坐于移动式坐便器上	·协助老年人坐于床沿上，嘱其用手臂扶住护理员的肩臂部，健侧下肢足跟与床沿平齐。 ·屈膝下蹲，双手环抱老年人腰部或抓紧背侧裤腰，双手用力带动其平稳站起。 ·协助老年人将下衣脱至膝部。 ·以自身为轴转动，带动老年人转体，将其移至移动式坐便器前，平稳坐下。 ·嘱老年人扶好扶手，身体紧靠椅背坐稳，双脚自然下垂	
	清理肛门或会阴部	·在老年人排泄完成后，为老年人擦净肛门或会阴部（女性）。擦拭时将卫生纸绕在手上，把手绕至臀部后，从前向后擦肛门，对污物较多者反复擦2或3次。 ·必要时用温水清洗老年人的肛门，然后擦干，协助其穿好裤子	
	协助上床或移至椅子上	·叮嘱老年人身体前倾，用手臂扶住护理员肩臂部，下肢足跟与移动式坐便器前沿平齐。护理员屈膝下蹲，双膝夹紧老年人膝部，双手环抱其腰部或抓紧背侧裤腰，双脚用力带动其平稳站起。 ·以靠近床侧足跟为轴转身，带动老年人转体，将其移至床前后平稳坐下或躺下	
整理		·老年人排便后，护理员开窗通风、倾倒污秽、清洗坐便椅； ·协助老年人洗手并洗净自己的手	—
记录		·记录排泄的次数、量，大小便的颜色； ·记录排便过程中有无不适或意外情况	注意观察排泄物的性状，若发现异常，则应及时联系医护人员处理

附录 4-2 移动式坐便器使用的操作流程考核(表 4-4)

表 4-4 移动式坐便器使用的操作流程考核表

项目名称	操作流程	技术要求	分值	扣分说明	备注
操作前	环境准备	用屏风遮挡、温暖、安全	15		
	老年人准备	老年人衣着宽松、合适			
	护理员准备	特殊支援，着装得体			
	用物准备	移动式坐便器、卫生纸			
操作中	评估与沟通	・环境安静且安全(尤其注意防滑)； ・评估老年人的自理能力，以便选择合适的排便方式； ・态度和蔼，显示爱心、耐心、责任心，询问老年人的信息	10		
	置移动式坐便器	・将移动式坐便器携至老年人床旁(椅子旁)，与床成 30°~45°角，并制动，防止滑动； ・护理员为老年人关闭门窗、用屏风遮挡	10		
	协助坐于移动式坐便器上	・协助老年人坐于床沿上，嘱其用手臂扶住护理员肩臂部，健侧下肢足跟与床沿平齐； ・屈膝下蹲，双手环抱老年人腰部或背侧裤腰，双手用力带动其平稳站起； ・协助老年人将下衣脱至膝部； ・以自身为轴转动，带动老年人转体，将其移至移动式坐便器前，平稳坐下； ・嘱老年人扶好扶手，身体紧靠椅背坐稳，双脚自然下垂	20		
	清理肛门或会阴部	・在老年人排泄完成后，护理员为老年人擦净肛门或会阴部(女性)。擦拭时，将卫生纸绕在手上，把手绕至臀部后，从前向后擦肛门，对污物较多者反复擦 2 或 3 次。 ・必要时用温水清洗老年人的肛门，擦干，协助其穿好裤子	10		

续表

项目名称	操作流程	技术要求	分值	扣分说明	备注
操作中	协助上床或移至椅子上	·叮嘱老年人身体前倾，用手臂扶住护理员肩臂部，下肢足跟与移动式坐便器前沿平齐。护理员屈膝下蹲，双膝夹紧老年人膝部，双手环抱其腰部或抓紧背侧裤腰，双脚用力带动其平稳站起。 ·以靠近床侧足跟为轴转身，带动老年人转体，将其移至床前并平稳坐下或躺下	20		
操作后	整理记录	·帮老年人洗手； ·倾倒排泄物、清洁环境； ·自身洗手、清洁； ·记录排泄的次数、量，大小便的颜色； ·记录排泄过程中有无不适	15		
操作时间		分钟			
总分		100			
得分					

任务二 尿壶的应用

一、任务导入

【任务描述】

郑爷爷，71岁，神志清楚，为失能老年人，对大小便有自主意识，能控制大小便，但是无法自理，现居养老院生活。上午，郑爷爷告诉护理员自己想解小便，护理员用尿壶协助其进行床上小便。

【任务目标】

1. 护理员协助老年人在床上顺利完成小便排泄。
2. 老年人在床上使用小便器的过程中无坠床、受凉、尿液外溅等情况发生。
3. 护理员增加了老年人的舒适度，同时未使其自尊心受到伤害，无不良情绪产生。

二、任务分析

对于因运动功能障碍导致不能正常下床如厕，或者因治疗、疾病而需要卧床的老年人，护理员需要帮助其在床上使用小便器，以解决排尿的需求，增加其舒适度，同时确保其安全。对于不能下床的老年人，护理员可协助其使用便携式尿壶（图4-2），在床上完成排尿。

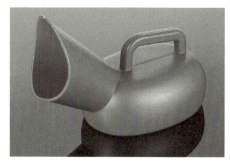 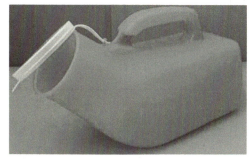

图4-2 尿壶

三、任务实施

(一)操作前准备

1. 环境准备

宽敞、明亮,温、湿度适宜,用屏风遮挡。

2. 老年人准备

平卧于床上。

3. 物品准备

尿壶(图4-2)、橡胶单或一次性护理垫、卫生纸、屏风。必要时备温水和毛巾。

4. 护理员准备

服装整洁、仪表端庄、双手温暖。

(二)操作实施(表4-5)

表4-5 尿壶使用的操作实施表

操作步骤		操作程序	注意事项
评估		・环境清洁、安静、安全、具有隐蔽性。 ・评估老年人的下肢活动情况	—
沟通		态度和蔼,细心询问老年人是否需要排尿,并告知需要其配合的要点,取得配合	—
实施	协助平卧	・关闭门窗,用屏风遮挡老年人; ・轻轻掀开下身盖被,将其置于老年人的对侧; ・协助老年人取合适的体位	排尿过程中注意保暖并保护老年人的隐私
	铺橡胶单或护理垫	一手托起老年人臀部,另一手将橡胶单或护理垫置于其腰部及臀部下	—
	脱去下衣	协助老年人将下衣脱至膝部	对于肢体功能障碍的老年人,在膝下垫软枕或专用软垫

续表

操作步骤		操作程序	注意事项
实施	放置尿壶	·老年男性取侧卧位，并拢膝盖，面向护理员，将阴茎插入尿壶的接尿口，用手握住壶把固定； ·老年女性取仰卧位，屈膝，双脚稍微分开，护理员单手拿尿壶，尿壶的开口边缘紧挨阴部，使尿壶稳定地支撑在床上	·对阴茎不易插入者，护理员戴一次性手套将其插入； ·为防止尿液飞溅，可在老年女性的会阴部盖上卫生纸； ·在此过程中与老年人进行有效沟通
	取出便盆	排尿完成，撤下尿壶，协助老年人穿好下衣，盖好被子	—
	清理会阴	为老年人擦净会阴部(将卫生纸绕在手上，从前向后擦拭)	—
整理		·撤下橡胶单或护理单，整理床单位； ·开窗通风、倾倒污秽、清洗尿壶； ·协助老年人洗手并洗净自己的手	—
记录		·记录排尿的次数、量，尿液的颜色； ·记录排尿过程中有无不适或意外情况	注意观察尿液的性状，若发现异常，则应及时联系医护人员并协助处理与记录

附录 4-3　尿壶使用的操作流程考核(表 4-6)

表 4-6　尿壶使用的操作流程考核表

项目名称	操作流程	技术要求	分值	扣分说明	备注
操作前	环境准备	用屏风遮挡，温暖、安全	10		
	老年人准备	老年人衣着宽松、合适			
	护理员准备	特殊支援，着装得体			
	用物准备	尿壶(男/女)、橡胶单或一次性护理垫、卫生纸、屏风。必要时备温水和毛巾			
操作中	评估与沟通	・环境安静、安全、具有隐蔽性； ・评估老年人的下肢情况； ・态度和蔼，显示爱心、耐心、责任心	15		
	协助平卧	・关闭门窗，用屏风遮挡老年人； ・轻轻掀开下身盖被并置于老年人的对侧； ・协助老年人取合适的体位	10		
	铺橡胶单或护理垫	一手托起老年人的臀部，另一手将橡胶单或护理垫置于其腰部及臀部下	15		
	脱去下衣	协助老年人将下衣脱至膝部	5		
	放置尿壶	・老年男性取侧卧位，膝盖并拢，面向护理员，将阴茎插入尿壶的接尿口，用手握住壶把固定。 ・老年女性取仰卧位，屈膝，双脚稍微分开。护理员单手拿尿壶，尿壶的开口边缘紧挨阴部，使尿壶稳定地支撑在床上	20		
	取出便盆	排尿完成，撤下尿壶，协助老年人穿好下衣，盖好被子	5		
	清理会阴	为老年人擦净会阴部(将卫生纸绕在手上，从前向后擦拭)	10		

续表

项目名称	操作流程	技术要求	分值	扣分说明	备注
操作后	整理记录	·帮老年人洗手； ·倾倒排泄物，清洁环境； ·自身洗手、清洁； ·记录排尿的次数、量，尿液的颜色； ·记录排尿的过程中有无不适	10		
操作时间		分钟			
总分		100			
得分					

任务三 便器的应用

一、任务导入

【任务描述】

郑爷爷,71岁,神志清楚,为失能老年人,对大小便有自主意识,能控制大小便,但是无法自理解决。现居养老院生活,由护理员给予照护。为增强其舒适度,护理员平时为郑爷爷备有小便器和大便器,使其能在床上解决大小便。现在郑爷爷需要护理员协助其在床上使用大便器解决大便问题。

【任务目标】

1. 护理员协助老年人在床上顺利完成大便排泄。
2. 老年人在床上使用大便器解决大便的过程中无压力性损伤、坠床、受凉、粪便外漏等情况发生。
3. 护理员具有爱心、耐心、责任心,使老年人在使用便器的过程中无不适,同时自尊心未受到伤害,无不良情绪产生。

二、任务分析

对因运动功能障碍导致不能正常下床如厕,或者因治疗、疾病而需要卧床的老年人,护理员需要帮助其在床上使用便器,以解决排大便的需求,增加其舒适度,同时确保其安全。对于不能下床的老年人,护理员可协助其使用便携式大便器(图4-3、图4-4)在床上完成排便。在床上使用便器应注意以下事项。

1. 心理护理

护理员要主动关心老年人,了解其排便规律,主动询问其有无协助排泄的需求,还要注意照顾其自尊心,避免产生不良的情绪。

2. 环境

对于在床上使用便器大便的老年人,在排便过程中,护理员需要为其用屏风遮挡,保持室内空气清新,经常通风,避免异味积聚。

3. 避免划伤老年人

便器边沿必须光滑、无破损,以免划伤老年人。

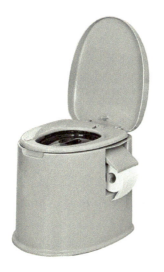
图 4-3 坐式大便器

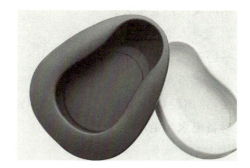
图 4-4 盆式大便器

4. 避免压力性损伤

护理员协助老年人在床上使用便器排便时,应避免老年人长时间地坐于或卧于便器上,防止发生皮肤压力性损伤,排便完成后要注意观察局部皮肤的变化。

5. 避免坠床等意外伤害

协助老年人在床上使用便器大便时,护理员要做好安全防护,避免老年人坠床跌伤;使用便器前应加温或加垫子,以避免老年人受凉。

6. 保持床褥清洁干燥

协助老年人在床上使用便器大便时,护理员可在便器下垫橡胶单或一次性护理垫,以避免污染被褥。一旦污染要及时更换,保持床褥清洁干燥。

7. 保持肛周皮肤清洁

协助老年人完成排便后,护理员要保持其肛周皮肤的清洁,将粪便清理干净,可用温水清洗局部皮肤,要用毛巾擦干,避免长期潮湿,防止发生皮疹或皮肤压力性损伤。

8. 注意观察排泄物的性状

略。

9. 保持环境清洁

在老年人完成排便后,护理员需及时清理便器及环境,开窗通风,避免室内有异味。

三、任务实施

(一)操作前准备

1. 环境准备

用屏风遮挡老年人。

2. 老年人准备

平卧于床上。

3. 物品准备

便器(加温后或加垫子)、橡胶单或一次性护理垫、卫生纸、屏风、尿壶。必要时备温水和毛巾。

4. 护理员准备

服装整洁、仪表端庄、双手温暖。

便器的应用

(二)操作实施(表 4-7)

表 4-7 便器使用的操作实施表

操作步骤		操作程序	注意事项
评估		・环境清洁、安静、安全、具有隐蔽性; ・评估老年人腰部的活动情况、肛周及臀部皮肤的情况	—
沟通		态度和蔼、细心询问老年人是否需要排便,并告知需要其配合的要点,取得配合	—
实施	协助平卧	・关闭门窗,用屏风遮挡老年人; ・轻轻掀开下身盖被并置于老年人的对侧; ・协助老年人取仰卧位	排便过程中注意保暖并保护隐私
	铺橡胶单或护理垫	一手托起老年人臀部,另一手将橡胶单或护理垫置于其腰部及臀部下	—

续表

操作步骤		操作程序	注意事项
实施	脱去下衣	协助老年人将下衣脱至膝部，将其两腿屈曲	对于有肢体功能障碍的老年人，在膝下垫软枕或专用软垫
	放置便盆	• 一手托起老年人的臀部，将臀部抬高20～30 cm，另一手将便器置于其臀下； • 对腰部不能抬起的老年人，应先协助其取侧卧位，在腰部放软枕，将便器放于其臀部下，再协助其平卧，调整便器位置	• 便器的开口朝向臀部； • 对于身体较重的老年人，可按腰部不能抬起的老年人来处理，先取侧卧位，再取平卧位
	取出便盆	• 嘱老年人双腿用力将臀部抬起，护理员一手托起其的腰骶部，另一手将便器取出； • 对臀部不能抬起的老年人，护理员可一手扶住便器，另一手协助其侧卧，取出便器	—
	清理肛门	• 为老年人擦净肛门（将卫生纸绕在手上，把手绕至臀部后，从前向后擦肛门，对污物较多者反复擦2或3次）； • 用温水为老年人清洗肛门，擦干，协助其穿好裤子	—
整理		• 老年人排便后，护理员开窗通风、倾倒污秽、清洗便盆； • 协助老年人洗手并洗净自己的手	—
记录		• 记录排泄的次数、量，排泄物的颜色； • 记录排便过程中有无不适或意外情况	注意观察排泄物的性状，若发现异常，则应及时通知医护人员处理，做好记录

附录 4-4　便器使用的操作流程考核(表 4-7)

表 4-7　便器使用的操作流程考核表

项目名称	操作流程	技术要求	分值	扣分说明	备注
操作前	环境准备	用屏风遮挡、温暖、安全	15		
	老年人准备	老年人衣着宽松合适			
	护理员准备	特殊支援，着装得体			
	用物准备	便器(加温后或加垫子)、橡胶单或一次性护理垫、卫生纸、屏风、尿壶。必要时备温水和毛巾			
操作中	评估与沟通	·环境安静、安全、具有隐蔽性； ·评估老年人腰部的活动情况、肛周及臀部皮肤情况； ·态度和蔼，显示爱心、耐心、责任心	10		
	协助平卧	·关闭门窗，用屏风遮挡老年人； ·轻轻掀开下身盖被并置于老年人的对侧； ·协助老年人取仰卧位	10		
	铺橡胶单或护理垫	一手托起老年人的臀部，另一手将橡胶单或一次性护理垫置于其腰部及臀部下	10		
	脱去下衣	协助老年人将下衣脱至膝部，将其两腿屈曲	10		
	放置便盆	·一手托起老年人的臀部，将臀部抬高20～30 cm，另一手将便器置于其臀部下； ·对腰部不能抬起的老年人，应先协助其取侧卧位，在腰部放软枕，将便器扣于臀部，再协助其平卧，调整便器位置	15		
	取出便盆	·嘱老年人双腿用力将臀部抬起，护理员一手托起其腰骶部，另一手将便器取出。 ·对臀部不能抬起的老年人，护理员可一手扶住便器，另一手协助其侧卧，取出便器	10		
	清理肛门	·为老年人擦净肛门(将卫生纸绕在手上，把手绕至臀部后，从前向后擦肛门，对污物较多者反复擦2或3次)； ·用温水为老年人清洗肛门，擦干，协助其穿好裤子	10		

续表

项目名称	操作流程	技术要求	分值	扣分说明	备注
操作后	整理记录	·帮老年人洗手； ·倾倒排泄物、清洁环境； ·自身洗手、清洁； ·记录排泄的次数、量，排泄物的颜色； ·记录排泄的过程中有无不适	10		
操作时间		分钟			
总分		100			
得分					

项目三

排泄失禁支援技术

任务一　尿垫、纸尿裤的更换

一、任务导入

【任务描述】

朱奶奶，72 岁，阿尔茨海默病病史 8 年，肢体功能正常，但不能控制小便且无意识（即小便失禁），经常出现尿裤子或者尿床的现象，现居养老院生活，由护理员给予照护。朱奶奶平时靠穿纸尿裤或使用尿垫来解决小便问题，由护理员负责为其更换尿垫或纸尿裤，以增加其舒适度，并定时带其外出散步。

【任务目标】

1. 护理员协助老年人顺利完成尿垫或纸尿裤的更换。
2. 老年人皮肤清洁、干燥、无异味、无湿疹或压力性损伤发生。
3. 护理员具有细心、耐心和责任心，态度和蔼地为老年人更换尿垫或纸尿裤，增加其舒适度且使其便于外出。

二、任务分析

对于身体活动能力尚可但尿失禁的老年人，在外出活动时可以使用尿垫或纸尿裤来解决小便失禁的问题，使用的过程中要注意及时更换，以预防湿疹及压力性损伤等皮肤问题。

（一）尿失禁老年人照护的注意事项

1. 皮肤护理

注意保持皮肤清洁、干燥，在床上铺橡胶单或中单，也可使用尿垫或一次性纸尿裤,经常用温水擦洗会阴部皮肤,勤换衣裤、床单、尿垫,根据皮肤情况定时按摩受压部位,防止皮肤压力性损伤的发生。

2. 心理护理

无论什么原因引起的尿失禁,都会给老年人造成很大的心理压力,如精神苦闷、忧郁、丧失自尊等,他们期望得到他人的理解和帮助,同时尿失禁也会给老年人的生活带来许多不便,护理员应尊重和理解老年人,给予安慰、开导和鼓励,使其树立恢复健康的信心,积极地配合照护。

3. 健康指导

(1) 鼓励老年人多饮水:如老年人病情允许,则可每日白天摄入液体2000~3000 mL,这是因为多饮水可以促进排尿反射,预防泌尿系统感染。入睡前应限制饮水,减少夜间尿量,以免影响老年人休息。

(2) 训练膀胱功能:初期每隔1~2 h让老年人排尿,用手掌以柔力自膀胱上方持续向下压迫,使膀胱内的尿液被动排出,以后逐渐延长排尿时间,以促进排尿功能恢复。

(3) 锻炼盆底肌:根据老年人的情况指导其取立位、坐位或卧位,嘱其试做排尿动作,先慢慢收紧盆底肌肉,再缓慢放松,每次10 s左右,连续10遍,每日锻炼5~10次,以不感到疲乏为宜。

(二)尿垫、纸尿裤及其使用范围

1. 尿垫

一次性尿布又称尿垫(图4-5),包括纸尿垫和纸尿片,主要用于卧床的尿失禁老年人。

2. 纸尿裤

一次性尿裤包括纸尿裤(图4-6)和拉拉裤(图4-7),主要用于需要活动或躁动的尿失禁老年人。

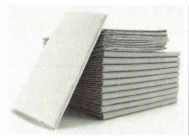

图4-5 尿垫

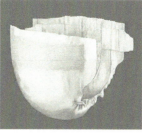

图4-6 纸尿裤

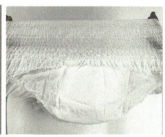

图4-7 拉拉裤

三、任务实施

(一)操作前准备

1. 环境准备

关闭门窗,用屏风遮挡。

2. 老年人准备

平卧于床上,天冷时应注意保暖。

3. 物品准备

尿垫或纸尿裤(根据老年人的情况选择使用)、卫生纸、屏风、水盆、温水及毛巾。

4. 护理员准备

服装整洁,仪表端庄,洗净、温暖双手。

协助老年人更换纸尿裤

(二)操作实施(表4-8)

表4-8 尿垫、纸尿裤更换的操作实施表

操作步骤	操作程序	注意事项
评估	·环境清洁、安静、温暖、安全、光线适中、具有隐蔽性; ·评估老年人的意识状态、自理能力、心理需求、皮肤状况,更换尿垫或纸尿裤时,需要注意有无皮肤湿疹、压力性损伤等情况	关注老年人的身心状况,疏导并缓解其焦虑心理
沟通	对于能够有效沟通的老年人,护理员应询问其床号、姓名,并向其解释更换尿垫或纸尿裤的目的,以取得配合	—

续表

操作步骤		操作程序	注意事项
实施	更换尿垫	• 备齐用物，携至老年人床旁； • 协助老年人取左侧卧位，用温热毛巾擦拭右侧臀部和会阴部皮肤； • 将污染的一次性尿垫向内折叠，塞于老年人身下，将干净的尿垫一侧卷起并塞于老年人身下，另一侧向自己一侧拉开； • 协助老年人翻身至右侧卧位，撤下一次性尿垫并放入污物桶，擦拭左侧臀部及会阴部皮肤； • 协助老年人翻身至右侧卧位，撤下一次性尿垫并放入污物桶，擦拭左侧臀部及会阴部皮肤； • 观察老年人会阴部及臀部皮肤的情况； • 将清洁尿垫另一侧拉平，翻转老年人身体至平卧位，拉平清洁尿垫。	• 注意保护老年人隐私； • 态度和蔼； • 注意观察老年人的皮肤情况，观察有无湿疹及压力性损伤等皮肤问题； • 注意观察排泄物的性质、量、颜色、气味等。如有异常，则应及时报告医护人员
	更换纸尿裤	• 协助老年人取平卧位，解开尿裤粘扣，展开两翼至老年人身体两侧，将前片从两腿间后撤； • 协助老年人侧卧，将污染纸尿裤内面对折于臀下； • 用温热毛巾擦拭会阴部，将清洁的纸尿裤贴皮肤面朝内对折，协助老年人翻身至另一侧，扯下污染的纸尿裤，放入污物桶； • 打开身下清洁纸尿裤并铺平； • 翻转老年人身体，取平卧位，从两腿间向前、向上兜起纸尿裤前端，整理大腿内侧边缘，将两翼粘扣粘好	• 注意保护老年人隐私； • 态度和蔼； • 注意观察老年人皮肤的情况，观察有无湿疹及压力性损伤等皮肤问题； • 注意观察排泄物的性质、量、颜色、气味等。如有异常，应及时联系医护人员； • 将纸尿裤内、外侧边缘展平，以防止侧漏
整理		• 整理床单位，为老年人盖好被子或穿好衣裤； • 开窗通风，整理用物； • 洗手	
记录		• 记录排泄的次数、量，排泄物的颜色； • 记录会阴部及臀部皮肤情况	

附录 4–5　尿垫、纸尿裤更换的操作流程考核（表 4–9）

表 4–9　尿垫、纸尿裤更换的操作流程考核表

项目名称	操作流程	技术要求	分值	扣分说明	备注
操作前	环境准备	环境温暖、隐蔽	15		
	老年人准备	平卧于床上，天冷时应注意保暖			
	护理员准备	特殊支援，注意自身着装，洗净并温暖双手			
	用物准备	尿垫或纸尿裤、卫生纸、屏风、水盆、温水及毛巾			
操作中	评估与沟通	·环境清洁、安静、温暖、安全、光线适中、具有隐蔽性； ·老年人的意识状态、自理能力、心理需求、皮肤状况等； ·态度和蔼，显示爱心、耐心、责任心	15		
	更换尿垫	·备齐用物并携至老年人床旁； ·协助老年人取左侧卧位，用温热毛巾擦拭右侧臀部及会阴部皮肤； ·将污染的一次性尿垫向内折叠，塞于老年人身下，将干净尿垫的一侧卷起，塞于其身下，将另一侧向自己一侧拉开； ·协助老年人翻身至右侧卧位，撤下一次性尿垫并放入污物桶，擦拭左侧臀部及会阴部皮肤； ·观察老年人会阴部及臀部皮肤的情况； ·将清洁尿垫的另一侧拉平，翻转老年人身体至平卧位，拉平清洁尿垫	60		
	更换纸尿裤	·协助老年人取平卧位，解开尿裤粘扣，展开两翼至其身体两侧，将前片从两腿间后撤； ·协助老年人侧卧，将污染的纸尿裤的内面对折于臀下； ·用温热毛巾擦拭会阴部，将清洁的纸尿裤贴皮肤面朝内对折，协助老年人翻身至另一侧，扯下污染的纸尿裤，放入污物桶； ·打开身下清洁的纸尿裤并铺平；	60		

续表

项目名称	操作流程	技术要求	分值	扣分说明	备注
操作中	更换纸尿裤	·翻转老年人的身体，使其取平卧位，从两腿间向前、向上兜起纸尿裤前端，整理大腿内侧边缘，将两翼的粘扣粘好			
操作后	整理记录	·整理床单位； ·开窗通风，整理用物； ·自身洗手清洁； ·记录排泄的次数、量，排泄物的颜色； ·记录皮肤情况	10		
操作时间		分钟			
总分		100			
得分					

任务二　接尿器的更换

一、任务导入

【任务描述】

曾爷爷，73岁，1年前因行前列腺根治切除术损伤尿道，导致小便失禁，经常出现尿裤子或者尿床的现象。他现居养老院，由护理员给予照护。他平时夜间靠穿纸尿裤或使用尿垫解决小便问题，白天外出时使用接尿器解决小便问题。现在他要外出，由护理员协助，更换接尿器并带其外出散步。

【任务目标】

1. 护理员顺利为老年人完成接尿器的更换。
2. 老年人皮肤清洁、干燥、无异味、无湿疹或压力性损伤发生。
3. 护理员具有细心、耐心和责任心，态度和蔼地为老年人更换接尿器，增加其舒适度且便于外出。

二、任务分析

对于身体活动功能无障碍，但因各种原因导致尿失禁的老年人，尤其是老年男性，在外出活动时使用接尿器解决小便问题是现在非常实用的一种选择。使用接尿器时要注意及时更换，以预防湿疹及压力性损伤等皮肤问题。

接尿器是根据男、女患者的生理特点设计的，包括男用一次性接尿器和女用穿戴式接尿器，使用方便，便于携带，可完全替代留置导尿管。

(一) 男用一次性接尿器

男用一次性接尿器包括接尿腔体、连接管、储尿袋和带预留口的短裤，将接尿腔体从固定短裤底部的预留口中穿出，将连接管两头分别与接尿腔体、储尿袋相连接。男用一次性接尿器一般包括男性萎缩型接尿器和男性正常型接尿器。当阴茎长度＜4 cm时，选用男性萎缩型接尿器，需将阴茎和阴囊均置入接尿腔体；当阴茎长度＞4 cm时，选用正常型接尿器，只需将阴茎置入接尿腔体即可。使用时需注意以下几点。

(1) 使用前需要检查是否有破损，在床上翻身时，注意按时观察储尿袋是否套在阴茎上，应按使用说明图示穿戴系好。在夜间卧床时，应使用规格稍长的储尿袋。

（2）外出坐车或坐轮椅时，均应在裤子会阴部剪开能容接尿袋的小孔，尿袋需露出体外，以观察情况。

（3）使用松紧绑带的接尿器时不要系过紧，以防止损伤阴茎皮肤，影响血液循环。

（4）按期用清水、毛巾、卫生纸、湿巾、碘伏清洁外阴和肛周，保持外阴局部皮肤干燥、清洁，做好会阴部皮肤护理，必要时可用医用烤灯，以防止发生溃疡。

（5）如有需要，可用储尿袋记录每次排尿量。

（二）女用穿戴式接尿器

女用穿戴式接尿器包括接尿腔体、连接管、储尿袋和带预留口的短裤。使用时将接尿腔体从固定短裤底部的预留口中穿出，将连接管两头分别与接尿腔体、储尿袋相连接。女用穿戴式接尿器的型号一般是通用型号。使用女用穿戴式接尿器时需注意以下几点。

（1）连接管必须从腿下经过，全程不能打折，尿袋或尿管应低于外生殖器或接尿腔体。尿管和尿袋禁止高于体位，以防漏尿。

（2）使用时女性接尿器应观察接尿腔是否贴合女性尿道口，检查是否脱落，应按使用说明或护理图示穿戴好。

（3）外出坐车或坐轮椅时，护理员均应在老年人裤子的会阴部剪开能容接尿腔的小孔，需将接尿腔露出体外，并保持接尿腔下端和出口处与尿管连接处顺畅，禁止歪曲，以防溢尿。

（4）使用带有连接管的接尿器时，密切观察连接管首末两端是否通畅。

（5）老年女性使用接尿器时，不要将腰带系得过紧，以免影响腰部血液循环或损伤皮肤。

（6）老年女性使用硅胶接尿器时，应定期用高温热水清洗，并用碘伏或紫外线消毒、灭菌后更换，晾晒时应避光风干。

（7）如有需要，可用储尿袋记录每次排尿量。

（8）老年人卧床休息时，可拔掉储尿袋，以增强其舒适感。

三、任务实施

(一)操作前准备

1. 环境准备
关闭门窗,用屏风遮挡。

2. 老年人准备
平卧于床上,天冷注意保暖。

3. 物品准备
合适的接尿器(根据老年人的情况选择)、卫生纸、屏风、水盆、温水及毛巾。

4. 护理员准备
服装整洁,仪表端庄,洗净、温暖双手。

(二)操作实施(表 4-10)

表 4-10 接尿器更换的操作实施表

操作步骤	操作程序	注意事项
评估	·环境清洁、安静、温暖、安全、光线适中、具有隐蔽性。 ·评估老年人的意识状态、自理能力、心理需求、皮肤状况,更换接尿器时,需要注意有无皮肤湿疹、压力性损伤等情况	关注老年人的身心状况,疏导并缓解其焦虑心理
沟通	对于能够有效沟通的老年人,护理员应询问其床号、姓名,并向其解释更换接尿器的目的,以取得配合	—
实施	·打开并检查接尿器是否完好、有无破损,将接尿腔体从固定短裤底部的预留口中穿出,对于短裤底部带有扣子(卡扣或粘扣)的接尿器,将短裤的扣子(卡扣或粘扣)与接尿腔体的扣子(卡扣或粘扣)相应扣住,用以固定。打开短裤的绑带,备用。 ·协助老年人平躺,解开污染接尿器的绑带卡扣,拉开接尿器的前面,观察会阴部皮肤情况。 ·协助老年人取左侧卧位,用温热毛巾擦拭右侧臀部及会阴部的皮肤。	·注意保护老年人隐私; ·态度和蔼; ·连接接尿器的各部分时要连接紧密,以防漏尿; ·接尿器绑带的松紧度以老年人不感觉紧为宜; ·观察老年人会阴部的皮肤有无湿疹以及接尿器卡扣处有无压力性损伤等情况;

续表

操作步骤	操作程序	注意事项
实施	·将污染的接尿器后面的绑带塞于老年人身下，将干净接尿器一侧的绑带卷起，塞于其身下，另一侧向自己一侧打开，接尿腔体置入其两腿之间。 ·协助老年人翻身至右侧卧位，撤下污染的接尿器并放入污物桶，擦拭左侧臀部及会阴部的皮肤。 ·将干净的接尿器的另一侧拉平，翻转老年人身体至平卧位，将接尿器后面两侧的绑带均拉出其身下。 ·将接尿器后面绑带与前面绑带的卡扣卡住（或者将粘扣粘住）并调节松紧度，整理接尿器各部位，使老年人感到舒适。 ·将连接管两头分别与接尿腔体、储尿袋相连接	·需将储尿袋置入低于接尿腔体的位置，以防尿液回流
整理	·整理床单位，为老年人盖好被子或穿好衣裤； ·开窗通风，整理用物； ·洗手	—
记录	·记录排泄的次数、量，排泄物的颜色； ·记录会阴部及臀部的皮肤情况	—

附录 4-6　接尿器更换支援技术的操作流程考核（表 4-11）

表 4-11　接尿器更换支援技术的操作流程考核表

项目名称	操作流程	技术要求	分值	扣分说明	备注
操作前	环境准备	环境温暖、隐蔽	15		
	老年人准备	平卧于床上，天冷时注意保暖			
	护理员准备	服装整洁，仪表端庄，洗净、温暖双手			
	用物准备	接尿器、卫生纸、屏风、水盆、温水及毛巾			
操作中	评估与沟通	·环境清洁、安静、温暖、安全、光线适中、具有隐蔽性； ·老年人的意识状态、自理能力、心理需求、皮肤情况等； ·态度和蔼，显示爱心、耐心、责任心	15		
	更换接尿器	·打开并检查接尿器是否完好、有无破损，将接尿腔体从固定短裤底部的预留口中穿出，对于短裤底部带有扣子（卡扣或粘扣）的接尿器，将短裤的扣子（卡扣或粘扣）与接尿器腔体的扣子（卡扣或粘扣）相应扣住，用以固定。打开短裤的绑带备用。 ·协助老年人平躺，解开污染接尿器的绑带卡扣，拉开接尿器的前面，观察会阴部的皮肤情况。 ·协助老年人取左侧卧位，用温热毛巾擦拭右侧臀部及会阴部的皮肤。 ·将污染的接尿器后面的绑带塞于老年人身下，将干净的接尿器的一侧绑带卷起，塞于老年人身下，将另一侧向自己一侧打开，然后将接尿腔体置入老年人两腿之间。 ·协助老年人翻身至右侧卧位，撤下污染的接尿器并放入污物桶，擦拭左侧臀部及会阴部的皮肤。 ·将干净的接尿器的另一侧拉平，翻转老年人身体至平卧位，将接尿器后面绑带两侧均拉出其身下。	60		

续表

项目名称	操作流程	技术要求	分值	扣分说明	备注
操作中	更换接尿器	·将接尿器后面绑带与前面绑带的卡扣卡住（或者将粘扣粘住）并调节松紧度，整理接尿器各部位，使老年人感到舒适； ·将连接管两头分别与接尿腔体、储尿袋相连接	60		
操作后	整理记录	·整理床单位； ·开窗通风，整理用物； ·自身洗手清洁； ·记录排泄的次数、量，排泄物的颜色； ·记录皮肤情况	10		
操作时间		分钟			
总分		100			
得分					

项目四

便秘支援技术

任务一 人工取便

一、任务导入

【任务描述】

李奶奶,91岁,长期饮食差,以流质、半流质食物为主,营养不良、长期卧床等原因导致常年便秘,经常1周不出现便意。现李奶奶腹胀、腹痛、大汗淋漓,腹部叩诊呈鼓音、存在肠形包块,有急迫便意,但无粪便排出,肛诊发现有粪石存在,现在由护理员为李奶奶实施人工取便,以解决其排便问题,缓解腹胀感,增加舒适度。

【任务目标】

1. 护理员顺利为老年人完成人工取便。
2. 老年人在接受人工取便的过程中未发生肠黏膜损伤及心血管疾病等不良事件。
3. 护理员具有细心、耐心和责任心,同时具有安全意识,态度和蔼地为李奶奶进行人工取便,增强其舒适感。

二、任务分析

老年人经常发生便秘。便秘不仅影响老年人的生活质量,还可能诱发疾病,临床上常见便秘导致心脑血管疾病的病情变化,甚至引发猝死。因此,对老年人便秘的防治非常重要。

(一)导致老年人便秘的因素

1. 年龄因素

随着年龄的增长,老年人出现腹壁肌力下降、胃肠蠕动减慢、盆底肌和肛门括约肌松弛等,使肠道对排泄的控制力减弱,容易引起便秘现象。

2. 饮食因素

老年人常因饮水过少、进食量少,或因食物过于精细、缺乏充足的水分和膳食纤维、对结肠刺激减少而引起排便困难或便秘。

3. 活动因素

老年人常因活动过少,使肠蠕动减弱而引起便秘。

4. 排便习惯因素

当老年人因环境改变或其他因素导致排便习惯无法维持时,会抑制自己的便意,进而影响正常排便,这是老年人发生便秘的重要原因。

5. 疾病或治疗因素

疾病或治疗因素:排便无力,如结肠梗阻、结肠良性或恶性肿瘤;由各种原因导致的肠粘连均可引起便秘;直肠或肛门病变导致排便疼痛而惧怕排便,如肛裂、痔疮和肛周脓肿;全身性疾病(如甲状腺功能减退、脊髓损伤、尿毒症等)可导致肠道肌肉松弛;常见于老年人的脑卒中、糖尿病等也会影响正常排便。

6. 药物因素

应用镇静剂、止痛剂、麻醉剂、抗抑郁药、抗胆碱能药、钙离子阻滞剂、神经阻滞剂等可使肠道肌肉松弛,进而引起便秘。长期滥用泻药会造成老年人对药物的依赖,反而会降低肠道感受器的敏感性,导致慢性便秘。

7. 社会文化和心理因素

当老年人因健康原因需要他人协助解决排便问题时,常会因暴露个人隐私而产生自卑心理,在出现便意时因怕麻烦他人而刻意抑制自己的需要,因此导致便秘。心理因素也会影响排便,如精神抑郁可因导致身体活动减少、自主神经系统冲动减慢、肠蠕动减少而引起便秘。

(二)人工取便法

当老年人便秘时间过长时,会发生粪便嵌塞在肠内且不易排出,使用开塞露无效,此时若老年人有急迫的便意,则会表情痛苦不堪甚至大汗淋漓,对此应及时进行人工取便,以解除其痛苦。

(三)便秘老年人的照护

1. 养成良好的排便习惯

帮助老年人每日养成定时上厕所和排便的习惯,以利于其排便时集中注意力。

2. 建议合理膳食,调整饮食习惯

在饮食中增加膳食纤维的量,适当摄取粗粮。食物中的纤维素在肠道中能吸收水分,增加粪便体积,起到通便的作用。糙米含有丰富的纤维素、蛋白质、淀粉、钙、铁、磷、维生素 B_1、维生素 A、维生素 E 等,其中丰富的纤维素有助于排便。老年人应食用新鲜的水果、蔬菜(如苹果、甘薯等)并多饮水。甘薯味甘性温,食用后能滑肠通便、健脾益气。食用苹果后能使大便变得松软,能刺激肠蠕动,有利于排便。

3. 生活规律

帮助老年人养成规律的生活习惯,按时排便,及时给予便器,合理安排各种治疗,保证老年人有足够的排便时间。排便环境应清洁、整齐、通风。对不习惯在床上排便的老年人,可在病情许可的情况下协助其下床排便;如果老年人采用卧位排便,可视情况将床头抬高(呈高斜坡状),以利于发挥重力作用,增加腹内压力,促进排便。

4. 适量运动,增加肠蠕动

鼓励老年人参加适量的体育锻炼,如散步、打太极拳等。若病情许可,可指导老年人加强腹部及骨盆底肌肉的运动、做腹部体操等。

5. 视情况进行治疗

对严重便秘的老年人,可在医生和护士的指导下,采用药物、简易通便法、灌肠法或人工取便法进行治疗。

6. 排便姿势

老年人取坐位或将其床头抬高 45°有利于排便。

7. 排便环境

提供单独隐蔽的环境和充裕的排便时间有利于老年人排便。

8. 腹部按摩

用食指、中指和无名指自右沿结肠解剖位置向左环状按摩,刺激肠蠕动,有助于促进排便。

三、任务实施

(一)操作前准备

1. 环境准备

关闭门窗,温度适宜,用屏风遮挡。

2. 老年人准备

老年人着宽松的衣裤,侧卧于床上,天冷时应注意保暖。

3. 物品准备

尿垫或一次性中单、手套或指套、润滑油、卫生纸、屏风、水盆、37～40 ℃的温水及毛巾。

4. 护理员准备

服装整洁,仪表端庄,洗净、温暖双手,戴口罩。

(二)操作实施(表 4-12)

表 4-12 人工取便的操作实施表

操作步骤	操作程序	注意事项
评估	·环境清洁、安静、温暖、安全、光线适中、具有隐蔽性; ·评估老年人的意识状态、病情、心理需求、肛周状况等	关注老年人的身心状况,疏导并缓解其焦虑心理
沟通	对于能够有效沟通的老年人,护理员应询问其床号、姓名,并向其解释人工取便的目的,以取得配合	—
实施	·备齐用物并携至老年人床旁; ·用屏风遮挡或拉上床帘,竖起对侧床挡,协助老年人脱裤至膝部,一手扶住其肩膀,另一手扶住其髋部,轻推以协助其取左侧卧位; ·在老年人臀下垫尿垫或一次性中单; ·右手戴好手套或指套,在食指上涂润滑油,按压老年人的肛门边缘,嘱其深呼吸,放松腹肌(食指插入肛门前,一定要涂润滑油,防止老年人因产生不适而引发心血管事件);	·在翻身过程中竖起对侧床挡,以防止发生坠床等意外事件; ·态度和蔼; ·注意观察老年人肛周皮肤状况,如有无肛裂、痔疮、肛瘘等; ·进行人工取便操作时,动作要轻柔缓慢,以免损伤肠黏膜;

续表

操作步骤	操作程序	注意事项
实施	·食指轻轻插入肛门，触及干粪块后，沿着直肠壁的一侧轻轻抠出粪块； ·脱下指套，放入污物桶； ·用温水为老年人洗净肛门，并热敷肛门周围20～30 min	·操作中注意观察老年人有无面色苍白、出汗、心悸、身体疲倦等现象，若出现不适，则应暂停操作，查找原因，待老年人休息片刻后再完成操作，如有需要，应及时向医护人员报告并协助处理
整理	·整理床单位，为老年人盖好被子或穿好衣裤； ·开窗通风，整理用物； ·洗手	—
记录	·记录排泄的次数、量，排泄物的颜色； ·记录肛周皮肤状况	—

附录 4-7 人工取便的操作流程考核（表 4-13）

表 4-13 人工取便的操作流程考核表

项目名称	操作流程	技术要求	分值	扣分说明	备注
操作前	环境准备	关闭门窗，温度适宜，用屏风遮挡	10		
	老年人准备	老年人着宽松的衣裤，侧卧于床上，天冷时应注意保暖			
	护理员准备	服装整洁、仪表端庄，洗净、温暖双手、戴口罩			
	用物准备	尿垫或一次性中单、手套或指套、润滑油、卫生纸、屏风、水盆、37~40 ℃的温水及毛巾			
操作中	评估与沟通	·环境清洁、安静、温暖、安全、光线适中、具有隐蔽性； ·老年人的意识状态、病情、自理能力、心理需求、皮肤状况等； ·态度和蔼，显示爱心、耐心、责任心，具有安全意识，告知老年人操作方法及配合要点，以取得配合	15		
	人工取便	·备齐用物并携至老年人床旁； ·用屏风遮挡或拉上床帘，竖起对侧床挡，协助老年人脱裤至膝部，一手扶住老年人的肩膀，另一手扶住其髋部，轻推以协助其取左侧卧位； ·在老年人臀下垫尿垫或一次性中单； ·右手戴好手套或指套，在食指上涂润滑油，按压老年人肛门边缘，嘱其深呼吸，放松腹肌（食指插入肛门前，一定要涂润滑油，以防止老年人因产生不适而引发心血管事件）； ·将食指轻轻插入肛门，触及干粪块后，沿着直肠壁的一侧轻轻抠出粪块； ·脱下指套，放入污物桶； ·用温水为老年人洗净肛门，并热敷肛门周围 20~30 min	65		

续表

项目名称	操作流程	技术要求	分值	扣分说明	备注
操作后	整理记录	・整理床单位； ・开窗通风，整理用物； ・自身洗手、清洁； ・记录排泄的次数、量，大小便的颜色； ・记录肛周皮肤状况及有无不适	10		
操作时间		分钟			
总分		100			
得分					

任务二　开塞露的应用

一、任务导入

【任务描述】

许爷爷，68岁，现居养老院，5天前因下台阶时跌倒而导致右侧腿部骨折，近期卧床而出现便秘，3天未排便。现许爷爷有便意，但因无法排便而导致腹痛不适，需要护理员为其使用开塞露，以解决大便问题。

【任务目标】

1. 护理员顺利为老年人使用开塞露并完成排便。
2. 老年人在使用开塞露排便的过程中未发生不良事件。
3. 护理员耐心细心地为老年人提供支援服务。

二、任务分析

简易通便法即通过简便、经济而有效的措施帮助患者解除便秘的方法，主要适用于体弱者、老年人和因久病卧床而便秘者。简易通便法的常用方法包括以下几种。

(一) 开塞露法

开塞露(图4-8)是用甘油或山梨醇制成，装在塑料容器内。护理员在使用开塞露时，先将封口端剪去，挤出少许液体以润滑开口处，嘱患者取左侧卧位，放松肛门外括约肌，然后将开塞露的前端轻轻地插入肛门并将药液全部挤入直肠内，嘱患者保留5～10 min后排便。

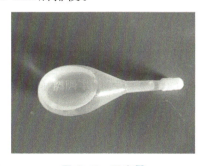

图4-8　开塞露

(二)甘油栓法

甘油栓是用甘油和明胶制成的栓剂。操作时，护理员戴手套，一手捏住甘油栓底部，轻轻插入肛门直至直肠内，抵住肛门处，轻轻按摩，嘱患者保留5～10 min后排便。

三、任务实施

(一)操作前准备

1. 环境准备

关闭门窗，温度适宜，用屏风遮挡。

2. 老年人准备

老年人着宽松的衣裤，侧卧于床上，天冷时应注意保暖。

3. 物品准备

开塞露1或2支(20毫升/支)、手套、卫生纸、一次性中单或尿垫、屏风、水盆、37～40 ℃的温水及毛巾。

4. 护理员准备

服装整洁，仪表端庄，洗净、温暖双手，戴手套、口罩。

(二)操作实施(表4-14)

表4-14 开塞露使用的操作实施表

操作步骤	操作程序	注意事项
评估	·环境清洁、安静、温暖、安全、光线适中、具有隐蔽性； ·评估老年人的意识状态、病情、心理需求、肛周皮肤状况等	关注老年人的身心状况，疏导并缓解其焦虑心理
沟通	对于能够有效沟通的老年人，护理员应询问其床号、姓名，并向其解释开塞露通便的方法、目的，以取得配合	—
实施	·携用物至老年人床旁，戴好手套； ·用屏风遮挡或拉上床帘，竖起对侧床挡，协助老年人脱裤至膝部，一手扶住其肩膀，另一手扶住其髋部，轻推以协助其取左侧卧位； ·取下开塞露瓶盖或用剪刀剪开前端；	·翻身过程中竖起对侧床挡，防止发生坠床等意外事件； ·态度和蔼； ·注意观察老年人肛周皮肤

续表

操作步骤	操作程序	注意事项
实施	• 在老年人臀下垫尿垫或一次性中单，协助老年人取左侧卧位； • 一手托起老年人的臀部，另一手将一次性中单或尿垫垫于其腰部及臀部下； • 左手分开老年人的臀部，右手持开塞露球部挤出少量药液，润滑开塞露前端及肛门口； • 嘱老年人深吸气，将开塞露前端缓慢插入肛门深部，将药液全部挤入； • 左手拿卫生纸，在靠近肛门处按压，右手快速拔出开塞露外壳，嘱老年人保持 10 min 后再排便； • 清理排泄物； • 擦拭肛门； • 撤去一次性中单或尿垫，整理床单位	状况，如有无肛裂、痔疮、肛瘘等； • 使用开塞露时，动作要轻柔缓慢，以免损伤肠黏膜； • 对开塞露细端一定要润滑后才能插入肛门，以免引起不适； • 操作过程中注意观察老年人有无面色苍白、出汗、心悸、身体疲倦等现象，若出现不适，则应暂停操作，查找原因，待老年人休息片刻后再完成操作，如有需要，应及时向医护人员报告并协助处理
整理	• 整理床单位，为老年人盖好被子或穿好衣裤； • 开窗通风，整理用物； • 洗手	—
记录	• 记录排泄的次数、量，排泄物的颜色； • 记录肛周皮肤状况及使用开塞露过程中有无不适	—

附录 4-8 开塞露使用操作流程(表 4-15)

表 4-15 开塞露使用的操作流程考核表

项目名称	操作流程	技术要求	分值	扣分说明	备注
操作前	环境准备	关闭门窗，温度适宜，用屏风遮挡	15		
	老年人准备	老年人着宽松的衣裤，侧卧于床上，注意保暖			
	护理员准备	服装整洁，洗净、温暖双手，戴口罩			
	用物准备	开塞露 1 或 2 支(20 毫升/支)、手套、卫生纸、一次性中单或尿垫、屏风、水盆、37～40 ℃ 的温水及毛巾			
	评估与沟通	·环境温暖、隐蔽； ·评估老年人的意识状态、病情、自理能力、心理需求、皮肤状况等； ·态度和蔼，告知老年人配合的要点，以取得配合	10		
操作中	应用开塞露	·携用物至老年人床旁，戴好手套； ·用屏风遮挡或拉上床帘，竖起对侧床挡，协助老年人脱裤至膝部，一手扶住其肩膀，另一手扶住其髋部，轻推以协助其取左侧卧位； ·取下开塞露瓶盖或用剪刀剪开前端； ·在老年人臀下垫尿垫或一次性中单，协助老年人取左侧卧位； ·一手托起老年人的臀部，另一手将一次性中单或尿垫垫于其腰部及臀部下； ·左手分开老年人的臀部，右手持开塞露球部挤出少量药液，润滑开塞露前端及肛门口； ·叮嘱老年人深吸气，将开塞露前端缓慢插入肛门深部，将药液全部挤入； ·左手拿取卫生纸靠近肛门处按压，右手快速拔出开塞露外壳，叮嘱老年人保持 10 min 后再排便； ·清理排泄物； ·擦拭肛门； ·撤去一次性中单或尿垫，整理床单位	70		

续表

项目名称	操作流程	技术要求	分值	扣分说明	备注
操作后	整理记录	・整理床单位； ・开窗通风，整理用物； ・自身洗手清洁； ・记录排泄的次数、量，排泄物的颜色； ・记录肛周皮肤状况及有无不适	5		
操作时间		分钟			
总分		100			
得分					

任务三 灌肠技术

一、任务导入

【任务描述】

梁爷爷,86岁,现居养老院,为失智老年人,肝功能、肾功能及心功能无严重异常,因长期饮食量少加卧床而导致长期便秘,现1周未排便,触诊示腹部有肠形包块,肛诊未触及粪石,现无便意,但有腹胀不适,使用开塞露通便后仍无粪便排出,需要护理员为其进行灌肠,以解决排便问题。

【任务目标】

1. 护理员顺利为老年人完成灌肠,解决老年人的排便问题。
2. 老年人在接受灌肠的过程中未发生不良事件。
3. 护理员具有细心、耐心和责任心,同时具有安全意识,态度和蔼地为老年人进行灌肠,增强其舒适感。

二、任务分析

灌肠法(enema)是将一定量的液体由肛门经直肠灌入结肠,以帮助患者清洁肠道、排便、排气,或由肠道供给药物、营养,以达到确定诊断和治疗目的的方法。根据灌肠目的的不同,可将灌肠法分为保留灌肠和不保留灌肠。根据灌入的液体量的不同,可将不保留灌肠分为大量不保留灌肠和小量不保留灌肠。

(一)大量不保留灌肠

1. 目的

(1)解除便秘、肠胀气。

(2)清洁肠道,为肠道手术、检查或分娩做准备。

(3)稀释并清除肠道内的有害物质,减轻中毒症状。

(4)降低温度,灌入低温液体,为高热患者降温。

2. 注意事项

(1)患严重心血管疾病的老年人禁忌灌肠。

(2)对伤寒患者进行灌肠时,溶液不得超过 500 mL,压力要低,液面不得超过肛门 30 cm。

(3)肝性脑病患者禁用肥皂水,以减少氨的产生和吸收;充血性心力衰竭和水钠潴留患者禁用0.9%氯化钠溶液灌肠。

(4)准确掌握灌肠溶液的温度、浓度、流速、压力和量。

(5)灌肠时老年人如有腹胀或便意,则应嘱其深呼吸,以减轻不适。

(6)灌肠过程中应随时观察老年人的病情变化,若发现有脉速、面色苍白、出冷汗、剧烈腹痛、心慌、气急等,则应立即停止灌肠并及时与医护人员联系,采取急救措施。

(二)小量不保留灌肠

小量不保留灌肠适用于腹部或盆腔手术后的患者、危重患者、年老体弱的患者、小儿及孕妇等。

1. 目的

(1)软化粪便、解除便秘。

(2)排出肠道内的气体,以减轻腹胀。

2. 注意事项

(1)插管深度为7~10 cm,压力宜低,灌肠液注入的速度不宜过快。

(2)每次抽吸灌肠液时应反折肛管尾端,以防止空气进入肠道,引起腹胀。

三、任务实施

(一)操作前准备

1. 环境准备

关闭门窗,温度适宜,用屏风遮挡。

2. 老年人准备

了解灌肠的目的、方法和注意事项,并能配合操作。

3. 物品准备

一次性灌肠器包(包内有灌肠筒、引流管、肛管1套、孔巾、垫巾、肥皂1包、纸巾数张、手套)、弯盘、水温计、手消毒液、500~1000 mL灌肠液(根据灌肠的目的及老年人的病情选择合适的灌肠液,常用的灌肠液有0.1%~0.2%的肥皂液、生理盐水,灌肠液的温度一般为39~41 ℃,降温时用28~32 ℃,中暑用4 ℃)、便盆、便盆巾、生活垃圾桶、医用垃圾桶、输液架、石蜡油、水盆、37~40 ℃的温水及毛巾。

4. 护理员准备

洗净并温暖双手,戴手套、口罩。

(二) 操作实施（表4-16）

表4-16 灌肠技术的操作实施表

操作步骤	操作程序	注意事项
评估	·环境清洁、安静、温暖、安全、光线适中、具有隐蔽性。 ·评估老年人的意识状态、病情、心理需求、肛周皮肤状况	关注老年人的身心状况，疏导并缓解其焦虑心理
沟通	对于能够有效沟通的老年人，护理员应询问其床号、姓名，并向其解释灌肠术的方法、目的，以取得配合	—
实施	·携用物至老年人床旁，戴好手套。 ·用屏风遮挡或拉上床帘，竖起对侧床挡，协助老年人脱裤至膝部，一手扶住其肩膀，另一手扶住其髋部，轻推以协助其取左侧卧位，双膝屈曲，将臀部移至床沿。 ·及时为老年人盖被，暴露臀部，消毒双手。 ·检查灌肠器包装，打开并取出，将垫巾垫于老年人臀下，将孔巾铺在其臀部，暴露肛门，将弯盘置于其臀部旁边，将纸巾放在垫巾上。 ·取出灌肠筒，关闭引流管上的开关，将灌肠液倒入灌肠筒内，测量温度，将灌肠筒挂于输液架上，筒内液面高于肛门40～60 cm。 ·用石蜡油润滑肛管前端，排尽管内的气体，关闭开关。 ·一手垫卫生纸分开臀部，暴露肛门口，嘱老年人深呼吸，另一手将肛管轻轻插入直肠7～10 cm，固定肛管。 ·打开开关，使液体缓缓流入。	·在翻身过程中竖起对侧床挡，以防止发生坠床等意外事件。 ·态度和蔼，注意保护老年人的隐私并保暖。 ·注意观察老年人肛周皮肤状况，如有无肛裂、痔疮、肛瘘等。 ·对患严重心血管疾病的老年人禁忌灌肠；对伤寒患者灌肠时溶液不得超过500 mL，压力要低，液面不得超过肛门30 cm；对肝性脑病患者禁用肥皂水，以减少氨的产生和吸收；对充血性心力衰竭和水钠潴留患者禁用0.9%氯化钠溶液灌肠。 ·在灌入液体的过程中，密切观察筒内液面下降的速度和老年人的情况，若老年人出现脉速、面色苍白、大汗、剧烈腹痛、心慌、气促等，则可能是由肠道剧烈痉挛或出血所致，此时应立即停止灌肠，与医护人员联系，给予及时处理。 ·在将肛管插入肛门的过程中，勿用力，以防损伤肠黏膜，如插入受阻，则

续表

操作步骤	操作程序	注意事项
实施	·待灌肠液即将流尽时夹管，用卫生纸包裹肛管，轻轻拔出并弃于医用垃圾桶内。 ·擦净肛门，脱下手套并消毒双手。 ·协助老年人取舒适卧位，嘱其尽量保留 5~10 min 后再排便。 ·对于不能下床的老年人，给予便盆以协助排便；对于能下床的老年人，协助其上厕所排便	可退出少许，旋转后缓慢插入，如液面下降过慢或停止，则可移动肛管或紧捏肛管，使堵塞管孔的粪便脱落。 ·如老年人感觉腹胀或有便意，则嘱老年人深呼吸，以放松腹部肌肉，并降低灌肠筒的高度，以减慢流速或暂停片刻，转移老年人的注意力，减轻腹压，同时减少灌入溶液的压力。 ·拔管时避免空气进入肠道及灌肠液和粪便随管流出。 ·使灌肠液在肠道中有足够的作用时间，以利于粪便充分软化，容易排出，进行降温灌肠时，液体要保留 30 min，排便后 30 min 测量并记录体温
整理	·整理床单位，为老年人盖好被子或穿好衣裤； ·开窗通风，倾倒排泄物，整理用物； ·洗手	—
记录	·记录排泄物的量、颜色、性状； ·记录肛周皮肤状况及灌肠过程中有无不适	—

附录 4-9　灌肠技术的操作流程考核（表 4-17）

表 4-17　灌肠技术的操作流程考核表

项目名称	操作流程	技术要求	分值	扣分说明	备注
操作前	环境准备	环境温暖、隐蔽	15		
	老年人准备	老年人着宽松的衣裤，侧卧于床上，天冷时注意保暖			
	护理员准备	服装整洁，仪表端庄，洗净、温暖双手，戴口罩			
	用物准备	一次性灌肠器包或肠道清洁袋、手套、弯盘、水温计、手消毒液、灌肠液、便盆、便盆巾、生活垃圾桶、医用垃圾桶、输液架、石蜡油、水盆、37～40 ℃的温水及毛巾			
操作中	评估与沟通	·环境清洁、安静、隐蔽； ·评估老年人的意识状态、病情、自理能力、心理需求、肛周皮肤状况等； ·态度和蔼，显示爱心、耐心、责任心，具有安全意识，告知老年人配合的要点，以取得配合	10		
	实施灌肠术	·携用物至床旁，戴好手套，用屏风遮挡，竖起对侧床挡； ·协助老年人脱裤至膝部，取左侧卧位，双膝屈曲，将臀部移至床沿，暴露臀部，消毒双手； ·检查灌肠器包装，打开并将垫巾垫于老年人臀下； ·用石蜡油润滑肛管前端，将肛管轻轻插入直肠7～10 cm，固定肛管，缓缓灌入； ·完成后轻轻拔出肛管并弃于医用垃圾桶内，擦净肛门，脱下手套，消毒双手； ·协助老年人取舒适卧位，嘱其尽量保留5～10 min后再排便； ·对于不能下床的老年人，给予便盆，以协助排便，辅助能下床的老年人上厕所排便	65		

续表

项目名称	操作流程	技术要求	分值	扣分说明	备注
操作后	整理记录	• 整理床单位； • 开窗通风，整理用物； • 自身洗手清洁； • 记录排泄物的量、颜色、性状； • 记录肛周皮肤状况及灌肠过程中有无不适	10		
操作时间		分钟			
总分		100			
得分					

项目五

特殊排泄支援技术

任务一 造口袋的更换

一、任务导入

【任务描述】

陈爷爷，81岁，现居于养老院，既往有直肠癌病史5年，3年前行非保肛直肠根治术加直肠造瘘术，术后恢复尚可，由护理员为其更换造口袋。

【任务目标】

1. 护理员及时顺利地协助老年人更换造口袋。
2. 老年人平时造口袋清洁，造口周围皮肤无红肿、疼痛等情况。
3. 护理员具有细心、耐心和责任心，平时照顾老年人时态度和蔼，为其更换造口袋及时规范，增强其舒适感。

二、任务分析

对因肠道严重损伤而实施肠造瘘术的老年人，术后需一段时间或终身在腹壁上另造一人工肛门，以将粪便由此排出体外。

（一）肠造瘘和造口袋

1. 肠造瘘

肠造瘘是通过手术将病变的肠段切除，将一段肠管拉出、翻转并缝于腹壁，用于排泄粪便。肠造瘘口是红色的，与口腔黏膜一样柔软光滑，一般为圆形。

2. 造口袋

造口袋主要用于收集粪便，根据造口袋的设计可分为一件式造口袋和二件式造口袋。一件式造口袋通常是一次性，可有剪定的开口，简单、易使用。二件式造口袋的袋子与底盘可分开，更换袋子时不用撕开底盘，使用方便，可以更好地保护造口周围皮肤，底盘可按造口的形状、大小来剪切。

(二)肠造瘘口的照护措施

(1)注意观察造瘘口有无回缩、出血及坏死，保持造瘘口清洁、干燥，及时更换粪袋。

(2)注意观察造瘘口周围皮肤有无发红、肿痛甚至溃烂等情况，做好造瘘口周围皮肤护理，可选用保护皮肤的药物，如氧化锌软膏等。

(3)老年人选择宽松、舒适、柔软的衣裤，以免衣裤过紧，使造瘘口因受摩擦而出血。

(4)保持床单位清洁、干燥，随时更换污染的衣物和被服。

(5)注意观察老年人的排便情况，观察粪袋内排泄物的颜色、性质和量。注意有无排便困难、造瘘口狭窄等情况，若有异常，则应及时报告医护人员并协助处理。

(6)老年人应进食易消化的食物，少食粗纤维多、易产气和刺激性强的食物，注意加强营养、增强机体抵抗力，以促进机体康复。

三、任务实施

(一)操作前准备

1. 环境准备

关闭门窗，温度适宜，用屏风遮挡。

2. 老年人准备

老年人着宽松的衣裤，天冷时应注意保暖，2～3 h 内未进食，了解操作的目的及配合的要点，能够配合。

3. 物品准备

清洁干燥的粪袋1个、37～40 ℃的温水、脸盆、毛巾、卫生纸及便盆。

4. 护理员准备

服装整洁，仪表端庄，洗净、温暖双手，戴手套、口罩。

造口袋更换技术

(二)操作实施(表 4-18)

表 4-18 造口袋更换的操作实施表

操作步骤	操作程序	注意事项
评估	• 环境清洁、安静、温暖、安全、光线适中、具有隐蔽性； • 评估造口袋情况，当内容物超过 1/3 时，应将造口袋取下更换	关注老年人的身心状况，疏导并缓解其焦虑心理
沟通	对于能够有效沟通的老年人，应询问其床号、姓名，并向其解释操作的目的，以取得配合	对不能有效沟通的老年人应核对床头卡
实施	• 备齐用物并携至老年人床旁； • 用屏风遮挡或拉上床帘，协助老年人取舒适的体位，暴露造瘘口的部位； • 将纸巾垫于人工肛门处的身下，打开造口袋与造瘘口连接处的底盘扣环，取下造口袋，放于便盆上； • 查看造瘘口及周围的皮肤，如无异常，则可用柔软的卫生纸擦拭干净，再用温热毛巾洗净造口及局部皮肤并擦干； • 将清洁的造口袋与腹壁造瘘口底盘扣环连接，扣紧扣环后用手向下牵拉造口袋，确认造口袋固定牢固后，将造口袋下口封闭	• 注意保暖和保护老年人的隐私； • 当更换一件式造口袋时，可一手固定皮肤，另一手自上而下轻柔揭除造口袋；当更换二件式造口袋的底盘时，应先用造口尺测量造口大小，并在底盘标注，然后再用造口剪刀进行裁剪； • 如造瘘口周围皮肤发红，则可在清洁皮肤后涂氧化锌软膏，以保护皮肤
整理	• 整理床单位，为老年人盖好被子或穿好衣裤； • 开窗通风，将粪便倾倒于厕所内，整理用物； • 洗手	对可反复使用的造口袋，更换下来后可用中性清洁剂清洗或用氯己定溶液浸泡 30 min，再用清水清洗，然后晾干备用
记录	• 记录排泄物的颜色、性质和量； • 记录造瘘口周围的皮肤状况	—

附录 4-10 造口袋更换的操作流程考核（表 4-19）

表 4-19 造口袋更换的操作流程考核表

项目名称	操作流程	技术要求	分值	扣分说明	备注
操作前	环境准备	关闭门窗，温度适宜，用屏风遮挡	10		
	老年人准备	老年人着宽松的衣裤，注意保暖，饭后 2～3 h			
	护理员准备	服装整洁，仪表端庄，洗净、温暖双手，戴手套、口罩			
	用物准备	清洁干燥的粪袋 1 个、37～40 ℃的温水、脸盆、毛巾、卫生纸及便盆			
操作中	评估与沟通	·环境清洁、安静、温暖、安全、光线适中、具有隐蔽性； ·评估老年人的意识状态、病情、自理能力、心理需求、造瘘口周围的皮肤状况等； ·态度和蔼，显示爱心、耐心、责任心，具有安全意识，告知老年人操作方法及配合要点，以取得配合	20		
	更换造口袋	·备齐用物并携至老年人床旁，用屏风遮挡或拉上床帘，协助老年人取舒适体位，暴露造瘘口的部位； ·将纸巾垫于人工肛门处的身下，打开造口袋与造瘘口连接处的底盘扣环，取下造口袋，放于便盆上； ·查看造瘘口及造瘘口周围皮肤，如无异常，则可用柔软的卫生纸擦拭干净，再用温热毛巾洗净造瘘口及造瘘口局部皮肤并擦干； ·将清洁的造口袋与腹壁造瘘口底盘扣环连接，扣紧扣环后用手向下牵拉造口袋，确认造口袋固定牢固，将造口袋下口封闭	60		

续表

项目名称	操作流程	技术要求	分值	扣分说明	备注
操作后	整理记录	• 整理床单位； • 开窗通风，倾倒粪便，整理用物； • 自身洗手、清洁； • 记录排泄物的颜色、性质和量； • 记录造瘘口周围的皮肤状况	10		
操作时间		分钟			
总分		100			
得分					

任务二　尿袋的更换

一、任务导入

【任务描述】

魏奶奶，81岁，3年前因摔倒导致股骨头骨折，常年卧床，不能自行排便，在医院治疗病情稳定后出院，带有留置导尿管。现居于养老院，需要由护理员负责定期为其更换尿袋，以防止发生尿路感染。

【任务目标】

1. 老年人能配合护理员顺利更换尿袋。
2. 留置导尿管的尿袋能够按期更换，老年人无泌尿系感染发生。
3. 护理员具有细心、耐心和责任心，同时具有安全意识，态度和蔼地照顾老年人，按规定时间为其更换尿袋，以防止发生并发症。

二、任务分析

对不能正常排尿而又无其他治疗方法的老年人，需通过留置导尿术来解决引流尿液的问题。对长期留置导尿者，需按照导尿管的材质定期更换导尿管，同时也需要按照尿袋的材质定期更换尿袋。对需长期留置导尿管者，一般使用硅胶导尿管，其更换期限是42 d；若使用一次性抗反流引流袋，则更换期限是1周。

(一)导尿术与留置导尿术

导尿术指在严格无菌操作下，用导尿管经尿道插入膀胱引流尿液的方法。留置导尿术指在导尿后将导尿管保留在膀胱内引流尿液的方法。

(二)更换尿袋的要求

(1)一次性抗反流引流袋1周更换1次。
(2)更换尿袋时避免污染。
(3)妥善固定尿袋，引流管末端的高度要始终低于老年人会阴部的高度，以避免尿液逆流。

(三)留置导尿管老年人的照护要点

(1)防止泌尿系统发生逆行感染：保持尿道口清洁，定期更换尿袋，定期更换导尿管。

(2)在留置导尿管期间,若病情允许,则应鼓励老年人每日摄入 2000 mL 以上水分(包括口服和静脉输注),以达到自然冲洗尿道的目的。

(3)可采用间歇式夹管的方式训练膀胱的反射功能。夹闭导尿管每 3~4 h 开放 1 次,使膀胱定期充盈和排空,以促进膀胱功能的恢复。

(4)注意老年人的主诉并观察尿液情况,当发现尿液混浊、沉淀、有结晶时,应及时处理,每周进行尿常规检查 1 次。

三、任务实施

(一)操作前准备

1. 环境准备

关闭门窗,温度适宜,用屏风遮挡。

2. 老年人准备

老年人着宽松的衣裤,侧卧于床上,天冷时应注意保暖。

3. 物品准备

一次性抗反流引流袋、碘伏、棉签、纸巾或卫生纸、别针、一次性手套、橡胶单或一次性护理单,必要时备止血钳 2 把。

4. 护理员准备

服装整洁,仪表端庄,洗净、温暖双手,戴口罩。

尿袋更换技术

(二)操作实施(表 4-20)

表 4-20 尿袋更换的操作实施表

操作步骤	操作程序	注意事项
评估	·环境清洁、安静、温暖、安全、光线适中、具有隐蔽性; ·评估老年人的意识状态、病情、心理需求、尿道口及会阴部皮肤有无红肿、留置导尿管是否脱出、引流管路是否通畅等	关注老年人的身心状况,疏导并缓解其焦虑心理

续表

操作步骤	操作程序	注意事项
沟通	对于能够有效沟通的老年人，应询问其床号、姓名，并向其解释更换尿袋的方法、目的，以取得配合	—
实施	·携用物至老年人床旁，检查一次性抗反流引流袋的有效期、有无破损，确认所使用的消毒液和棉签是否在有效期内； ·用屏风遮挡或拉上床帘，协助老年人平卧； ·掀开被褥，暴露导尿管与尿袋的连接处，在连接处下铺橡胶单或一次性护理单； ·关闭导尿管的导尿夹（或用2把止血钳夹闭导尿管）； ·戴上一次性手套，一手持导尿管，另一手将尿袋的引流管轻轻拔下，用棉签蘸碘伏消毒导尿管口及其周围； ·打开无菌尿袋，将尿袋的引流管插入导尿管口，打开导尿夹； ·待尿液引流通畅，确认连接口无渗漏后，将尿袋和尿管固定在床旁； ·协助老年人取舒适体位，整理床单位	·态度和蔼； ·注意观察老年人尿道口及会阴部皮肤有无红肿等情况； ·更换尿袋时，注意动作轻稳，先关闭导尿夹再更换，以免尿液渗漏； ·更换时不能将导尿管放置在高于老年人膀胱的位置，以防止出现尿液逆行，引起泌尿系感染； ·注意观察尿液的颜色、性质和量，若发现异常，则应及时报告医护人员
整理	·整理床单位，为老年人盖好被子或穿好衣裤； ·开窗通风，清理换下的尿袋，整理用物； ·洗手	—
记录	·记录尿液的颜色、性质和量； ·记录尿道口及会阴部皮肤有无红肿	—

附录 4-11 尿袋更换的操作流程考核（表 4-21）

表 4-21 尿袋更换的操作流程考核表

项目名称	操作流程	技术要求	分值	扣分说明	备注
操作前	环境准备	关闭门窗，温度适宜，用屏风遮挡	10		
	老年人准备	老年人着宽松的衣裤，侧卧于床上，天冷时应注意保暖			
	护理员准备	服装整洁，仪表端庄，洗净、温暖双手，戴口罩			
	用物准备	一次性抗反流引流袋、碘伏、棉签、纸巾或卫生纸、别针、一次性手套、橡胶单或一次性护理单，必要时备止血钳 2 把			
操作中	评估与沟通	·环境清洁、安静、温暖、安全、光线适中，具有隐蔽性； ·评估老年人的意识状态、病情、配合程度、心理需求、尿道口及会阴部皮肤有无红肿等； ·态度和蔼，显示爱心、耐心、责任心，具有安全意识，告知其操作方法及配合要点，以取得配合	15		
	更换尿袋	·携用物至床旁，检查一次性抗反流引流袋的有效期、有无破损，检查消毒液和棉签的有效期； ·用屏风遮挡或拉上床帘，协助老年人平卧； ·掀开被褥，暴露导尿管与集尿袋的连接处，在连接处下方铺橡胶单或一次性护理单； ·关闭导尿管的导尿夹（或用 2 把止血钳夹闭导尿管）； ·戴一次性手套，一手持导尿管，另一手将集尿袋的引流管轻轻拔下，用棉签蘸碘伏消毒导尿管口及其周围； ·打开无菌集尿袋并连接导尿管，打开导尿夹； ·待尿液引流通畅，确认连接口无渗漏后将集尿袋和尿管固定在床旁	60		

续表

项目名称	操作流程	技术要求	分值	扣分说明	备注
操作后	整理记录	• 整理床单位； • 开窗通风，整理用物； • 自身洗手、清洁； • 记录尿液的颜色、性质和量； • 记录尿道口及会阴部的皮肤状况	15		
操作时间		分钟			
总分		100			
得分					

模块四测试题

模块五

清洁支援技术

清洁支援技术

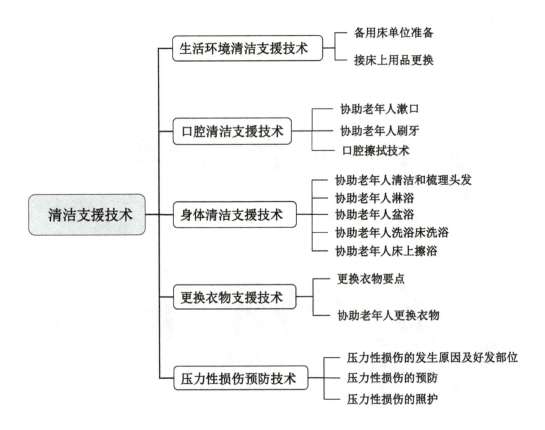

项目一

生活环境清洁支援技术

任务一　备用床单位准备

一、任务导入

【任务描述】

张爷爷，65岁，3个月前突发脑血栓形成，经治疗后好转出院，但活动能力下降，需要进行居家康复锻炼。其子女常年在外地工作，不能很好地对其实施照顾。张爷爷提议想入住康养中心。他的儿子为他联系了附近的幸福晚年康养中心。小陈被安排为张爷爷的护理员，需要为张爷爷准备好入住的床单位，迎接张爷爷入住。

【任务目标】

1. 护理员准备好整洁、舒适的备用床单位，提供安全、舒适的休息环境，迎接老年人入住。

2. 老年人满意入住环境。

4. 护理员热情迎接老年人。

二、任务分析

居室环境整洁可降低老年人疾病的发生率。床单位是老年人生活休息的必备生活单位。为老年人整理并更换床单位，创设清洁、舒适的居住环境是护理员的职责之一。

铺设备用床的目的是保持居室整洁、美观，准备迎接新入住的老年人。

一个整洁、舒适的床单位可以让老年人更好地进行休息、生活，还可以避免长期卧床的老年人发生相关并发症。

三、任务实施

(一)操作前准备

1. 护理员准备

着装整洁,洗手,戴口罩。

2. 用物准备

床、床垫、床褥、大单、被套、被胎(毛毯)、枕套、枕芯及护理车等。

3. 环境准备

居室清洁、通风,无其他老年人进食或其他护理操作。

(二)操作实施(表 5-1)

表 5-1 备用床单位准备的操作实施表

操作步骤		操作程序	注意事项
备物检查		・将用物按使用顺序折叠备齐,携至床旁。检查床和床垫,翻转床垫。 ・移开床旁桌,移凳至床尾正中,将用物置于床尾凳上	—
铺床	铺床褥	将床褥齐床头平放于床垫上,下拉至床尾,铺平床褥	・床铺表面要做到平整、干燥、无渣屑。 ・操作中注意遵循节力原则
	铺大单	・将大单横、纵中线对齐床头及床中线放于床褥上,向床尾依次打开,再向两侧打开。先铺近侧床头,一手托起床垫一角,另一手伸过床头中线将大单平整地塞入床垫下。 ・在距床头约 30 cm 处向上提起大单边缘,使其与床沿垂直、呈等腰三角形。 ・以床沿为界将三角形分为上、下两部分,将上半部分平置于床垫上,将下半部分塞入床垫下,再将上半部分翻转塞入床垫下。 ・用同样的方法铺好床尾大单。 ・双手同时拉平、拉紧大单中部边缘,塞入床垫下。 ・转至对侧,用同样的方法铺好对侧大单	
	套被套	"S"形套被套法: ・将被套横、纵中线对齐床头及床中线放置,分别向床尾、床两侧打开,开口向床尾。将被套开口端上层打开至 1/3 处,将折好的"S"形被胎放于开口处。 ・拉被胎上缘至被套封口处,分别套好两角。使被胎两侧与被套侧缘平齐,于床尾处拉平被胎与被套,系好系带	

续表

操作步骤		操作程序	注意事项
铺床	折被筒	将盖被右侧边缘向内折叠，使之与床沿平齐，在床尾处塞入床垫下，转至左侧，用同样的方法折叠盖被的左缘和尾端，使其成被筒	
	套枕套	在床尾套好枕套、系好系带，开后背门，横放于床头	
操作后整理		・将床旁桌、凳移回原位； ・整理用具、洗手	—

附录 5-1　备用床单位准备的操作流程(表 5-2)

表 5-2　备用床单位准备的操作流程考核表

项目名称	操作流程	技术要求	分值	扣分说明	备注
操作前	护理员准备	着装整洁，洗手，戴口罩	10		
	环境准备	居室清洁、通风，无其他老年人进食或其他护理操作			
	用物准备	床、床垫、床褥、大单、被套、被胎(毛毯)、枕套、枕芯及护理车等			
操作中	备物检查	·将用物按使用顺序折叠备齐，携至床旁。检查床和床垫，翻转床垫； ·移开床旁桌，移凳至床尾正中，将用物置于床尾凳上	10		
	铺床褥	将床褥齐床头平放于床垫上，下拉至床尾，铺平床褥	10		
	铺大单	·将大单横、纵中线对齐床头及床中线放于床褥上，向床尾依次打开，再向两侧打开。先铺近侧床头，一手托起床垫一角，另一手伸过床头中线将大单平整地塞入床垫下。 ·在距床头约 30 cm 处向上提起大单边缘，使其与床沿垂直、呈等腰三角形。 ·以床沿为界将三角形分为上、下两部分，将上半部分平置于床垫上，将下半部分塞入床垫下，再将上半部分翻转塞入床垫下。 ·用同样的方法铺好床尾大单。	30		
	套被套	"S"形套被套法： ·将被套横、纵中线对齐床头及床中线放置，分别向床尾、床两侧打开，开口向床尾。将被套开口端上层打开至 1/3 处，将折好的"S"形被胎放于开口处。 ·拉被胎上缘至被套封口处，分别套好两角。使被胎两侧与被套侧缘平齐，于床尾处拉平被胎与被套，系好系带	20		

续表

项目名称	操作流程	技术要求	分值	扣分说明	备注
操作中	折被筒	将盖被右侧边缘向内折叠，使之与床沿平齐，在床尾处塞入床垫下，转至左侧，用同样的方法折叠盖被的左缘和尾端，使其成被筒	10		
	套枕套	在床尾套好枕套、系好系带，开后背门，横放于床头	5		
操作后整理		·将床旁桌、凳移回原位； ·整理用具、洗手	5		
操作时间		分钟			
总分		100 分			
得分					

任务二 床上用品更换

一、任务导入

【任务描述】

周爷爷，85岁，为失能老年人，3年前因脑出血导致偏瘫（一侧肢体不能活动）、大小便失禁。今日查房时，护理员小李发现周爷爷的床单、被罩上有大量污渍，为了给周爷爷提供干净、整洁的环境，让其感觉舒适，小李为其更换床单。

【任务目标】

1. 老年人愿意配合操作，过程顺利，护理员及时更换床上用品。
2. 老年人的床单位整洁、干净，居室无异味。
3. 护理员在更换床上用品时无暴露隐私、使老年人受凉等情况。
4. 护理员在更换床上用品时，老年人未出现不适，无坠床等安全事故发生。
5. 护理员有爱心，无厌恶等情绪。

二、任务分析

(一) 更换被服的重要性

定期为老年人更换被服，可以使床单位保持平整、干净、无褶皱，使居室整洁、美观，使老年人睡卧舒适。对卧床的老年人，更换被服可以便于观察病情，协助老年人变换卧位，同时可预防皮肤压力性损伤等并发症的发生。

(二) 清扫、整理床单位的要求

在老年人每日晨起、午睡后，护理员要进行床单位的清扫、整理。床铺表面要求做到平整、干燥、无渣屑。扫床时，床刷要套上刷套（刷套需在 500 mg/L 浓度的含氯消毒液中浸泡过，以挤不出水为宜）进行清扫。一床一套，不可混用。

对于卧床的老年人，护理员还应注意在三餐后、晚睡前进行床单位的清扫整理，以避免食物残渣掉落于床上，造成老年人卧位不适甚至引发皮肤压力性损伤。

（三）更换被服的要求

(1)一般情况下，每周为老年人更换被服(包括床单、被套、枕套)1次。
(2)当被服被尿液、大便、呕吐物、汗液等污染或打湿时，应立即更换。
(3)对老年人的被褥应经常拿到室外晾晒。

三、任务实施

（一）操作前准备

1. 护理员准备

着装整洁，洗手，戴口罩，必要时根据需要戴上防水手套。

2. 老年人准备

了解操作的目的，能够主动配合。

3. 用物准备

清洁大单、清洁中单、清洁被套、清洁枕套、手消毒剂、套好刷套的床刷、污物袋及便器，需要时备好清洁衣裤。

4. 环境准备

酌情调节室温，关闭门窗，必要时用屏风或床帘遮挡。

（二）操作实施（表5-3）

表5-3 床上用品更换的操作实施表

操作步骤		操作程序	注意事项
评估与沟通		・核对老年人的信息； ・向老年人解释操作目的，取得配合； ・关闭门窗，用屏风遮挡，适当调节室温，评估皮肤受压情况	—
更换床单	摆放体位	・移开床旁桌，移椅于床尾，将用物按顺序放于椅上，拉起对侧床挡； ・松开床尾盖被，协助老年人翻身侧卧、背向护理员，将枕头和老年人一起移向对侧，躺卧舒适	・使用节力原则； ・不宜过多翻动老年人身体，正确使用床挡，防止翻身时
	清扫床褥	・松开近侧各层床单，放下近侧床挡； ・以此将近侧中单向上卷入老年人身下，扫净橡胶中单，搭在其身上； ・将污单向上卷入老年人身下（橡胶中单下面），从床头至床尾扫净床褥上的碎屑	

续表

操作步骤		操作程序	注意事项
更换床单	更换近侧各单	・将清洁大单的中线与床中线对齐，展开；按照床头、床尾、中间的顺序铺好大单，将另一半向下卷入老年人身下（污大单下面）。 ・将搭在老年人身上的橡胶单取下，平铺在清洁大单上。 ・取清洁中单，对齐床中线，将一半铺在橡胶单上，将另一半向下卷入老年人身下（污中单下面）。 ・将铺好的橡胶单和中单一起塞入床垫下面。 ・协助老年人侧卧于铺好的一侧，拉起近侧床挡	坠床、受凉及隐私暴露； ・注意避免遮住老年人的口与鼻； ・铺好的各单平整、无皱褶，老年人感觉舒适、心情愉快； ・将被胎装入被罩内，使被头及四角充实，无虚沿
	撤污单	・移至对侧，放下床挡，依次松开各层床单，将污中单撤下；污染面向内卷至床尾。 ・清扫橡胶中单，将其搭在老年人身上； ・将污大单连同污中单一起向内卷好，放入污物袋内或护理车下方	
	清扫床褥、铺单	自床头至床尾清扫床褥上的碎屑，依次铺好各单，拉起床挡	
更换被套		・协助老年人平卧； ・将盖于老年人身上的棉被两侧及被尾展开，解开被套尾端系带，从开口处一手揪住被罩边缘，另一手伸入被罩中，分别将两侧被胎向中间对折，拉出被胎，呈"S"形折叠，放于床尾椅上； ・将清洁被套正面向上展开，同时撤出污染的被套，放入污物袋内； ・将被胎放入清洁被套内，拉平已放好的盖被及被套的上、下层； ・整理盖被，将尾端系带系好，将两侧盖被向内折叠，与床沿对齐，将床尾盖被向内折叠，与床尾对齐，为老年人盖好	
更换枕套		・一手托起老年人头颈部，另一手取出枕头； ・撤去污染的枕套并放于护理车上的污衣袋内，套上清洁枕套，拍松枕头； ・用手托起老年人头颈部，将枕头放于老年人头下的舒适位置	
整理记录		・移回床旁桌椅，协助老年人取舒适卧位； ・收拾、整理用具，做好床上用品更换记录	—

附录 5-2 床上物品更换的操作流程(表 5-4)

表 5-4 床上物品更换的操作流程考核表

项目名称	操作流程		技术要求	分值	扣分说明	备注
操作前	护理员准备		着装整洁，洗手，戴口罩，必要时根据需要戴上防水手套	2		
	老年人准备		了解操作的目的，能够主动配合	2		
	环境准备		酌情调节室温，关闭门窗，必要时用屏风或床帘遮挡	2		
	用物准备		清洁大单、清洁中单、清洁被套、清洁枕套、手消毒剂、套好刷套的床刷、污物袋及便器，需要时备好清洁衣裤	4		
操作中	床单更换	摆放体位	·移开床旁桌，移椅于床尾，将用物按顺序放于椅上，拉起对侧床挡； ·松开床尾盖被，协助老年人翻身侧卧、背向护理员，将枕头和老年人一起移向对侧，躺卧舒适	10		
		清扫床褥	·松开近侧各层床单，放下近侧床挡； ·以此将近侧中单向上卷入老年人身下，扫净橡胶中单，搭在老年人身上； ·将污大单向上卷入老年人身下(橡胶中单下面)，从床头至床尾扫净床褥上的碎屑	10		
		更换近侧各单	·将清洁大单的中线与床中线对齐并展开；按照床头、床尾、中间的顺序铺好大单，将另一半向下卷入老年人身下(污大单下面)。 ·将搭在老年人身上的橡胶单取下，平铺在清洁大单上。 ·使清洁中单对齐床中线，将一半铺在橡胶单上，将另一半向下卷入老年人身下(污中单下面)。 ·将铺好的橡胶单和中单一起塞入床垫下面。 ·协助老年人侧卧于铺好的一侧，拉起近侧床挡	15		

续表

项目名称	操作流程	技术要求	分值	扣分说明	备注
操作中	床单更换	撤污单	• 移至对侧，放下床挡，依次松开各层床单，将污中单撤下，将污染面向内卷至床尾； • 清扫橡胶中单，搭在老年人身上； • 将污大单连同污中单一起向内卷好，放入污物袋内或护理车下方	5		
		清扫床褥铺单	自床头至床尾清扫床褥上的碎屑，依次铺好各单，拉起床挡	10		
	更换被套	• 协助老年人平卧； • 将盖于老年人身上的棉被两侧及被尾展开，解开被套尾端系带，从开口处一手揪住被罩边缘，另一手伸入被罩中，分别将两侧被胎向中间对折，拉出被胎，呈"S"形折叠，放于床尾椅上； • 将清洁被套正面向上展开，同时撤出污染被套，放入污物袋内； • 将被胎放入清洁被套内，拉平已放好的盖被及被套的上、下层； • 整理盖被，将尾端系带系好，将两侧盖被向内折叠，与床沿对齐，将床尾盖被向内折叠，与床尾对齐，为老年人盖好	30		
	更换枕套	• 一手托起老年人头颈部，另一手取出枕头； • 撤去污染枕套并放于护理车上的污衣袋内，套上清洁枕套，拍松枕头； • 一手托起老年人头颈部，将枕头放于老年人头下的舒适位置	5		
操作后	整理记录	• 移回床旁桌椅，协助老年人取舒适卧位； • 收拾、整理用具，做好床上用品更换记录	5		
操作时间		分钟			
总分		100分			
得分					

项目二
口腔清洁支援技术

一、任务导入

【任务描述】

王奶奶，78岁，3年前因脑出血引发瘫痪而长期卧床，可在床上自行翻身，不能正常沟通，吞咽困难，不能正常进食，只能吃流质饮食。今日查房，王奶奶告知护理员小刘，感觉自己的口腔发苦，吃饭时舌头疼。小刘查看后发现王奶奶口腔内有多处白色斑点和溃疡，并且有异味。小刘决定给王奶奶实施口腔清洁支援技术，改善口腔问题。

【任务目标】

1. 老年人愿意配合护理员实施口腔清洁支援技术。
2. 护理员能够正确实施口腔清洁支援技术。
3. 在清洁口腔的过程中，老年人未出现呛咳、误吸等不适。
4. 在护理员协助清洁口腔后，老年人的口腔疼痛得到缓解，无异味，恢复流质饮食。
5. 护理员细心、耐心操作，做到尊重、爱护老年人。

二、任务分析

口腔是消化系统的门户，由两唇、两颊、硬腭、软腭等构成，口腔内有牙齿、舌、唾液腺等器官。口腔内的环境非常利于细菌生长、繁殖。正常人每天通过饮水、进食、刷牙、漱口和说话等活动可以减少和抑制细菌的生长，因此为老年人进行口腔清洁，不仅能够减少口腔感染的机会，还能清除口腔异味、促进食欲、预防疾病。

（一）老年人口腔健康的标准

世界卫生组织认为，老年人口腔里应保证有20颗以上的牙齿，才能够维持口腔健康功能的需要。世界卫生组织制定的牙齿健康标准：①牙齿清洁；②没有龋齿；③没有疼痛感；④牙龈的颜色为正常的粉红色；⑤没有出血现象。

(二)口腔清洁的重要性

正常人口腔内存在一定数量的细菌、微生物，当身体状况良好时，饮水、漱口、刷牙等活动会对细菌起到一定的清除作用。老年人(尤其是在患病时)机体抵抗力下降、饮水少、进食少、消化液分泌减少、对口腔内细菌的清除能力下降，进食后食物残渣滞留，适宜的温度、湿度使细菌易于在口腔内大量繁殖，易引起口腔炎症、溃疡、口臭及其他并发症。

(三)保持口腔健康的方法

(1)每天坚持早、晚刷牙，饭后漱口。

(2)选择软毛牙刷，每3个月更换牙刷，使用正确的刷牙方法。

(3)按摩牙龈，漱口后将干净的右手食指置于牙龈黏膜上，由牙根向牙冠做上下和沿牙龈水平面做前后方向的揉按，依次按摩上、下、左、右的内外侧牙龈数分钟。

(4)轻微闭口，上、下牙齿相互轻轻叩击数十次，所有的牙都要接触，用力不可过大，以防止咬舌。叩齿能够促进下颌关节、面部肌肉、牙龈和牙周的血液循环，坚固牙齿，增强咀嚼能力，促进消化功能。

(5)定期到医院进行口腔检查，若有牙痛，则要请医生帮助查明原因，对症治疗。

(6)有义齿的老年人进食后、晚上睡觉前将义齿清洁干净。睡前可将义齿摘下，放入清水中浸泡，定期用专用清洁剂进行清洗。

(7)全身健康也可促进牙齿健康。老年人应改掉不良嗜好，如吸烟，用牙齿拽东西、咬硬物等；合理营养，补充牙齿所需的钙、磷等，少吃含糖食品，多吃新鲜蔬菜，增加牛奶和豆制品的摄入量。

(四)老年人清洁口腔的方法

能自理的老年人及上肢功能良好的半自理老年人可以通过漱口、刷牙的方法清洁口腔。不能自理的老年人需要护理员协助做好口腔清洁，清洁时可采用棉棒擦拭法。对于体弱、卧床、牙齿脱落、意识清楚的老年人，可通过漱口达到清洁口腔的目的。

(五)老年人口腔清洁的观察要点

(1)口唇的色泽、湿润度、有无干裂、出血及疱疹等。

(2)口腔黏膜的颜色、完整性，是否有溃疡、疱疹，是否有不正常的渗出液如血液、脓液等。

(3)牙齿的数量是否齐全，有无义齿、龋齿、牙结石、牙垢等。

(4)牙龈的颜色，是否有溃疡、肿胀、萎缩或出血等。

(5)舌的颜色、湿润度，有无溃疡、肿胀及舌面积垢等。

(6)腭部、悬雍垂、扁桃体等的颜色，是否肿胀，有无不正常的分泌物等。

(7)口腔气味有无异常，如氨臭味、烂苹果味等。

(8)刷牙的方法、次数，口腔清洁的程度。

(9)口腔清洁的能力，如需要完全协助或部分协助。

三、任务实施

(一)协助老年人漱口

1. 操作前准备

(1)护理员准备：着装整洁，洗手，戴口罩。

(2)用物准备：水杯1个、吸管1个、弯盘或小碗1个、毛巾1条，必要时备润唇油1支。

(3)环境准备：宽敞明亮。

2. 操作实施(表5-5)

表5-5　协助老年人漱口的操作实施表

操作步骤	操作程序	注意事项
评估与沟通	·评估老年人的意识状况、活动与自理能力状况、口腔情况； ·向老年人解释操作的目的及注意事项，取得配合	—
摆放体位	·协助老年人取侧卧位，抬高头部和胸部；或取半卧位，面向护理员； ·将毛巾铺在老年人颌下及胸前，将弯盘置于口角旁	·每次含漱口水的量不可过多，以免发生呛咳或误吸； ·协助卧床老年人漱口时，应在其口角边垫好毛巾，以免打湿被服
协助漱口	在水杯内盛接清水至2/3满，递到老年人口角处，直接含饮或用吸管吸引漱口水至口腔，然后闭紧双唇，用一定力量鼓动颊部，使漱口水在牙缝内外来回流动冲刷。倾吐漱口水至口角边的弯盘或小碗中，反复多次，直至口腔清爽。用毛巾擦干口角处的水痕，必要时涂擦润滑油	
整理记录	·收拾、整理用具； ·洗手，做好漱口记录	—

(二)协助老年人刷牙

1. 操作前准备

(1)护理员准备:着装整洁,洗手,戴口罩。

(2)用物准备:牙刷1把、牙膏1支、漱口杯1个、毛巾1条、一次性治疗巾1个,脸盆1个,必要时备润唇油1支。

(3)环境准备:宽敞明亮。

2. 操作实施(表5-6)

表5-6 协助老年人刷牙的操作实施表

操作步骤	操作程序	注意事项
评估与沟通	·评估老年人的意识状况、活动与自理能力状况、口腔情况; ·向老年人解释操作的目的及注意事项,取得配合	—
摆放体位	协助老年人取坐位,将一次性治疗巾铺于老年人面前,放稳脸盆	·将脸盆放稳,以免打湿床铺; ·嘱老年人刷牙时动作轻柔,以免损伤牙龈
指导刷牙	·在牙刷上挤好牙膏,在水杯内盛接清水至2/3满。递给老年人水杯及牙刷,嘱老年人身体前倾,先漱口,后刷牙。 注意:刷牙时,上下刷牙齿内、外侧面,从里向外旋转着刷咬合面;刷牙时间不少于3 min。 ·刷牙完毕,协助老年人漱口,用毛巾擦净其口角的水痕	
整理记录	·收拾、整理用具; ·协助老年人摆好舒适体位; ·洗手,做好漱口记录	—

(三)口腔擦拭

1. 操作前准备

(1)护理员准备:着装整洁,洗手,戴口罩。

(2)用物准备:手电筒1个、压舌板1个、漱口杯1个、大棉棒1包(或专用口腔护理包/浸泡好的无菌棉球)、毛巾1条、弯盘2个,必要时备润唇油1支。

(3)环境准备:宽敞明亮。

口腔清洁

2. 操作实施(表5-7)

表5-7 口腔擦拭的操作实施表

操作步骤	操作程序	注意事项
评估与沟通	·核对老年人的信息,评估其意识状况、活动与自理能力、口腔情况; ·向老年人解释操作的目的及注意事项,取得配合	操作前观察口腔黏膜情况,注意有无溃烂、出血、特殊气味等,若有活动性义齿则应取下并放入盛有冷开水的杯中保存
摆放体位	·协助老年人取侧卧位或仰卧位,也可协助其将头偏向一侧; ·将治疗巾铺于老年人颌下,将弯盘放于其口角旁	·按照先上后下的顺序摘取义齿; ·对昏迷老年人禁止漱口; ·棉球不宜过湿,以免引起老年人呛咳,1个棉球只能使用1次; ·动作轻柔,以防损伤口腔软组织; ·勿触及咽部和软腭,以免引起恶心; ·擦洗牙齿时,每次用1根棉棒或1个棉球。用弯血管钳夹取棉球时,应夹住棉球中心,使棉球包住钳尖,每个棉球只用1次; ·操作前后清点棉球(棉签),以免遗留于口腔内
口腔护理技术实施	·漱口。 ·擦拭口腔。将棉棒用漱口液(或用浸泡好的棉球)浸湿,一个棉棒擦拭一个部位,按顺序擦拭口腔。擦拭顺序:擦拭口唇→嘱老年人张口,依次擦拭牙齿内面、咬合面、两侧颊部、上颚、舌面、舌下→嘱老年人咬合牙齿,擦拭牙齿外侧面(由内向外纵向擦拭至门齿)。 ·检查:嘱老年人张口,检查是否擦拭干净。 ·再次漱口,擦净口角的水痕,必要时涂润唇膏	
整理记录	·撤去用物,根据老年人病情整理床单位,并协助其取舒适体位; ·做好口腔护理记录	—

附录 5-3 口腔护理技术的操作流程考核(表 5-8)

表 5-8 口腔护理技术的操作流程考核表

项目名称	操作流程	技术要求	分值	扣分说明	备注
操作前	护理员准备	着装整洁，洗手、戴口罩	6		
	老年人准备	平卧于床上			
	环境准备	整洁、安静、空气清新，酌情调节室温			
	用物准备	手电筒 1 个、压舌板 1 个、漱口杯 1 个、大棉棒 1 包(或专用口腔护理包/浸泡好的无菌棉球)、毛巾 1 条、弯盘 2 个，必要时备润唇油 1 支	4		
操作中	评估与沟通	·核对老年人的信息，评估其意识状况、活动与自理能力、口腔情况； ·向老年人解释操作的目的及注意事项，取得配合	10		
	摆放体位	·协助老年人取侧卧位或仰卧位，也可将其头偏向一侧； ·将治疗巾铺于老年人颌下，将弯盘放于口角旁	10		
	口腔护理技术实施	·漱口。 ·擦拭口腔。将棉棒用漱口液(或用浸泡好的棉球)浸湿，一个棉棒擦拭一个部位，按顺序擦拭口腔。擦拭顺序：擦拭口唇→嘱老年人张口，依次擦拭牙齿内面、咬合面、两侧颊部、上颚、舌面、舌下→嘱老年人咬合牙齿，擦拭牙齿外侧面(由内向外纵向擦拭至门齿)。 ·检查：嘱老年人张口，检查是否擦拭干净。 ·再次漱口，擦净口角的水痕，必要时涂润唇膏	60		
操作后	整理记录	·撤去用物，根据老年人病情整理床单位，并协助老年人取舒适体位； ·做好口腔护理记录	10		
操作时间		分钟			
总分		100 分			
得分					

项目三

身体清洁支援技术

任务一 协助老年人清洁与梳理头发

一、任务导入

【任务描述】

朱奶奶，84岁，有既往脑血栓病史，左侧肢体瘫痪，行动不便，日常活动需要协助完成。今晨查房，朱奶奶口述头皮发痒、头发油腻，需要护理员协助其完成头发的清洁和梳理，祛除头发上的污垢与异味。

【任务目标】

1. 护理员为老年人洗发，除去头发上的污秽和头屑。
2. 护理员满足老年人的洗发要求，促进头皮血液循环，使其头发清洁、舒适、整齐。
3. 护理员协助老年人做好晨间头发梳洗，预防头虱及头皮感染。
4. 护理员细心操作，做到尊重爱护老年人。

二、任务分析

保持头发整洁美观是人们日常卫生的一项重要内容。定期清洗头发和经常梳理头发，可以有效地清除头皮屑及头发上的污垢，保持良好的个人形象，使人心情愉悦；同时经常梳理、按摩头皮还可以促进头部血液循环、增加上皮细胞营养、促进头发生长、预防感染。

(一) 正确的梳头方法

梳头时应根据头发的长短、卷曲、受损程度选择适宜的梳发方法和梳发工具。梳头时动作应轻柔,顺着头发生长的方向分别从头顶和两侧开始,自额头发际梳至颈后发根处,力度要适中,可边梳头边做按摩,以促进头皮的血液循环。

(二)按摩头皮的正确方法

头皮上有很多穴位,经常按摩头皮可以疏经活络、松弛神经、消除疲劳、延年益寿。按摩时分开五指,用指腹对头皮进行按揉,顺序为从前额到头顶,再到枕部,反复按揉,直至头皮发热。

(三)头发清洁的重要性

1. 晨间梳洗

晨间梳洗可以去除头皮屑,使头发整齐、清洁,减少感染的机会,同时,边梳理头发边按摩头皮,可以刺激头部血液循环,促进头发的生长和代谢,还可以醒脑提神,延缓大脑衰退,增强记忆力。良好的发型及形象可以维护老年人的自尊和自信。

2. 坐位及床上洗发

定期为老年人洗发,可以保证老年人头发的整洁、美观,消除头部痒感,增加舒适感,提高老年人的自尊和自信,促进身心健康,预防和灭除虱,还可以建立良好的照护关系。

(四)头发清洁的要求

1. 晨间梳洗

老年人可以在每天早晨起床和晚上睡觉前各梳发 1 次,每次 5～10 min。梳发的顺序:从额头往脑后梳 2～3 min,从左鬓往右鬓梳 1～2 min,再从右鬓往左鬓梳 1～2 min,最后低下头从枕部发根处往前梳 1～2 min,以头皮有热胀感为止。

2. 坐位及床上洗发

油性发质的老年人在春秋季可以 2～3 d 洗发一次,夏季 1～2 d 洗发 1 次,在冬季可以每周洗发 1 次;干性发质的老年人在夏季可以 4～5 d 洗发 1 次,在秋冬季可以 7～10 d 洗发 1 次。注意控制水温在 40～50 ℃。

(五)头发清洁的观察要点

为老年人洗发时应注意观察其头发的分布、浓密程度、长度、脆性、韧性、干湿度、卫生情况、光泽、颜色,头发上有无虱子,周围皮肤是否干燥,以及有无鳞片、伤口或皮疹、擦伤和表皮脱落等。

三、任务实施

(一)协助老年人晨间梳理

1. 操作前准备

(1)护理员准备：剪短指甲，整理衣帽，洗手。

(2)用物准备：脸盆(内盛1/2满的40~45 ℃温水)1个、毛巾1条、香皂1块、润肤油1盒、梳子1把、床旁椅子1把。

(3)环境准备：温、湿度适宜，冬季温度以22~26 ℃为宜，关闭门窗。

2. 操作实施(表5-9)

表5-9　协助老年人晨间梳理的操作实施

操作步骤	操作程序	注意事项
沟通	向老年人解释操作的目的及注意事项，取得配合	—
摆放用物	·对能坐起的老年人：协助其坐起，将治疗巾铺在其面前，将脸盆放在治疗巾上。 ·对不能坐起的老年人：取仰卧位，治疗巾铺在其面前，将脸盆放于床头桌上	—
洗手、洗脸	协助老年人用香皂洗手、洗脸，用清水洗净，擦干。撤去用物，在其面部及双手涂润肤霜	·水温不可过热，以防烫伤； ·将脸盆摆放平稳，避免打湿被褥和衣物
协助梳头	·坐位梳头：将毛巾围在老年人肩上，将头发散开，用左手压住发根，用右手梳理头发直至整齐。 ·卧位梳头：一手托起老年人头部，另一手将毛巾铺在枕巾上；叮嘱并协助老年人将头偏向一侧，梳理方法同前；梳完一侧，将头部转向另一侧，用同样的方法梳理另一侧直至整齐；一手托起老年人头部，另一手将毛巾卷起并撤下	·梳理动作要轻柔，不可强拉硬拽； ·若头发打结，则可用30%酒精浸湿并从发梢梳理； ·当头发较长、不易疏通时，可分段梳理，先梳理靠近发梢的一段，梳理通顺后，再从发根梳理至发梢
整理	·整理床单位，协助老年人取舒适体位； ·清洗脸盆，倾倒污水，抖落毛巾上的头屑及脱落的头发，清洗毛巾，晾干备用； ·收拾、整理用具，做好头发梳理记录	—

(二)协助老年人完成头发清洗

1. 操作前准备

(1)护理员准备:剪短指甲,整理衣帽,洗手。

(2)用物准备:防水布1条、毛巾1条、洗发液1瓶、梳子1把、脸盆1个、暖瓶1只、水壶1个(盛装40~45 ℃温水)、方凳1个,必要时备吹风机1个。

2. 操作实施(表5-10)

表5-10 协助老年人完成头发清洗的操作实施表

操作步骤		操作程序	注意事项
评估		评估老年人的身体状况,向其解释操作的目的及注意事项,取得配合	—
协助洗头	坐位洗发	·摆放体位:协助老年人取坐位,在颈肩部围上毛巾,在面前方凳上放置脸盆,叮嘱并协助其双手扶稳脸盆,低头闭眼,头部位于脸盆上方。 ·浸湿头发:一手持水壶缓慢倾倒温水,另一手揉搓头发至全部淋湿。 ·揉搓洗发液:将洗发液倒于掌心,揉搓至有泡沫后涂于老年人头发上,用双手指腹揉搓、按摩头皮(力量适中,揉搓方向由发际向头顶部),同时观察并询问老年人有无不适。 ·清洗头发:一手持水壶缓慢倾倒,另一手揉搓头发,直至洗发液全部冲洗干净。 ·擦干头发:用毛巾擦干头发及面部,必要时用吹风机吹干头发,将头发梳理整齐	·掌握室温与水温,以避免老年人着凉或烫伤。 ·操作中随时与老年人交流,注意观察面色、脉搏、呼吸等有无异常,若有异常,则应停止操作并及时处理。 ·洗发时,防止水流入老年人眼、耳内,并保护衣领和床单,以避免其被水沾湿。 ·力度要适中,不可用指甲抓洗,避免抓伤头皮或引发疼痛。 ·操作时动作应轻快,以避免老年人出现不适和疲劳
	床上洗发	·放置洗头器,一只手托起老年人头部,另一只手撤去枕头,放置简易洗头器,使老年人脖颈枕于简易洗头器凹槽上,洗头器排水管下接污水桶。 ·在老年人头颈部铺防水布,在颈肩部围上毛巾,用棉球塞住双耳,用纱布盖住双眼。 ·一手持水壶缓慢倾倒,另一手揉搓头发至全部淋湿,在头发上涂擦洗发液,用双手指腹揉搓头发、按摩头皮(力量适中,揉搓方向由发际向头顶部),同时观察并询问老年人有无不适。 ·一手持水壶缓慢倾倒,另一手揉搓头发至洗发液全部冲洗干净。	

续表

操作步骤		操作程序	注意事项
协助洗头	床上洗发	・取老年人颈肩部的毛巾，擦干其面部水痕，再用毛巾包裹头部，撤去简易洗头器，充分擦干头发，垫好枕头。必要时用吹风机吹干头发，将头发梳理整齐	
操作后整理		・协助老年人取舒适体位，整理床铺，倾倒污水，将用物放回原处备用； ・洗手，记录	—

附录 5-4 协助老年人完成头发梳理的操作流程考核（表 5-11）

表 5-11 协助老年人完成头发梳理的操作流程考核表

项目名称	操作流程	技术要求	分值	扣分说明	备注
操作前	护理员准备	剪短指甲，整理，洗手	10		
	环境准备	整洁，安静，温、湿度适宜，酌情调节室温，冬季温度以 22~26 ℃为宜，关闭门窗			
	用物准备	脸盆（内盛 1/2 满的 40~45 ℃温水）1 个、毛巾 1 条、香皂 1 块、润肤油 1 盒、梳子 1 把、床旁椅子 1 把			
操作中	沟通	向老年人解释操作的目的及注意事项，取得配合	5		
	摆放用物	·对能坐起老年人：协助其坐起，将治疗巾铺在其面前，将脸盆放在治疗巾上。 ·对不能坐起老年人：取仰卧位，将治疗巾铺在其面前，将脸盆放于床头桌上	10		
	洗手、洗脸	协助老年人用香皂洗手、洗脸，用清水洗净，擦干。撤去用物，在其面部及双手涂润肤霜	25		
	协助梳头	·坐位梳头：将毛巾围在老年人肩上，将头发散开，用左手压住发根，用右手梳理头发，直至整齐。 ·卧位梳头：一手托起老年人头部，另一手将毛巾铺在枕巾上；叮嘱并协助老年人将头偏向一侧，梳理方法同前；梳完一侧，将头部转向另一侧，用同样的方法梳理另一侧，直至整齐；一手托起老年人头部，另一手将毛巾卷起撤下	40		
操作后	整理	·整理床单位，协助老年人取舒适体位； ·清洗脸盆，倾倒污水，抖落毛巾上的头屑及脱落的头发，清洗毛巾，晾干备用； ·收拾、整理用具，做好头发梳理记录	10		
	操作时间	分钟			
	总分	100 分			
	得分				

附录 5-5 协助老年人完成头发清洗的操作流程(表 5-12)

表 5-12 协助老年人完成头发清洗的操作流程考核表

项目名称	操作流程	技术要求	分值	扣分说明	备注
操作前	护理员准备	剪短指甲，整理衣帽、洗手	10		
	环境准备	整洁、安静、温湿度适宜，酌情调节室温，冬季温度以 22~26 ℃ 为宜，关闭门窗			
	用物准备	防水布 1 条、毛巾 1 条、洗发液 1 瓶、梳子 1 把、脸盆 1 个、暖瓶 1 只、水壶 1 个(盛装 40~45 ℃ 温水)、方凳 1 个，必要时备吹风机 1 个			
操作中	评估与沟通	评估老年人的身体状况，向老年人解释操作的目的及注意事项，取得老年人配合	10		
	坐位洗发	·摆放体位：协助老年人取坐位，在颈肩部围上毛巾，在面前方凳上放置脸盆，叮嘱并协助其双手扶稳脸盆，低头闭眼，头部位于脸盆上方。 ·浸湿头发：一手持水壶缓慢倾倒温水，另一手揉搓头发，直至全部淋湿。 ·揉搓洗发液：将洗发液倒于掌心，揉搓至有泡沫后涂于老年人的头发上，用双手指腹揉搓、按摩头皮(力量适中，揉搓方向由发际向头顶部)，同时观察并询问老年人有无不适。 ·清洗头发：一手持水壶缓慢倾倒，另一手揉搓头发至洗发液全部冲洗干净。 ·擦干头发：用毛巾擦干头发及面部，必要时用吹风机吹干头发，将头发梳理整齐	70		
	床上洗发	·放置洗头器。一手托起老年人头部，另一手撤去枕头，放置简易洗头器，使其脖颈枕于简易洗头器凹槽上。洗头器排水管下接污水桶。 ·在老年人头颈部铺防水布，在颈肩部围上毛巾，用棉球塞住双耳，用纱布盖住双眼。 ·一手持水壶缓慢倾倒，另一手揉搓头发至全部淋湿，在头发上涂擦洗发液，用双手指腹揉搓头发、按摩头皮(力量适中，揉搓方向由发际向头顶部)，同时观察并询问老年人有无不适。	70		

续表

项目名称	操作流程	技术要求	分值	扣分说明	备注
		·一手持水壶缓慢倾倒，另一手揉搓头发至洗发液全部冲洗干净。 ·用毛巾擦干老年人面部的水痕，再用毛巾包裹头部，撤去简易洗头器，充分擦干头发，垫好枕头。必要时用吹风机吹干头发，将头发梳理整齐			
操作后	整理	·整理床单位，协助老年人取舒适体位； ·清洗脸盆，倾倒污水，抖落毛巾上的头屑及脱落的头发，清洗毛巾，晾干备用； ·收拾、整理用具，做好头发梳理记录	10		
操作时间		分钟			
总分		100 分			
得分					

任务二　身体清洁帮助

一、任务导入

【任务描述】

李奶奶，70岁，5年前被确诊为失智症，具有认知障碍、言语障碍等表现，经常忘记发生的事和人名，不能正确表达观点。今日查房，护理员小王发现李奶奶需要小便时忘记去厕所，衣裤被尿液污染。小王需要根据李奶奶的生活习惯采取相应的措施，以改善其身体清洁度。

【任务目标】

1. 老年人同意配合护理员实施身体清洁。
2. 实施身体清洁过程顺利，老年人没有出现寒战、面色苍白等不适及摔倒等意外情况。
3. 注意保护老年人的隐私，身体清洁过程中无隐私暴露的情况。

二、任务分析

皮肤是人体最大的器官，分为表皮、真皮和皮下组织三层，具有保护机体、调节体温、吸收、分泌、排泄及感觉等功能。完整的皮肤具有天然的屏障作用，可避免微生物入侵。皮肤的新陈代谢迅速，其代谢产物，如皮脂、汗液及表皮碎屑等，能与外界细菌及尘埃结合并形成污垢，黏附于皮肤表面，因此，护理员应及时为老年人做身体清洁，清除皮肤污垢，提高皮肤抵抗力，增强舒适感，以预防感染的发生。

(一)身体清洁的重要性

身体清洁指能够促进人体身心健康的一种清洁措施。通过对身体表面的清洗及揉搓，既可以达到消除疲劳、促进血液循环、改善睡眠、促进皮肤新陈代谢和增强抗病能力的目的，还可以维护老年人的自我形象，使其增强自信心。

(二)身体清洁的要求

油脂积聚会刺激皮肤、阻塞毛孔或在皮肤上形成污垢，因此，护理员应指导老年人经常沐浴。对容易出汗的老年人，应指导其经常洗澡并保持皮肤干燥，这样可以防止皮肤因潮湿而破损；对于皮肤干燥的老年人，应指导其酌情减少洗澡的次数。

(三)清洁用品使用的指导

沐浴时护理员应根据老年人的皮肤状况(如干燥、油性、完整性等)、个人喜好及清洁用品使用的目的和效果来选择清洁与保护皮肤的用品。

(四)老年人沐浴的种类

老年人沐浴的种类主要包括淋浴、盆浴、沐浴床洗浴及床上拭浴。

三、任务实施

(一)协助老年人进行淋浴

1. 操作前准备

(1)护理员准备：剪短指甲，整理衣帽，洗手。

(2)用物准备：淋浴设施(水温40 ℃左右)、脸盆、浴巾、毛巾2条、洗发液、沐浴液或浴皂(也可根据皮肤情况选择酸碱度适宜的浴皂或沐浴露)、清洁衣裤、洗澡椅1把、拖鞋，必要时备吹风机。

(3)老年人准备：老年人坐于椅或凳上。

(4)环境准备：关闭门窗，温度适宜，冬季室温以24~26 ℃为宜。

2. 操作实施(表5-13)

表5-13 协助老年人进行淋浴的操作实施表

操作步骤		操作程序	注意事项
评估与沟通		·评估老年人的意识状况、活动与自理能力状况、皮肤状况，以及是否适合进行淋浴。 ·向老年人解释本次操作的目的及注意事项，取得同意	—
协助老年人淋浴	调节水温	搀扶老年人到浴室(或用轮椅运送)，调节水温(40 ℃左右)	·不要从内插浴室门，以免发生意外时不能进入，可在门把手上悬挂示意标牌。 ·室内地面应放置防滑垫，以防老年人滑倒
	摆放体位	协助老年人脱去衣裤(当肢体有障碍时，应先脱健侧，后脱患侧)，搀扶老年人坐在淋浴椅上，双手握住扶手	

续表

操作步骤		操作程序	注意事项
协助老年人淋浴	清洁洗头	嘱老年人低头闭眼，用花洒淋湿头发，将洗发液揉搓成泡沫后涂于老年人的头发上，用手指指腹揉搓头发、按摩头皮，随时观察老年人有无不适。用花洒冲净头发	·先调节水温，再协助老年人洗浴。调节水温时，先开冷水，后开热水，以避免发生烫伤。 ·老年人淋浴的时间不可过长，水温不宜过热，以免发生头晕等不适。 ·随时询问和观察老年人的反应，如有不适，则应立即停止操作
	清洁身体	用花洒淋湿老年人的身体，由上至下涂抹沐浴液，涂擦面部、耳后、颈部、双上肢、胸部、腹部、背臀部、双下肢、会阴部、双脚。用花洒冲净全身	
	擦拭更衣	·用浴巾包裹并擦干身体，用毛巾擦干头发； ·协助更换清洁衣裤（当肢体有障碍时，应先穿患侧，后穿健侧）； ·搀扶老年人（或用轮椅运送）回床休息，盖好被褥	
操作后整理		·刷洗地面，对换下的衣裤进行清洗处理； ·收拾、整理用具，做好淋浴记录	—

（二）协助老年人进行盆浴

1. 操作前准备

（1）护理员准备：剪短指甲，整理衣帽、洗手。

（2）用物准备：浴盆或沐浴床（水温40℃左右）、浴巾、浴液或浴皂、毛巾2条、梳子、洗浴凳（或坐浴板）、清洁衣裤和拖鞋，必要时备吹风机。

（3）环境准备：关闭门窗，温度适宜，冬季室温以24～26℃为宜。

2. 操作实施（表5-14）

表5-14 协助老年人进行盆浴的操作实施表

操作步骤	操作程序	注意事项
评估与沟通	·评估老年人的意识状况、活动与自理能力状况、皮肤状况，以及是否适合进行盆浴； ·向老年人解释本次操作的目的及注意事项，取得老年人同意	—

续表

操作步骤		操作程序	注意事项
协助老年人盆浴	调节水温	向浴盆中放水 1/3~1/2 满，水温 40 ℃ 左右（手伸进水中不烫手）	• 在浴盆内放置防滑垫，以免老年人滑倒。 • 不要从内插浴室门，以免发生意外时不能进入，可在门把手上悬挂示意标牌。 • 室内地面应放置防滑垫，以防老年人滑倒。 • 老年人进行盆浴的时间不可过长，水温不宜过热，水量不宜过多，以免发生头晕等不适。 • 随时询问和观察老年人的反应，如有不适，则应立即停止操作
	摆放体位	协助老年人脱去衣裤（当肢体有障碍时，应先脱健侧，后脱患侧），搀扶老年人进入浴盆并坐稳，嘱其双手握住扶手或盆沿	
	清洁洗头	嘱老年人低头闭眼，用花洒淋湿头发，将洗发液揉搓至泡沫后涂于老年人的头发上，用手指指腹揉搓头发、按摩头皮，随时观察老年人有无不适。用花洒冲洗头发	
	清洁身体	浸泡身体后，放掉浴盆内的水，由上至下涂抹沐浴液，涂擦面部、耳后、颈部、双上肢、胸部、腹部、背臀部、双下肢、会阴部、双脚。用花洒冲净全身	
	擦拭更衣	• 用浴巾包裹并擦干身体，用毛巾擦干头发，协助老年人出浴盆； • 协助老年人更换清洁衣裤（当其肢体有障碍时，应先穿患侧，后穿健侧）； • 搀扶老年人（或用轮椅运送）回床休息，盖好被褥	
操作后整理		• 刷洗地面，对换下的衣裤进行清洗处理； • 收拾、整理用具，做好淋浴记录	—

（三）协助老年人进行床上拭浴

1. 操作前准备

(1)护理员准备：剪短指甲，整理衣帽，洗手。

(2)用物准备：脸盆 3 个（身体、会阴、脚）、毛巾 2 条（会阴、脚）、方巾 1 条、大浴巾 1 条、浴液/浴皂 1 瓶、橡胶中单 1 块、清洁衣裤、污水桶 1 个、暖水瓶 1 个（内盛 40~45 ℃ 温水），必要时另备便盆、便盆巾及屏风。

(3)环境准备：关闭门窗，拉上窗帘和床帘，酌情调节室温。冬季室温以 24~26 ℃ 为宜。

床上擦浴技术

2. 操作实施（表5-15）

表5-15 协助老年人进行床上拭浴的操作实施表

操作步骤		操作程序	注意事项
评估与沟通		·评估老年人的意识状况、活动与自理能力状况、合作程度，以及是否适合进行床上拭浴； ·向老年人解释本次操作的目的和注意事项，取得同意	—
协助老年人床上擦浴	遮挡准备	·关闭门窗，用屏风遮挡； ·协助老年人取仰卧位，若病情允许，则放平床头和床尾的支架，拉起对侧床挡	·擦浴过程中要随时遮盖老年人身体的暴露部位，以防着凉。 ·尽量减少对老年人的翻动，操作动作要敏捷、轻柔。 ·及时调整水温，更换热水，清洗会阴部的水盆和毛巾要单独使用。 ·擦洗中经常与老年人沟通，注意观察老年人的反应，如出现寒战、面色苍白等情况，则应立即停止擦浴，让老年人休息并注意保暖。 ·护理员为老年人擦浴时，可两脚稍分开，使身体重心降低，端水盆时，尽量靠近自己的身体，以减少体力消耗
	擦洗脸部	·将浴巾铺于老年人颌下，松开领扣。 ·向脸盆内倒入温水，将小方巾放入盆中打湿后拧干并缠在手上。由内眦向外眦先擦洗老年人双眼，接着按顺序擦洗一侧额、鼻翼、面颊、耳廓、耳后、颌下及颈部，然后用较干的毛巾按上述顺序擦洗一遍。用同样的方法擦洗另一侧	
	擦拭手臂	协助老年人脱上衣，暴露近侧手臂，把浴巾半铺半盖于手臂上，用方巾包手。涂上浴皂，打开浴巾，由前臂向上臂擦拭，擦手，擦拭后用浴巾遮盖，用清洁方巾擦掉皮肤上的皂液直至干净，再用浴巾包裹以沾干水分。用同样的方法擦拭另一侧手臂	
	擦拭胸部	将被子向下折叠，暴露胸部，用大浴巾遮盖胸部。用洗净的方巾包手，涂上浴皂，打开浴巾，由上向下擦拭胸部及两侧，注意擦净皮肤皱褶处（如腋窝、女性乳房下垂部位等），擦拭后用浴巾遮盖，用清洁方巾擦掉皮肤上的皂液直至干净，再用浴巾沾干胸部的水分	
	擦拭腹部	将盖被向下折叠至大腿根部，用浴巾遮盖胸部、腹部。用洗净的方巾包手，涂上浴皂，打开浴巾，由上向下擦拭腹部及两侧，注意擦净皮肤皱褶处，擦拭后用浴巾遮盖，用清洁方巾擦掉皮肤上的皂液直至干净，再用浴巾沾干腹部的水分	

续表

操作步骤		操作程序	注意事项
协助老年人床上擦浴	擦拭背部	协助老年人翻身侧卧，背对护理员。将被子上折，暴露背部。将浴巾垫于老年人背臀下，向上反折，遮盖背臀部。用洗净的方巾包手，涂上浴皂，打开浴巾，暴露背臀部，由腰骶部分别沿脊柱两侧以螺旋形向上擦洗全背，分别以环形擦洗臀部，擦拭后用浴巾遮盖，用清洁方巾以相同的方法擦净背臀部浴液，再用浴巾沾干背部的水分	·对足部与会阴应使用单独专用的水盆和毛巾
	擦洗下肢	·协助老年人脱下裤子，取平卧位，暴露一侧下肢，将浴巾半铺半盖。 ·用洗净的方巾包手，涂上浴皂，打开浴巾并暴露下肢，由小腿向大腿方向擦拭，擦拭后用浴巾遮盖，用清洁方巾以相同的方法擦净下肢浴液，再用浴巾沾干下肢的水分。用同样的方法擦拭另一下肢	
	清洗足部	·更换水盆，内盛40~45 ℃温水1/2满。 ·协助老年人屈膝，在膝下垫软枕支撑。 ·将橡胶中单、大浴巾依次铺于床尾，将水盆放于浴巾上。 ·一手固定水盆，另一手将老年人的一只脚放于盆内浸泡。用专用毛巾擦洗足部，拧干毛巾，擦干，放于浴巾上。用同样的方法清洗对侧。 ·移开水盆，用浴巾再次擦干足部皮肤	
	擦洗会阴	·更换专用水盆，一手托起老年人臀部，另一手将橡胶单与浴巾垫于臀下。 ·将专用毛巾浸湿并拧干，擦拭会阴。对女性老年人：由阴阜向下擦洗至尿道口、阴道口、肛门，边擦洗边转动毛巾，清洗毛巾后分别擦洗左、右侧腹股沟。对男性老年人：擦洗尿道外口、阴茎、包皮、阴囊、腹股沟和肛门。 ·随时清洗毛巾，直至清洁、无异味。撤去橡胶单和浴巾。 ·协助老年人更换清洁衣裤。	
整理记录		·整理用物，撤去屏风，协助老年人取舒适卧位，盖好盖被，开窗通风； ·做好洗手记录	—

附录 5-6　进行床上擦浴的操作流程考核(表 5-16)

表 5-16　进行床上擦浴的操作流程考核表

项目名称	操作流程	技术要求	分值	扣分说明	备注
操作前	护理员准备	剪短指甲，整理衣帽，洗手	10		
	老年人准备	平卧于床上，无其他不适			
	环境准备	关闭门窗，拉上窗帘和床帘，酌情调节室温，冬季室温以 24~26 ℃为宜			
	用物准备	脸盆 3 个(身体、会阴、脚)、毛巾 2 条(会阴、脚)、方巾 1 条、大浴巾 1 条、浴液/浴皂 1 瓶、橡胶中单 1 块、清洁衣裤、污水桶 1 个、暖水瓶 1 个(内盛 40~45 ℃温水)，必要时另备便盆、便盆巾及屏风			
操作中	遮挡准备	·关闭门窗，用屏风遮挡； ·协助老年人取仰卧位，若病情允许，则放平床头和床尾的支架，拉起对侧床挡	5		
	擦洗脸部	·将浴巾铺于老年人颌下，松开领扣。 ·向脸盆内倒入温水，将小方巾放入盆中打湿后拧干并缠在手上。由内眦向外眦先擦洗双眼，接着按顺序擦洗一侧额、鼻翼、面颊、耳廓、耳后、颌下及颈部，然后用较干的毛巾按上述顺序擦洗一遍。用同样的方法擦洗另一侧	10		
	擦拭手臂	协助老年人脱上衣，暴露近侧手臂，将浴巾半铺半盖于手臂上，用方巾包手，涂上浴皂，打开浴巾，由前臂向上臂擦拭，擦手，擦拭后用浴巾遮盖，用清洁方巾擦掉皮肤上的皂液直至干净，再用浴巾包裹沾干水分。用同样的方法擦拭另一侧手臂	10		
	擦拭胸部	将被子向下折叠，暴露胸部，用大浴巾遮盖胸部。用洗净的方巾包手，涂上浴皂，打开浴巾，由上向下擦拭胸部及两侧，注意擦净皮肤皱褶处(如腋窝、女性乳房下垂部位等)，擦拭后用浴巾遮盖，用清洁方巾擦掉皮肤上的皂液直至干净，再用浴巾沾干胸部的水分	10		

续表

项目名称	操作流程	技术要求	分值	扣分说明	备注
操作中	擦拭腹部	将老年人的盖被向下折叠至大腿根部,用浴巾遮盖胸部、腹部。用洗净的方巾包手,涂上浴皂,打开浴巾,由上向下擦拭腹部及两侧,注意擦净皮肤皱褶处,擦拭后用浴巾遮盖,用清洁方巾擦掉皮肤上的皂液直至干净,再用浴巾沾干腹部的水分	10		
	擦拭背部	协助老年人翻身侧卧,使其背对护理员。将被子上折并暴露背部。将浴巾垫于老年人背臀下,向上反折并遮盖背臀部。用洗净的方巾包手,涂上浴皂,打开浴巾并暴露背臀部,由腰骶部分别沿脊柱两侧螺旋形向上擦洗全背;分别环形擦洗臀部,擦拭后用浴巾遮盖。用清洁方巾同法擦净背臀部的浴液,再用浴巾沾干背部的水分	10		
	擦洗下肢	·协助老年人脱下裤子,取平卧位,暴露一侧下肢,将浴巾半铺半盖。 ·用洗净的方巾包手,涂上浴皂,打开浴巾,暴露下肢,由小腿向大腿方向擦拭,擦拭后用浴巾遮盖,用清洁方巾以同样的方法擦净下肢浴液,再用浴巾沾干下肢水分。用同样的方法擦拭另一下肢	10		
	清洗足部	·更换水盆,内盛40~45 ℃的温水(1/2满)。 ·协助老年人屈膝,在膝下垫软枕支撑。 ·将橡胶中单、大浴巾依次铺于床尾,将水盆放于浴巾上。 ·一手固定水盆,另一手将老年人的一只脚放于盆内浸泡。用专用毛巾擦洗足部,拧干毛巾,擦干,放于浴巾上。用同样的方法清洗对侧。 ·移开水盆,用浴巾再次擦干足部皮肤	10		

续表

项目名称	操作流程	技术要求	分值	扣分说明	备注
操作中	擦洗会阴	・更换专用水盆，一手托起老年人的臀部，另一手将橡胶单与浴巾垫于其臀下。 ・将专用毛巾浸湿并拧干，擦拭会阴。对女性老年人：由阴阜向下擦洗至尿道口、阴道口、肛门，边擦洗边转动毛巾，清洗毛巾后分别擦洗左、右侧腹股沟。对男性老年人：擦洗尿道外口、阴茎、包皮、阴囊、腹股沟和肛门。 ・随时清洗毛巾，直至清洁、无异味。撤去橡胶单和浴巾。 ・协助老年人更换清洁衣裤。	10		
操作后	整理记录	・整理用物，撤去屏风，协助老年人取舒适卧位，盖好盖被，开窗通风； ・做好洗手记录	5		
操作时间		分钟			
总分		100 分			
得分					

项目四

更换衣物支援技术

一、任务导入

【任务描述】

李爷爷，65岁，因脑血栓后遗症而出现右侧肢体瘫痪，右上肢屈曲、无法伸直，右下肢不能弯曲，口齿不清。今日查房，护理员小赵为李爷爷翻身时发现其尿湿了裤子，她需根据老年人的肢体情况为其更换衣物。

【任务目标】

1. 老年人理解并配合操作，过程顺利。
2. 护理员为老年人更换衣物的过程中无不适及意外发生。
3. 老年人衣物整洁、皮肤清洁干燥、身心舒适。
4. 护理员细心、耐心操作，维护老年人的自尊，保护其隐私。

二、任务分析

老年人由于脊柱弯曲、关节硬化等生理变化，会使身体各部位长度变短，活动范围减少，甚至活动受限。老年人的体质与年轻人的差别较大，因此老年人的着装更要讲究。正确地为老年人选择衣着，及时为其更衣，对于提升其舒适度、增强自信、改善健康等有着很大的帮助。护理员需掌握老年人的穿着特点、老年人穿衣搭配等相关知识，以及协助老年人更换开襟衣服、更换套头上衣、更换裤子等服务技能。

(一) 协助老年人更换衣物的重要性及要求

老年人着装不仅要美观、保暖，更要舒适、健康。有些老年人因高龄体弱、自理程度下降，故需要护理员协助更换衣裤。掌握快捷适宜的更换方法，可避免老年人受凉，同时减轻护理操作的强度。为老年人选择合适的服装，不仅会使其感觉舒适，而且会对其健康长寿大有益处。老年人穿着应具有实用、舒适、整洁、美观的特点。

1. 实用

衣着有保暖防寒的作用。老年人对外界环境的适应能力较差，许多老年人冬季畏寒、夏季畏热。因此，老年人在穿着上首先要考虑冬装求保暖、夏装能消暑。

2. 舒适

老年人的穿着应力求宽松舒适、柔软轻便、利于活动。在面料的选择上，纯棉制品四季适宜。在夏季，真丝、棉麻服装凉爽透气。

3. 整洁

衣着整洁不仅能使老年人显得神采奕奕，而且有利于老年人的身体健康。老年人的内衣及夏季衣服应常洗常换。

4. 美观

根据老年人的文化素养、品味选择适宜的服装，款式上应简洁明快、方便更换。

(二)老年人衣物的选择及搭配

1. 适合老年人的袜子

适合老年人穿着的袜子为棉质的松口袜子。袜口过紧会导致血液回流不好，出现肿胀不适。袜子应勤换洗，以利于足部健康。

2. 适合老年人的鞋

老年人应选择具有排汗、减震、安全、柔软、轻巧、舒适等特点的鞋，大小要合适。日常行走可选择有适当垫高后跟的布底鞋，运动时最好选择鞋底硬度适中、有点后跟、前部翘一点的运动鞋。老年人应少穿拖鞋，若在居室内穿拖鞋，则应选择长度和高度刚刚能将足部塞满的整块鞋面的后跟在2～3 cm的拖鞋为宜。

三、任务实施

(一)操作前准备

1. 护理员准备

剪短指甲，整理衣帽，洗手。

2. 用物准备

一套清洁的开襟上衣或套头上衣、裤子等。根据需要配备脸盆(内盛温水)、毛巾、护肤油等。

3. 老年人准备

根据老年人的身体状况安置合适的体位。

4. 环境准备

关闭门窗，拉上窗帘，冬季室温以 24～26 ℃为宜。光线充足，适宜操作。

协助老年人更换衣物

（二）操作实施（表 5－17）

表 5－17 更换衣物支援技术的操作实施表

操作步骤		操作程序	注意事项
评估与沟通		·评估老年人的身体状况、意识状态、受压局部皮肤和会阴部皮肤状况； ·核对老年人的信息，向老年人解释操作的目的、方法及注意事项等，取得配合； ·关闭门窗、屏风，冬季室温以 24～26 ℃为宜	对不能有效沟通的老年人，应主动核对信息，耐心解释，用心观察
清洗局部皮肤		清洗被尿液浸湿的皮肤，擦干，涂上护肤油	—
更换上衣	更换开襟上衣	·掀开盖被，解开上衣衣扣。 ·协助老年人脱去一侧（健侧）衣袖，将脱下的衣服塞入其身下。 ·协助老年人翻身，一手扶住老年人肩部，另一手扶住其髋部，协助其向健侧翻身。 ·脱去另一侧（患侧）衣袖，将脱下的上衣放入污物袋内；取清洁开襟上衣，穿好一侧（患侧）衣袖，将其余部分平整地塞入老年人身下。 ·协助老年人取平卧位，从其身下拉出清洁上衣，穿好另一侧（健侧）衣袖，整理、扯平衣服，扣好纽扣	·掀开盖被时，应防止受凉及隐私暴露。 ·翻身时，注意老年人的安全，以防止坠床。 ·当遇到老年人一侧肢体不灵活时，应协助其卧于健侧。 ·当遇到老年人一侧肢体不灵活时，应先脱健侧，再脱患侧；穿衣时先穿患侧，后穿健侧。
	更换套头上衣	如老年人身体允许，则可协助其取坐位。 ·脱衣：将套头上衣的下端向上拉至胸部，从背部向前脱下衣身部分；一手扶住肩部，另一手拉住近侧（健侧）袖口，脱下一侧衣袖，用同样的方法脱下另一侧衣袖。	

续表

操作步骤		操作程序	注意事项
更换上衣	更换套头上衣	·穿衣：辨清衣服前、后面，一手从衣服袖口处穿至衣服下摆，握住老年人的手腕，将衣袖轻轻向老年人手臂套入，用同样的方法穿好另一侧（先穿患侧后穿健侧）；握住衣身背部下开口至领口部分，从老年人头部套入，整理衣物	·动作轻快，避免受凉
更换裤子	脱裤子	·协助老年人松开裤带。 ·协助老年人右倾，将左侧裤子向下拉至臀部；再协助老年人左倾，将右侧裤子向下拉至臀部。 ·两手分别拉住老年人两侧裤腰并向下褪至膝部，抬起一侧下肢，脱下一侧裤腿，以同样的方法脱下另一侧裤腿	当遇到老年人一侧肢体不灵活时，应先脱健侧，后脱患侧；先穿患侧，后穿健侧
	穿裤子	·取清洁裤子，辨别正反面，一手从裤管口伸至裤腰口，轻握老年人的脚踝，另一手将裤管向老年人的大腿方向提拉，以同样的方法穿好另一侧。 ·两手分别拉住两侧裤腰并向上提拉至臀部。 ·协助老年人左倾，将右侧裤腰拉至腰部；协助老年人右倾，将左侧裤腰拉至腰部；协助老年人平卧，系好裤带，整理裤子	
整理记录		·安置老年人于舒适卧位，盖好盖被； ·收拾、整理用具，做好更换衣物记录	—

附录 5-7　更换衣物的操作流程考核(表 5-18)

表 5-18　更换衣物的操作流程考核表

项目名称	操作流程	技术要求	分值	扣分说明	备注
操作前	护理员准备	剪短指甲，整理衣帽，洗手	10		
	老年人准备	根据老年人的身体状况安置合适的体位			
	环境准备	关闭门窗，拉起窗帘，冬季室温以 24～26 ℃为宜。光线充足，适宜操作			
	用物准备	一套清洁的开襟上衣或套头上衣、裤子等。根据需要配备脸盆(内盛温水)、毛巾、护肤油等			
操作中	评估与沟通	·评估老年人的身体状况、意识状态、受压局部皮肤状况和会阴部皮肤状况； ·核对老年人的信息，向其解释操作的目的、方法及注意事项等，取得配合； ·关闭门窗、屏风，冬季室温以 24～26 ℃为宜	5		
	清洗局部皮肤	清洗被尿液浸湿的皮肤，擦干，涂上护肤油	5		
	更换上衣 / 更换开襟上衣	·掀开盖被，解开上衣衣扣。 ·协助老年人脱去一侧(健侧)衣袖，将脱下的衣服塞入老年人身下。 ·协助老年人翻身，一手扶住老年人的肩部，另一手扶住其髋部，协助其向健侧翻身。 ·脱去另一侧(患侧)衣袖，将脱下的上衣放于污物袋内；取清洁开襟上衣，穿好一侧(患侧)衣袖，将其余部分平整地塞入老年人身下。 ·协助老年人取平卧位，从其身下拉出清洁上衣，穿好另一侧(健侧)衣袖，整理、扯平衣服，扣好纽扣	50		

续表

项目名称	操作流程		技术要求	分值	扣分说明	备注
操作中	更换上衣	更换套头上衣	如老年人身体允许，可协助其取坐位。 ·脱衣：将套头上衣的下端向上拉至胸部，从背部向前脱下衣身部分；一手扶住其肩部，另一手拉住近侧（健侧）袖口，脱下一侧衣袖，用同样的方法脱下另一侧衣袖。 ·穿衣：辨清衣服前后面，一手从衣服袖口处穿至衣服下摆，握住老年人的手腕，将衣袖轻轻向其手臂套入，用同样的方法穿好另一侧（先穿患侧后穿健侧）；握住衣身背部下开口至领口部分，从老年人头部套入，整理衣物	50		
	更换裤子	脱裤子	·协助老年人松开裤带； ·协助老年人右倾，将左侧裤子向下拉至臀部，再协助老年人左倾，将右侧裤子向下拉至臀部； ·护理员两手分别拉住老年人两侧裤腰并向下褪至膝部，抬起一侧下肢，脱下一侧裤腿，用同样的方法脱下另一侧裤腿	30		
		穿裤子	·取清洁裤子，辨别正反面，一手从裤管口伸至裤腰口，轻握老年人的脚踝，另一手将裤管向老年人的大腿方向提拉，用同样的方法穿好另一侧。 ·两手分别拉住两侧裤腰向上提拉至臀部。 ·协助老年人左倾，将右侧裤腰拉至腰部；协助老年人右倾，将左侧裤腰拉至腰部；协助老年人平卧，系好裤带，整理裤子			
操作后	整理记录		·安置老年人于舒适卧位，盖好盖被； ·收拾、整理用具，做好更换衣物记录	10		
操作时间			分钟			
总分			100分			
得分						

项目五
压力性损伤预防技术

一、任务导入

【任务描述】

张奶奶,女,67岁,3年前被诊断为帕金森病,近来病情逐渐加重,3天前摔倒后导致软组织损伤。医嘱要求卧床休息,保证营养摄入,定期复查。护理员为其提供照护服务,保持床单位及个人卫生,定时翻身,以预防压力性损伤的发生。

【任务目标】

1. 老年人卧床期间皮肤完好,未出现压力性损伤。
2. 护理员通过帮助老年人翻身、按摩,保持床单位及个人清洁,促进其血液循环,防止受压部位出现压力性损伤。
3. 护理员细心、耐心操作,做到尊重、爱护老年人。

二、任务分析

压力性损伤(压疮)指因身体局部组织长时间受压,组织血液循环出现障碍,持续缺血、缺氧、营养不良,皮肤失去正常功能而导致局部组织溃烂、坏死的病变。卧床老年人最容易出现的皮肤问题就是压力性损伤。绝大多数压力性损伤是可以预防的。护理员在工作中做到勤翻身,保持皮肤清洁,勤更换衣物、床单、被罩等,避免局部组织长时间受压,严格检查皮肤状况,认真执行照护措施,在很大程度上可以减少压力性损伤的发生率。护理员需掌握预防老年人发生压力性损伤的方法和观察要点等知识,以及为卧床老年人翻身的专业技能。

压力性损伤

(一)帮助卧床老年人翻身的目的

为卧床老年人翻身可以保护骨隆突处的软组织、避免长期受压、交替解除压迫，是预防压力性损伤最重要的方法。

(二)压力性损伤发生的原因

压力性损伤的发生与局部皮肤和组织的情况有关，这些情况主要包括局部皮肤受压、皮肤潮湿或营养不良、局部组织活动受限等。

1. 力学因素

力学因素主要是压力和剪切力作用的影响。

2. 理化因素的刺激

伤口渗出物及引流液、汗液、大小便等会使皮肤出现潮湿、酸碱度改变、表皮角质层的抵抗力下降等情况，皮肤组织更容易破溃、感染并形成压力性损伤。

3. 营养状况差

当老年人营养状况差、皮肤脂肪少、抵抗力减弱、局部组织受压时，容易导致缺血、缺氧，引起皮肤受损，从而导致压力性损伤的发生。

4. 活动受限

当老年人因疾病或疾病的治疗使用矫形器（如石膏绷带、夹板或牵引器等），引起局部组织活动受限且照护不当时，会导致局部血液循环不良，组织缺血、缺氧，进而发生组织坏死。

(三)压力性损伤的好发部位

压力性损伤的好发部位与老年人的体位有密切关系。同一部位的组织在不同的体位受到的压力不同，因此在不同体位下，压力性损伤的好发部位也不同。尤其是对缺乏脂肪组织、没有或仅有较薄肌肉包裹的骨骼隆突处，长时间受到压迫后更容易形成压力性损伤。

(1)当老年人取仰卧位时，压力性损伤多发生于枕骨粗隆、肩胛部、肘部、脊椎体隆突处、骶尾部、足跟部等处，尤其是骶尾部。

(2)当老年人取侧卧位时，压力性损伤多发生于接触床面一侧的耳廓、肩峰、肋骨、髋部、膝部、内踝部、外踝部等处。

(3)当老年人取俯卧位时，压力性损伤多发生于面颊部、肩峰、肋缘、女性乳房、髂嵴、男性生殖器、膝部、足趾等处。

(4)当老年人取坐位时，压力性损伤多发生于坐骨结节处。

(四)预防压力性损伤的观察要点

(1)根据老年人不同的卧位，重点察看骨隆突处和受压部位的皮肤状况，如有无潮湿、压红、水疱、破溃、感染，以及压红消退时间等。

(2)了解老年人的皮肤营养状况，如皮肤的弹性、颜色、温度、感觉等。

(3)了解老年人的躯体活动能力，如有无肢体活动障碍等。

(4)了解老年人的全身状况，如有无发热、消瘦或者肥胖、昏迷或者躁动、年老体弱、大小便失禁、水肿等，这些因素是老年人发生压力性损伤的高危因素。

(五)压力性损伤的预防

1. 评估

评估老年人的营养状况、局部皮肤状况，了解压力性损伤的危险因素。

2. 减少局部受压

(1)对活动能力受限或卧床的老年人，应定时被动变换体位。

(2)翻身间隔时间应根据老年人的病情及受压处的皮肤状况决定，一般间隔 2 h 翻身 1 次，必要时间隔 30 min 至 1 h 翻身 1 次。对受压皮肤在解除压力 30 min 后压红仍不消退者，应缩短翻身时间。

(3)对长期卧床的老年人可以使用交替式充气床垫，以使身体受压部位交替着力，也可用楔形海绵垫垫于老年人的腰背部，使老年人身体偏向一侧，与床铺成 30°角。

(4)坐轮椅的老年人，轮椅座位上需增加 4~5 cm 厚的海绵垫，并且每 15 min 抬起身体 1 次，变换身体着力点。

(5)要预防关节骨隆突处发生压力性损伤，可在一侧肢体两关节之间肌肉丰富的部位加垫软枕。可使用透明贴膜或者减压贴膜，以促进骨隆突处的皮肤局部减压。

3. 皮肤保护

(1)清洁皮肤：用温水清洗皮肤，保持皮肤清洁、无汗液，排大小便后及时清洗肛周及会阴部皮肤。清洗时不要应用刺激性大的碱性肥皂，可用清水或弱酸性的沐浴露，最好采用冲洗的方法，不要用力揉搓。

(2)加强护肤：清洗后可在皮肤上涂擦润肤乳液，以预防干燥。对清洁后的皮肤不要使用粉剂，以避免出汗后堵塞毛孔。对大小便失禁的老年人，清洗肛周后可涂油剂以起到保护作用。

4. 加强营养

加强患者营养，摄取高热量、高蛋白、高纤维素饮食。必要时，少食多餐。

5. 勤更换内衣及被服

卧床老年人应穿着棉质、柔软、宽松的内衣，因其吸汗且不刺激皮肤。对内衣及被服要每周更换,一旦潮湿,则应立即更换。应保持床铺清洁、干燥、平整。

(六)压力性损伤的表现

压力性损伤可分为1期、2期、3期、4期、不可分期及深部组织损伤六类(表5-19)。护理员在为老年人实施压力性损伤护理的过程中,应根据不同损伤类型选择不同的照护措施。

表5-19 压力性损伤的分期及临床表现

分期	临床表现	图片
1期	・局部皮肤完整,出现非苍白发红,指压不褪色; ・局部红斑、疼痛、皮温增高或发硬	
2期	・部分真皮层缺损,基底面呈粉红色或红色,潮湿; ・伤口床有活力; ・可能呈现完整或破裂的血清性水疱; ・不暴露脂肪层和更深的组织,不存在肉芽组织、腐肉和焦痂	
3期	・皮肤全层缺损,溃疡面可呈现皮下脂肪组织和肉芽组织伤口边缘的卷边(上皮内卷)现象; ・可能存在腐肉和(或)焦痂; ・深度按解剖位置而异,皮下脂肪较多的部位可能呈现较深的创面,在无皮下脂肪组织的部位(包括鼻梁、耳廓、枕部和踝部)则呈现为表浅的创面; ・潜行和窦道也可能存在	

续表

分期	临床表现	图片
4期	·全层皮肤和组织损伤，溃疡面暴露筋膜、肌肉、肌腱、韧带、软骨或骨溃疡； ·在伤口床上可见腐肉或焦痂，上皮内卷、潜行、窦道经常可见	
不可分期	·全层组织被掩盖和组织缺损； ·全层皮肤和组织缺损，其表面的腐肉或焦痂掩盖了组织损伤的程度，当腐肉和坏死组织去除后，将会呈现3期或4期压力性损伤的症状	
深部组织损伤	·皮肤局部出现持久性非苍白性发红、红褐色或紫色，或表皮分离后出现暗红色伤口床（或充血性水疱），颜色发生改变前往往会有疼痛和温度变化。 ·在骨隆突处强烈的压力和（或）持续的压力、剪切力会致使该损伤的出现。伤口可能会迅速发展，呈现真正的组织损伤，经过处理后可能无组织损伤。 ·如果出现坏死组织、皮下组织、肉芽组织、筋膜、肌肉或其他潜在结构，则表明全层组织损伤（为不明确分期，3期或4期压力性损伤）	

三、任务实施

（一）操作前准备

1. 护理员准备

剪短指甲，整理衣帽，温暖并清洗双手。

2. 用物准备

软枕数个、脸盆（内盛温水）、毛巾、翻身记录单等，必要时备床挡。

3. 环境准备

关闭门窗，拉上窗帘，冬季室温以24～26 ℃为宜，光线充足。

(二)操作实施(表 5-20)

压力性损伤的预防

表 5-20 压力性损伤预防技术

操作步骤	操作程序	注意事项
评估与沟通	·核对老年人的信息,评估老年人的身体状况、意识情况; ·向老年人解释操作的目的、注意事项及配合要点,取得同意	—
协助老年人翻身	·掀开被角,将老年人的近侧手臂放于枕边,远侧手臂放于胸前; ·在盖被内将远侧下肢搭于近侧下肢上; ·双手分别扶住老年人的肩部和髋部,向近侧翻身,使老年人侧卧; ·双手环抱老年人的臀部并将其移至床中线,使其面向护理员(图 5-7); ·双手环抱老年人肩部并移动上身至床中央(图 5-8)	·翻身时动作轻缓,以免引起老年人不适; ·移动老年人时,应将其抬起,避免拖、拉、拽等动作,以免挫伤皮肤
放置软枕	·在老年人胸前放置软枕,将上侧手臂搭于软枕上; ·下侧下肢伸直,上侧下肢屈曲,在小腿下垫软枕	
护理皮肤	·轻轻掀开背部盖被及衣物,查看受压部位的皮肤状况,盖好衣被; ·用温热毛巾擦净背部汗渍,扯平上衣; ·用软枕支撑背部,盖好被子	
整理记录	·整理床单位,必要时加床挡; ·洗手,记录翻身时间、体位、皮肤状况,若发现异常,则应及时报告	记录准确、全面

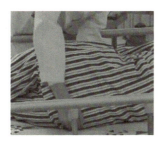

图 5-7

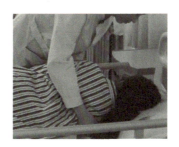

图 5-8

附录 5-8　压力性损伤预防技术的操作流程考核（表 5-21）

模块五测试题

表 5-21　压力性损伤预防技术的操作流程考核表

项目名称	操作流程	技术要求	分值	扣分说明	备注
操作前	护理员准备	剪短指甲，整理衣帽，温暖并清洗双手	10		
	环境准备	关闭门窗，拉上窗帘，冬季温度以 24~26 ℃ 为宜，光线充足			
	用物准备	软枕数个、脸盆（内盛温水）、毛巾、翻身记录单等。必要时备床挡			
操作中	评估与沟通	• 核对老年人信息，评估老年人的身体状况、意识情况； • 向老年人解释操作的目的、注意事项及配合要点，取得其同意	5		
	协助老年人翻身	• 掀开被角，将老年人近侧手臂放于枕边，远侧手臂放于胸前； • 在盖被内将远侧下肢搭于近侧下肢上； • 双手分别扶住老年人的肩部和髋部，向近侧翻身，使其侧卧； • 双手环抱老年人的臀部并移至床中线，使其面向护理员，双手环抱其肩部并移动上身至床中央	50		
	放置软枕	• 在老年人胸前放置软枕，使上侧手臂搭于软枕上； • 下侧下肢伸直，上侧下肢屈曲，在小腿下垫软枕	10		
	护理皮肤	• 轻轻掀开背部盖被及衣物，查看受压部位皮肤状况，盖好衣被； • 用温热毛巾擦净背部汗渍，扯平上衣； • 用软枕支撑背部，盖好被子	15		
操作后	整理记录	• 整理床单位，必要时加床挡； • 洗手，详细记录翻身时间、体位、皮肤状况，若发现异常，应及时报告	10		
操作时间		分钟			
总分		100 分			
得分					

模块六

移动支援技术

移动支援技术

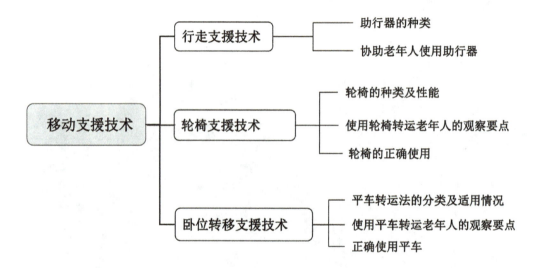

项目一
行走支援技术

一、任务导入

【任务描述】

孙爷爷，78岁，平时体健，可完全自理，一天下楼时因崴脚导致脚踝骨折，接受石膏固定治疗，因子女繁忙，现居于养老院，以休息为主。脚踝骨折后20天，仍有疼痛，不敢用力，长时间不外出导致孤独，现需护理员为其选择合适的辅助器具，使其可以外出散心，同时需要确保安全。

【任务目标】

1. 护理员为老年人选择合适的辅助器具以助行走。
2. 老年人学会正确使用辅助器具，并在使用过程中不发生跌倒等意外事件。
3. 护理员具有安全意识及职业精神，具有细心、耐心和责任心，能缓解老年人的孤独。

二、任务分析

助行器具是协助老年人活动的常用工具，接下来主要介绍助行器具的作用、种类、性能、要求及高度调节。

行走支援照护的要点

（一）助行器具的作用

助行器具一般是让老年人用来支撑着走路，使其走路方便、安全的工具，能够起到辅助人体支撑体重、保持平衡和行走的作用。助行器具的使用既能使老年人稳身健步，减少并发症，又能提高老年人的生活自理能力，改善心理状态、生活质量，提升自信心，节省体力和人力资源，减轻护理员的负担。

(二)助行器具的种类、性能及要求

1. 手杖

根据结构和功能的不同可将手杖分为单足手杖、多足手杖、直手杖、可调式带座式手杖、多功能手杖和盲人手杖等(图6-1)。其中单足手杖适用于握力好、上肢支撑能力强的人。多足手杖包括三足手杖和四足手杖,支撑面积大、稳定性好。

2. 拐杖

拐杖指靠前臂或肘关节扶持来帮助行走的工具,可分为普通木拐杖、折叠式拐杖、前臂杖、腋杖和平台杖(图6-2)。前臂杖可单用,也可双用,用于握力差、前臂弱,但不需要腋杖者。腋杖稳定,用于截瘫或外伤严重的患者,包括固定式腋杖和可调式腋杖。平台杖又称为类风湿杖,主要将前臂固定在平台式前臂托上,用于关节严重损害的类风湿关节炎患者或手部有严重损伤不能负重、由前臂负重者。

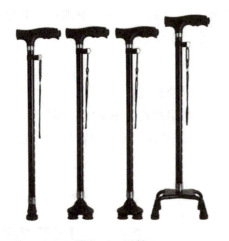
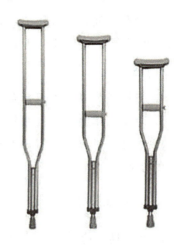

图6-1 手杖　　　　　　　　　　图6-2 拐杖

3. 步行器

步行器指用来辅助下肢功能障碍者(偏瘫、截瘫、截肢、全髋关节置换术后者等)步行的工具(图6-3)。它具有保持平衡、支撑体重和增强上肢伸肌肌力的作用。常见的步行器有框架式(两轮式、三轮式、四轮式)助行器、截瘫助行器和交替式助行器。框架式助行器可支撑体重,便于患者站立和行走,其支撑面积大、稳定性好,使用时两手扶持左、右两侧,于框架当中站立行走。截瘫助行器需要根据患者的具体情况制作配置。交替式助行器适用于各种原因导致的第四胸椎以下完全性或更高阶段不完全性脊髓损伤者。

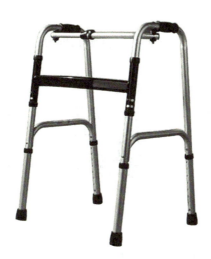

图 6-3 步行器

（三）助行器具的高度调节

1. 手杖的高度调节

确定手杖高度的方法有以下两种。

方法一：身体直立，以肘关节屈曲 30°、腕关节背屈约 30°的状态握住手杖，使手杖支脚垫位于脚尖前方和外侧方直角距离各 15 cm 处的位置。

方法二：身体直立，手杖高度与大转子（关节突起部）处于等高的位置。

2. 拐杖的高度调节

身高减去 41 cm 的长度为腋杖长度，站立时大转子的高度即为拐杖把手的高度。

3. 步行器的高度调节

确定步行器高度的方法有以下几种。

方法一：身体自然站立，抬头挺胸，双手自然下垂在身体的两侧，步行器手柄的高度大约与手腕腕痕齐平。

方法二：身体直立，步行器的高度与髋关节水平相同。

方法三：双手握住步行器把手，取肘关节弯曲的角度在 15°~30°时步行器的高度。

三、任务实施

（一）操作前准备

1. 环境准备

清除障碍物，保持光线明亮、地面干燥等。

2. 老年人准备

穿戴合适，穿防滑鞋，系紧鞋带，裤脚长度合适。

3. 物品准备

根据老年人的情况选择合适的助行器具。

手杖应用协助

拐杖应用协助

步行器应用协助

（二）操作实施（表 6-1）

表 6-1 行走支援技术的操作实施表

操作步骤		操作程序	注意事项
评估		·环境安静、明亮，无障碍物，地面干燥、无水渍、油渍，适合行走。 ·评估老年人的自理能力、肢体功能及疾病情况。 ·评估助行器具：选择并评估助行器具的安全性及性能	—
沟通		·询问老年人出行的意愿； ·告知老年人出行的方式，消除其安全顾虑并取得配合	—
实施	手杖的使用	·检查手杖：在确保手杖安全可用后将其携带到老年人面前。 ·演示讲解：边演示、边讲解使用手杖步行的方法及上、下台阶的注意事项。①三点步行：先伸出手杖，再迈出患足，最后迈出健足，或先伸出手杖，再迈出健足，最后迈出患足。要求患足努力做到抬腿迈步，避免拖拉。②两点步行：伸出手杖的同时抬腿迈出患足，再迈出健足。③上、下台阶的训练：正确上、下台阶的原则是健腿先上后下，患腿先下后上。可以将手杖放在扶手上，一同向上挪动。 ·保护行走：搀扶老年人，使其手挂手杖站起，检查手杖的高度是否合适。将手杖放在脚的前外侧，目视前方，按照三点步行（或两点步行）的方式行走。护理员站在老年人患侧，拉住其腰带或特制的保护腰带，以起到保护作用	·要求患足努力做到抬腿迈步、避免拖拉 ·在老年人行走时，应避开路线上的水渍及障碍物。在行走过程中，护理员应保障老年人的安全，避免跌倒 ·观察老年人有无劳累，询问其感受，如果感到疲乏，则应立即休息

续表

操作步骤	操作程序	注意事项
实施	拐杖的使用	・检查拐杖：确保拐杖安全可用后携带其到老年人面前。 ・边演示、讲解，边保护行走安全：边演示、讲解使用拐杖步行的方法及上、下台阶的方法，边保护老年人行走安全，然后向老年人说明以下配合要点并取得配合。 (1)站立：站立时将双拐并到一起，立于患侧，一手握住拐杖把手，另一手按住椅子扶手或床面等其他支撑物，双手用力将身体撑起，依靠健侧下肢完成站立，将一支拐杖交于健侧手中，双拐平行放置于身体前方，开始行走，行走常采用四点法、三点法或两点法。①四点法：先向前移动患侧拐杖，再迈出健侧下肢，然后移动健侧拐杖，最后迈出患侧下肢，用相同方法反复进行。②三点法：一般用于患侧下肢不能负重的情况，两侧拐杖一同向前，然后患侧向前迈出，最后健侧向前跟上患侧，如此反复进行。③两点法：在向前移动患侧拐杖的同时迈出健侧下肢，在向前移动健侧拐杖的同时迈出患侧下肢，反复进行。 (2)坐下：当老年人想要坐下时，将双拐并在一起，立于患侧，一手抓住拐杖把手，另一手按住椅子扶手或床面等支撑物，健侧下肢用力，重心下移，同时患肢不要碰触地面。 (3)上台阶：老年人将身体靠近台阶，双臂用力撑住拐杖，健侧下肢迈到台阶上，健侧下肢用力伸直，身体稍向前倾，同时将患侧下肢和双拐带到台阶上，重复动作，迈向上一级台阶。 (4)下台阶：下台阶时，先把双拐平行放在下一级台阶上，将患侧下肢前移，双臂用力撑起，健侧下肢屈曲并移到下一级台阶，呈站立位，再将双拐下移，重复以上动作，迈向下一级台阶	・行走过程中避免拉拽老年人胳膊，以免造成跌倒和骨折； ・循序渐进地增加行走的活动量
	步行器的使用	・检查步行器：确保步行器安全可用后将其携带到老年人面前。 ・边讲解、边演示：边讲解步行器的使用方法，边演示操作，向老年人说明配合要点并取得配合。①四步法：将步行器一侧向前移动一步(25～30 cm)，将对侧下肢抬高后迈出，约落在步行器横向的中线偏后方。然后，将步行器的另一侧向前移动一步，迈出另一下肢。重复上述步骤前	

续表

操作步骤		操作程序	注意事项
实施	步行器的使用	进。②三步法：抬头挺胸，双手同时将步行器举起并向前移动一步(25～30 cm)，将患肢抬高后迈出半步，约落在步行器横向的中线偏后方。双手臂伸直以支撑身体，迈出健肢，使其与患肢平行。重复上述步骤前进	
整理		·活动结束后安置老年人于舒适体位、整理床单位； ·将助行器具置于指定位置	—
记录		·记录活动时间及时长； ·记录活动过程中老年人的表现及感受	—

附录 6-1　行走支援技术的操作流程考核(表 6-2)

表 6-2　行走支援技术的操作流程考核表

项目名称	操作流程		技术要求	分值	扣分说明	备注
操作前	环境准备		无障碍物，光线明亮，地面干燥	10		
	老年人准备		穿戴合适，穿防滑鞋，系紧鞋带，裤脚长度合适			
	护理员准备		服装整洁、仪表端庄			
	用物准备		根据老年人的情况选择合适的助行器具			
操作中	评估与沟通		・评估环境的安全性； ・评估老年人的肢体功能、疾病情况； ・评估助行器具的安全性能； ・询问老年人的出行意愿，告知其出行方式，以取得配合	15		
	协助行走	手杖的使用	・检查手杖：在确保手杖安全可用后将其携带到老年人面前。 ・演示讲解：边演示、边讲解使用手杖步行的方法及上、下台阶的注意事项。①三点步行：先伸出手杖，再迈出患足，最后迈出健足，或先伸出手杖，再迈出健足，最后迈出患足。要求患足努力做到抬腿迈步、避免拖拉。②两点步行：伸出手杖的同时抬腿迈出患足，再迈出健足。③上、下台阶的训练：正确上、下台阶的原则是健腿先上后下，患腿先下后上。可以将手杖放在扶手上，一同向上挪动。 ・保护行走：搀扶老年人，使其手拄手杖站起，检查手杖的高度是否合适。将手杖放在脚的前外侧，目视前方，按照三点步行或两点步行的方式行走。护理员站在老年人患侧，拉住其腰带或特制的保护腰带，以起到保护作用	65		

续表

项目名称	操作流程		技术要求	分值	扣分说明	备注
操作中	协助行走	拐杖的使用	·检查拐杖：确保拐杖安全可用后携带其到老年人面前。 ·边演示、讲解，边保护行走安全：边演示、讲解使用拐杖步行的方法及上、下台阶的方法，边保护老年人行走安全，然后向老年人说明以下配合要点并取得配合。 (1)站立：站立时将双拐并到一起，立于患侧，一手握住拐杖把手，另一手按住椅子扶手或床面等其他支撑物，双手用力将身体撑起，依靠健侧下肢完成站立，将一支拐杖交于健侧手中，双拐平行放置于身体前方，开始行走，行走常采用四点法、三点法或两点法。①四点法：先向前移动患侧拐杖，再迈出健侧下肢，然后移动健侧拐杖，最后迈出患侧下肢，用相同方法反复进行。②三点法：一般用于患侧下肢不能负重的情况，两侧拐杖一同向前，然后患侧向前迈出，最后健侧向前跟上患侧，如此反复进行。③两点法：在向前移动患侧拐杖的同时迈出健侧下肢，在向前移动健侧拐杖的同时迈出患侧下肢，反复进行。 (2)坐下：当老年人想要坐下时，将双拐并在一起，立于患侧，一手抓住拐杖把手，另一手按住椅子扶手或床面等支撑物，健侧下肢用力，重心下移，同时患肢不要碰触地面。 (3)上台阶：老年人将身体靠近台阶，双臂用力撑住拐杖，健侧下肢迈到台阶上，健侧下肢用力伸直，身体稍向前倾，同时将患侧下肢和双拐带到台阶上，重复动作，迈向上一级台阶。 (4)下台阶：下台阶时，先把双拐平行放在下一级台阶上，将患侧下肢前移，双臂用力撑起，健侧下肢屈曲并移到下一级台阶，呈站立位，再将双拐下移，重复以上动作，迈向下一级台阶	65		

续表

项目名称	操作流程		技术要求	分值	扣分说明	备注
操作中	协助行走	步行器的使用	·检查步行器：确保步行器安全可用后携带其到老年人面前。 ·边讲解、边演示：边讲解步行器的使用方法，边演示操作，向老年人说明配合要点并取得配合。①四步法：将步行器一侧向前移动一步（25～30 cm），将对侧下肢抬高后迈出，约落在步行器横向的中线偏后方。然后，将步行器的另一侧向前移动一步，迈出另一下肢。重复上述步骤前进。②三步法：抬头挺胸，双手同时将步行器举起并向前移动一步（25～30 cm），将患肢抬高后迈出半步，约落在步行器横向的中线偏后方。双手臂伸直以支撑身体，迈出健肢，使其与患肢平行。重复上述步骤前进	65		
操作后	整理记录		·安置体位，整理床单位； ·将助行器具置于指定位置备用； ·记录活动时间及时长； ·记录活动过程中老年人的表现及感受	10		
操作时间			分钟			
总分			100			
得分						

项目二

轮椅支援技术

任务 轮椅的正确应用

一、任务导入

【任务描述】

钱爷爷，71岁，丧偶，现于一家公立性养老中心养老，居于4楼。他有脑梗死病史7年，遗留左侧肢体活动不灵，现神志清，精神好，饮食、睡眠好，右侧肢体肌力5⁻级，左上肢肌力3级，左下肢肌力3⁻级，沟通正常。为促进其身心健康，防止肢体功能进一步退化，护理员经常用轮椅带其到楼下200 m远的户外娱乐广场进行活动。

【任务目标】

1. 护理员掌握正确使用轮椅的方法及转运过程中的注意事项，并能安全地使用轮椅转运老年人。

2. 老年人在被转运的过程中无不适，或在出现不适时及时得到有效的干预与照护。

3. 护理员具有职业安全意识及职业精神，具有细心、耐心和责任心。

二、任务分析

轮椅是转运行动不便的老年人的常用工具，这里将介绍轮椅的种类、性能及使用轮椅转运老年人的观察要点。

(一)轮椅的种类及性能

1. 固定式轮椅

结构简单,但不用时占用空间较大,上、下车不方便。

2. 折叠式轮椅

折叠式轮椅的扶手或脚踏板均为拆卸式,车架可折叠,便于携带和运输,是目前国内外应用最广泛的一种。

3. 躺式轮椅

躺式轮椅的靠背能从垂直向后倾斜至水平位,脚踏板也能自由变换角度。它适用于年老体弱者。

4. 手推式轮椅

手推式轮椅是由护理员推动的轮椅,轮椅的特点是前后皆采用直径相同的小轮子,因此造价相对较低、重量较轻,主要为照护用椅。

5. 电动轮椅

电动轮椅是通过高性能动力驱动装置和多种不同的智能操作装置来发挥作用,可满足不同功能障碍的老年人的需求。如对于手和前臂功能完全丧失的老年人,可选择用下颌进行操纵的电动轮椅。

(二)使用轮椅转运老年人的观察要点

1. 轮椅的检查

使用轮椅前应进行检查:首先检查其打开与收起是否顺畅;其次,检查其刹车是否灵敏、充气轮胎的胎压是否正常;最后,检查其坐垫、安全带、脚踏板等是否正常。

2. 轮椅打开与收起的方法

(1)打开轮椅:双手握住轮椅两侧扶手并外展,然后手掌向下按压轮椅坐垫即可打开。

(2)收起轮椅:双手握住坐垫中间的前、后两端,同时向上提拉即可收起。

3. 使用轮椅的要点

(1)推轮椅时速度要慢,要叮嘱老年人的头及背向后靠,并抓紧扶手,勿向前倾或自行下车,必要时可采用安全带等约束措施。

(2)遇到障碍物或拐弯时,护理员应提前告知并提示。

4. 识别异常情况并及时报告的方法

在转运过程中,护理员应观察老年人的表现并询问其感受。如老年人感觉疲乏或不适,则应让其就近休息或带其尽快返回,并通知医护人员。

三、任务实施

(一)操作前准备

1. 环境准备

环境安静,光线充足,无障碍物。

2. 护理员准备

着装整齐。

3. 老年人准备

若身体状况允许,则可穿防滑的鞋子。

4. 物品准备

轮椅,必要时准备毛毯。

(二)操作实施

1. 操作前评估(表6-3)

表6-3 使用轮椅转运老年人的操作前评估

操作步骤	操作程序	注意事项
评估与沟通	·评估老年人的功能状况、性格特点、自我照顾能力与活动能力; ·向老年人说明配合要点,取得配合	着重评估老年人的自理能力及肢体功能
实施	·使用日常生活活动自理能力评定量表评估老年人的自理能力,并判定老年人肢体的肌力及肌张力; ·检查轮椅的性能及安全性	检查轮椅时需检查其轮胎气压是否充足、刹车制动是否良好、脚踏板翻动是否灵活、轮椅打开收起是否顺畅
整理	·为老年人整理衣物,做好出行前的穿戴准备; ·携轮椅至老年人床旁	—
记录	·记录老年人的自理能力评分及肢体肌力、肌张力; ·记录轮椅性能是否完好; ·记录评估的时间及评估人员	—

轮椅的应用

2. 床椅转移：协助老年人上轮椅(表6-4)

表6-4 床椅转移：协助老年人上轮椅的操作步骤

操作步骤	操作程序	注意事项
评估与沟通	• 评估老年人的状态； • 告知老年人将其从床上(或椅子上)转移到轮椅上的配合要点，并取得配合	—
实施	• 松开轮椅刹车，打开轮椅，推轮椅至老年人床旁，将轮椅靠近其健侧，与床成30°~45°角，并刹车制动，使脚踏板向上翻起，必要时撤掉挡腿布； • 协助老年人坐于床沿上，嘱其用健侧手臂扶住护理员的肩臂部，健侧下肢足跟与床沿平齐； • 屈膝下蹲，双手环抱老年人的腰部或背侧裤腰，双手用力带动其平稳站起； • 护理员以自己的身体为轴转动，带动老年人转体，将其移至轮椅前，协助其平稳坐下；	• 床的高度要与轮椅的坐垫高度接近，轮椅必须带有刹车，脚踏板可折叠或拆卸； • 注意在操作过程中询问老年人的感受及有无不适，若有不适，则应及时联系医护人员处理； • 操作过程中需确保老年人的安全

续表

操作步骤	操作程序	注意事项
实施	·嘱老年人扶好扶手，身体紧靠椅背坐稳，将双脚放到脚踏板上，系好安全带；	
整理	整理老年人的着装，必要时用毛毯保暖	—
记录	·记录操作过程中老年人的状态，观察有无不适； ·记录出行时间	—

3. 上、下电梯时轮椅的推行方法(表6-5)

表6-5 上、下电梯时轮椅的推行方法

操作步骤	操作程序	注意事项
评估与沟通	·评估老年人坐在轮椅上时安全带的使用是否妥当、双脚是否踏于脚踏板上； ·告知老年人将要乘坐电梯或离开电梯，嘱其身体紧靠椅背坐稳	—
实施	·上电梯：平稳地推老年人至电梯门口，并按下电梯下行/上行键，等待电梯到来。电梯门打开后，护理员在前，轮椅在后，即轮椅以倒退的形式进入电梯，并及时刹车制动。 ·下电梯：确认电梯停稳，松开刹车，仍使轮椅以倒退的形式出电梯	·推轮椅上、下电梯时，嘱老年人将头及背向后靠，并抓紧扶手，勿使脚离开脚踏板或自行下轮椅； ·在乘坐电梯的过程中，询问老年人的感受，如有无头晕等不适，若有不适，则应及时通知医护人员处理
整理	整理老年人衣物，必要时用毛毯保暖	—
记录	记录老年人在乘坐电梯及上、下电梯的过程中有无不适	—

4. 上、下坡道/上、下台阶时轮椅的推行方法（表6-6）

表6-6 上、下坡道/上、下台阶时轮椅的推行方法

操作步骤	操作程序	注意事项
评估与沟通	·评估老年人坐在轮椅上时安全带的使用是否妥当； ·评估老年人的双脚是否踏于脚踏板上； ·告知老年人将要上、下坡道或上、下台阶，嘱其身体紧靠椅背坐稳	—
实施	·上坡道：手握椅背把手均匀用力，两臂保持屈曲，身体前倾，平稳地向上推行。 ·下坡道：采用倒退下坡的方法。叮嘱老年人抓紧轮椅扶手，身体向后紧靠椅背。护理员握住椅背把手，缓慢地倒退行走。 ·上台阶：用脚踩踏轮椅后侧的杠杆，抬起前轮，以两后轮为支点，使前轮翘起以移上台阶，再以两前轮为支点，双手抬车把以带起后轮，使之平稳地移上台阶。 ·下台阶：采用倒退式下台阶的方法。叮嘱老年人抓紧扶手，提起车把，缓慢地将后轮移至台阶下，再以两后轮为支点，稍稍翘起前轮，轻拖轮椅至前轮并移至台阶下	·推行过程平稳匀速，推轮椅时速度要慢，嘱老年人将头及背向后靠，并抓紧扶手，脚勿离开脚踏板或自行下轮椅； ·上、下坡道或上、下台阶前要提前告知老年人，取得配合并采取安全措施； ·在用轮椅转运的过程中，需每隔30 min给予老年人变换体位1次，避免因局部长期受压而造成压力性损伤； ·在转运过程中及时询问老年人的感受及有无不适，如有不适，则应及时通知医护人员处理； ·当转运过程中遇到障碍物或门时，切不可用轮椅撞障碍物或门
整理	·整理老年人的衣物，必要时为老年人加盖毛毯； ·查看安全约束装置是否妥当； ·查看双脚是否踏于脚踏板上	—
记录	记录上、下坡道或上、下台阶的过程中老年人有无不适	—

5. 床椅转移：协助老年人下轮椅(表6-7)

表6-7 床椅转移：协助老年人下轮椅

操作步骤	操作程序	注意事项
评估与沟通	·评估老年人的状态及有无不适，并对老年人此次出行的表现给予肯定及鼓励； ·告知老年人现在将要从轮椅上转移至床上(或椅子上)，告知操作要点，取得配合	—
实施	·将轮椅推至床旁或椅子旁，与床或椅子成30°～45°角，刹车制动； ·将轮椅脚踏板向上翻起，协助老年人双脚平稳地踏在地面上，打开安全带； ·叮嘱老年人身体前倾，用健侧手臂扶住护理员肩臂部，健侧下肢足跟与轮椅坐垫前沿平齐，护理员屈膝下蹲，双膝夹紧老年人的健侧膝部，双手环抱老年人腰部或抓紧背侧裤腰，双脚用力带动老年人平稳站起； ·以靠近床侧足跟为轴转身并带动老年人转体，将老年人移至床前平稳坐下或躺下	在老年人坐下或平躺后询问其是否有不适，如有不适，则应及时通知医护人员处理
整理	·推轮椅至指定存放处，收起轮椅并刹车制动； ·安置老年人，整理床单位	—
记录	·记录老年人在外出过程中的表现及状态； ·记录回归时间； ·记录出行时长及护理员姓名	—

附录 6-2　轮椅支援技术的操作流程考核（表 6-8）

表 6-8　轮椅支援技术的操作流程考核表

项目名称	操作流程	技术要求	分值	扣分说明	备注
操作前	环境准备	环境安静，光线充足，无障碍物	10		
	老年人准备	穿戴合适，穿防滑鞋，系紧鞋带，裤脚长度合适			
	护理员准备	服装整洁，仪表端庄			
	用物准备	轮椅，必要时准备毛毯			
操作中	评估与沟通	·评估老年人的功能状态； ·检查轮椅的安全性能； ·告知老年人注意事项并取得配合	15		
	上、下轮椅	·及时询问老年人的感受并告知配合要点，以取得配合，确保安全； ·老年人所用安全带妥当，双脚踏于脚踏板上	20		
	上、下电梯	·告知老年人配合要点，以取得配合，确保安全； ·进、出电梯采用倒退式	20		
	上、下坡道/台阶	·老年人所用安全带妥当，双脚踏于脚踏板上； ·上台阶时能够正确运用杠杆原理； ·下坡道及下台阶时采用倒退式	20		
操作后	整理记录	·使用完轮椅后，将其收起、存放于指定位置并刹车制动； ·活动结束回归后安置老年人、整理床单位； ·记录老年人的自理能力； ·记录老年人有无不适； ·记录外出时间及回归时间	15		
操作时间		分钟			
总分		100			
得分					

项目三
卧位转移支援技术

一、任务导入

【任务描述】

李奶奶，70岁，体重70 kg，平时可以自己行走，某天独自上厕所时，刚站起便因头晕而摔倒，自诉左腿疼痛剧烈，无法站立。护理员赶到后查看老年人并联系医生，遵医嘱不能随意搬动李奶奶。医生到达后查看李奶奶，判定她的左腿股骨头骨折，需多人协作将她用平车转移上救护车，然后到医院接受进一步检查、治疗。

【任务目标】

1. 护理员使用平车将老年人顺利转移至救护车上并赶往医院。
2. 老年人在转运过程中无二次伤害发生。
3. 护理员具有安全意识及职业精神，具有细心、耐心和责任心，能够缓解老年人摔倒后的恐惧感。

二、任务分析

卧位转移可以通过平车或移动床进行。平车是协助老年人常用的转运工具，主要用于运送不能起床的老年人进行外出检查、治疗等活动。用移动床转运此类老年人，其转运方法和注意事项与平车的相同，本节以平车为例介绍卧位转移支援技术。

（一）平车搬运法的分类及适用情况

1. 挪动法

挪动法适用于病情许可且能在床上配合的老年人。

2. 一人搬运法

一人搬运法适用于病情允许、上肢活动自如且体重较轻者。

3. 二人搬运法

二人搬运法适用于不能活动、体重较重的老年人。

4. 三人搬运法

三人搬运法适用于不能活动、体重较重的老年人。

5. 四人搬运法

四人搬运法适用于颈椎、腰椎骨折的老年人，或病情较重的老年人。

(二)使用平车转运老年人的观察要点

(1)备用平车时，注意定期检查其性能与清洁度，保持面板清洁、支架完好、轮胎气压充足、刹车灵敏、处于备用状态。

(2)使用平车前需要评估老年人的身体状况，确定是否适合通过平车运送。

(3)搬运时注意保护老年人病患处。搬运骨折老年人时应在车上垫木板，并做好骨折部位的固定和观察。

(4)多人转运时，动作要协调一致，将老年人头部置于平车大轮端，一般保持头在后转运；上坡时头在前，下坡时头在后，即保持头部始终在高的一端，给老年人以安全感。

(5)在整个转运过程中注意观察老年人的面色及脉搏的改变。

三、任务实施

(一)操作前准备

1. 环境准备

清除障碍物，保持光线明亮、道路通畅。

2. 老年人准备

通过沟通使老年人明确操作目的，了解平车转运的目的、方法及注意事项，需要时可协助排空大小便。

3. 物品准备

性能完好的平车、在平车上放置一次性中单或用布单包好的垫子、枕头、毛毯或棉被。如为颈椎骨折或腰椎骨折者，则应备帆布兜或布中单；如为其他部位骨折者，则应用木板垫于平车上。

4. 护理员准备

着装整洁，洗手，征得老年人同意。

（二）操作实施（表 6-9）

表 6-9　卧位转移支援技术的操作实施表

操作步骤		操作程序	注意事项
评估		·评估老年人的基本状态、年龄、体重、病情与躯体活动能力及病变部位； ·评估老年人的认知情况、心理反应及合作程度； ·评估平车的性能是否完好	备用平车时，注意定期检查其性能与清洁度，保持面板清洁、支架完好、轮胎气压充足、刹车灵敏、处于备用状态
沟通		询问老年人的感受并告知将要用平车进行转运，缓解其紧张或恐惧的情绪，取得配合	—
实施	推平车	检查平车的各部件是否完好，然后将平车推至老年人的床旁或身边，根据老年人的情况选择合适的搬运方法	—
实施	搬运老人 挪动法	·移开床旁桌、椅，掀开盖被，协助老年人移至床边或平车旁。将平车大轮端靠近床头、小轮端靠近床尾推至与床平行，紧靠床边，调整平车与病床，使其高度一致，制动车闸。 ·协助老年人按上半身、臀部、下肢的顺序，依次挪向平车。由平车回床时顺序相反，先挪动下肢，再挪动臀部和上半身。 ·为老年人包裹被子，先向上反折脚端，再折近侧和对侧，用衣领遮盖颈部	·搬运过程中妥善安置老年人身上的各种管道，保证持续性治疗不受影响。 ·搬运过程中注意保护病患处，搬运骨折老年人时应在车上垫木板并做好骨折固定；搬运颅脑损伤、颌面部外伤以及昏迷的老年人时，应将其头偏向一侧；搬运颈椎损伤的老年人时，应保持其头部于中立位。 ·在转运过程中注意观察老年人面色、呼吸、脉搏的变化。 ·搬运过程中将老年人的头部置于平车大轮端，上坡时老年人头在前，下坡时头在后，即保持头部始终在高的一端，给老年人以安全感
实施	搬运老人 一人搬运法	·移床旁椅，松开盖被，协助老年人穿好衣服； ·推平车至床尾，使平车大轮端与床尾成钝角，制动车闸。搬运者站在钝角内的床边； ·两脚前后分开，稍屈膝，一手自患者腋下伸至对侧肩部外侧，另一手伸至患者臀下； ·嘱老年人双臂交叉于护理员颈后，双手用力握住； ·抱起老年人，移步转身，将其轻轻地放在平车上，卧于平车中央，盖好盖被	

续表

操作步骤		操作程序	注意事项
实施	二人搬运法	・方法：同一人搬运法步骤的前两步。 ・站位：搬运者甲、乙两人站在同侧床边，协助老年人将上肢交叉于胸前。 ・分工：甲一手托住老年人的头、颈、肩部，另一手托住其腰部，乙一手托住老年人的臀部，另一手托住其腘窝。两人同时抬起老年人并移向近侧床缘，再同时托起，使老年人身体向搬运者倾斜，移步走向平车，两人同时屈膝，将手臂置推车上并伸直，使老年人平躺于平车中央，盖好盖被	・多人转运时，动作协调一致，使老年人头部处于较高位置，减轻不适；四人搬运时搬运者甲负责观察老年人的病情变化； ・帆布兜或布中单需能承受老年人的体重； ・车速适宜，进出门时先将门打开，不可用车撞门； ・冬季做好保暖
	三人搬运法	・方法：同一人搬运法步骤的前两步。 ・站位：搬运者甲、乙、丙三人站在同侧床边，协助老年人将上肢交叉于胸前。 ・分工：搬运者甲双手托住老年人的头、颈、肩及胸部，搬运者乙双手托住老年人的背、腰、臀部，搬运者丙双手托住老年人的膝部及双足，三人同时抬起老年人并移向近侧床缘，再同时抬起老年人稳步向平车移动，将老年人放于平车中央，盖好盖被	
	四人搬运法	・方法：同挪动法步骤的前两步。 ・站位：搬运者甲、乙分别站于床头和床尾；搬运者丙、丁分别站于病床和平车的一侧。 ・将帆布兜或布中单放于老年人腰臀部下方。 ・分工：搬运者甲抬起老年人的头、颈、肩部，搬运者乙抬起老年人的双足，搬运者丙、丁分别抓住帆布兜或者布中单四角，四人同时抬起老年人并向平车处移动，将老年人放于平车中央，盖好盖被	
运送		松开车闸，推老年人至目的地	—
整理		・将老年人送至指定地点，妥善安置，保暖舒适； ・整理床单位； ・将平车置于指定位置备用	—
记录		・记录搬运过程中老年人的表现及有无不适； ・记录时间	—

附录 6-3 卧位转移支援技术的操作流程考核（表 6-10）

表 6-10 卧位转移支援技术的操作流程考核表

项目名称	操作流程	技术要求	分值	扣分说明	备注
操作前	环境准备	环境安静，光线充足，无障碍物	15		
	老年人准备	穿戴合适，穿防滑鞋，系紧鞋带，裤脚长度合适			
	护理员准备	服装整洁，仪表端庄			
	用物准备	平车（上面放置一次性中单或用布单包好的垫子及枕头）、毛毯或棉被，必要时备帆布兜或布中单、木板			
操作中	评估与沟通	·评估环境的安全性； ·评估老年人的基本情况及合作程度； ·评估平车的安全性能； ·询问老年人的感受，告知搬运的目的、注意事项，取得配合	20		
	实施转运	·根据老年人的情况选择合适的搬运方法。 ·搬运过程中妥善安置老年人身上的各种管道，保证持续性治疗不受影响。 ·搬运过程中注意：搬运骨折的老年人时应在车上垫木板并做好骨折固定；搬运颅脑损伤、颌面部外伤以及昏迷的老年人时应将其头偏向一侧；搬运颈椎损伤的老年人时应保持其头部于中立位，并注意老年人面色、呼吸、脉搏的变化，做好保暖。 ·将老年人的头部置于平车大轮端，在上、下坡的过程中保持其头部始终在高的一端。 ·多人转运时，动作应协调一致	50		
操作后	整理记录	·妥善安置老年人，整理床单位； ·将平车置于指定位置备用； ·记录搬运时间； ·记录搬运过程中老年人的表现及感受	15		
操作时间		分钟			
总分		100			
得分					

模块六测试题

模块七

睡眠支援技术

睡眠支援技术

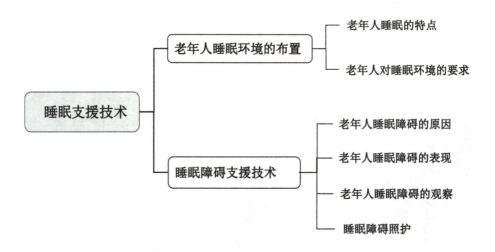

项目一
老年人睡眠环境的布置

睡眠是每个人的基本生理需要，也是老年人获得健康的必要因素，故充足、良好的睡眠对于维持老年人的身心健康至关重要。本项目主要介绍如何为老年人布置良好睡眠环境及照料睡眠障碍的老年人的技能，使护理员能更好地为老年人做好睡眠照护，从而提高老年人的睡眠质量。

一、任务导入

【任务描述】

李奶奶，70岁，生活可自理，平素身体健康，精神状态良好。今日查房时，李奶奶正在卧床休息，护理员发现她神情疲惫、情绪低落。她反映对养老院的睡眠环境不适应。护理员需了解她的睡眠习惯，并为她创造良好的睡眠环境。

【任务目标】

1. 护理员为老年人布置舒适、满意的睡眠环境。
2. 老年人睡眠较好，神情疲惫、情绪低落的情况逐渐好转。
3. 培养护理员良好的职业素养，巡视过程中走路轻、开门轻、关门轻。

二、任务分析

老年人是否能够获得良好睡眠受多种因素的影响，其中重点是环境因素和睡眠习惯因素的影响。根据老年人的生理特点，为其营造适宜的睡眠环境，将有效改善老年人的睡眠质量，促进其身心健康。

（一）老年人睡眠的特点

正常睡眠指在最佳睡眠时间入睡，达到较高的睡眠质量，并且半小时内入睡，睡眠期间基本不醒或醒后能很快再次入睡，觉醒后感觉精力充沛、心情愉快。一般人的最佳睡眠时间一般为晚10点到次晨6点，老年人可稍提前，为晚

9点至次晨5点。成年人对睡眠的要求一般需要7~9 h，老年人由于新陈代谢减慢，可减少1~3 h，达到6~7 h。睡眠的好与环，不应简单地以睡眠的长短来衡量，而应以睡眠后是否消除了疲劳、精力是否充沛来评判。

随着年龄的增长，机体的功能会不断发生退化，老年人的睡眠功能也会退化。老年人睡眠的特点表现为以下几方面。

1. 睡眠时间缩短

60~80岁的健康老年人，就寝时间平均为7~8 h，睡眠时间平均为6~7 h。

2. 夜间容易觉醒

老年人容易受到声、光、温度等外界因素及自身疾病的干扰，这一点尤其在夜间较为明显，会使睡眠变得断断续续。

3. 浅睡眠时间长

浅睡眠时间长表明大脑未得到充分休息。老年人浅睡眠时间变长，而深睡眠时间缩短。老年人年龄越大，则睡眠越浅。

4. 早睡早起

老年人容易早醒，睡眠趋向早睡早起。

(二)老年人对睡眠环境的要求

老年人的睡眠环境指老年人睡眠的居室环境，包括位置、墙壁及窗帘颜色、声音、光线、温度、湿度、通风等。

1. 环境适宜

老年人对睡眠环境的要求

(1)室内环境的温、湿度：老年人体温调节能力差，对温度的敏感性变差，其睡眠环境的温、湿度要求为夏季室温以26~30 ℃为宜，冬季室温以18~22 ℃为宜，相对湿度以50%~60%为宜。

(2)声音、光线及色彩：老年人睡眠易受声音和光线的影响，其居住环境要保持安静，光线要暗。护理员夜间操作及巡视时做到走路轻、操作轻、关门轻、说话轻。老年人睡眠环境中的窗户应选用遮光性较好的深色窗帘，以遮挡室外光线，在老年人睡前应关闭大灯，根据老年人的需要可适当开启壁灯或地灯。墙壁颜色淡雅，有助于避免老年人情绪兴奋或焦虑。

(3)通风换气：在老年人入睡前进行居室的通风换气，清除室内的异味及污浊的空气，可使老年人感觉呼吸顺畅。另外，通风可调节室温并降低室内的病菌数量，降低疾病的发生率。

(4)室内设备：应简单实用、靠墙摆放，家具的转角应尽量选择弧形，以免夜间碰伤起夜的老年人。

(5)卫生间：应靠近卧室，其内设置坐便器并有扶手，在地面铺防滑砖。叮嘱老年人上床前排空大小便，以避免或减少起夜对睡眠造成的影响。对于行动不便的老年人，护理员在其睡前可将所需物品（如水杯、痰桶、便器等）放置于适宜位置。

2. 床铺、被服舒适

（1）床铺高度以 40~50 cm 为宜，以方便老年人上、下床。护理员可根据老年人的身高适度调整床铺高度。床铺硬度应适中。

（2）选用保温性能较好的棉芯被褥，薄厚随季节调整，松软适中。褥垫上平整舒适、无渣屑。

（3）荞麦皮的枕芯较好，软硬适中且透气。枕芯太软或太硬都不舒适。一般情况下，枕头舒适的高度为 6~9 cm，具体可按照老年人的习惯适当调整，但不宜太高。

三、任务实施

（一）操作前准备

1. 护理员准备

仪表端庄，着装整洁，修剪指甲并洗手。

2. 老年人准备

排便、排尿、洗漱完毕。

3. 环境准备

清洁、安静、舒适、安全，夏季室温以 26~30 ℃为宜，冬季室温以 18~22 ℃为宜，相对湿度以 50%~60%为宜。

4. 物品准备

手消毒液、笔、记录本，必要时备毛毯。

(二)操作实施(表 7-1)

表 7-1 老年人睡眠环境布置的操作实施表

操作步骤		操作程序	注意事项
评估与沟通		• 环境清洁、安静、舒适、安全、光线充足、适合操作; • 评估老年人的意识状态、自理能力、身体状况及睡眠环境等; • 询问老年人的床号、姓名,了解其以往的睡眠习惯及对睡眠环境的要求,向其讲解即将准备的睡眠环境的要求,以取得其同意及配合	对于不能进行有效沟通的老年人,应核对其房间号、床号、床头卡及姓名
操作中	通风	睡前将老年人卧室的窗户打开,通风 10 min,然后关闭窗户	在老年人睡前,适当对卧室进行通风换气,以避免因空气浑浊或有异味而影响老年人的睡眠质量
	调节温、湿度	调节室内空调或暖气开关,调整温、湿度,夏季调节室温至 26～30 ℃,冬季调节室温至 18～22 ℃,相对湿度以 50%～60% 为宜	—
	拉好窗帘,关闭电视	• 拉好窗帘,避免因光线进入而影响老年人的睡眠; • 关闭电视,减少声音刺激,以免影响老年人的睡眠	—
	协助就寝	• 协助老年人上床。 • 对能自理的老年人,应扶着其坐在床上,协助其脱掉鞋子及相关衣物,然后协助其在床上平躺好。 • 对不能自理(如坐轮椅)的老年人,具体操作见轮椅转运部分。护理员帮老年人盖好被子,根据季节温度及其需求盖好厚薄适宜的被子	• 床铺高矮以适合老年人上、下床为宜; • 被褥厚薄随季节调整; • 枕头不宜太高或太低,软硬度应适中
	调节光线	打开夜间地灯,关闭房间大灯	
	询问需求	• 将呼叫器放置于老年人枕边,依据其需要,在床旁放置便器,询问其需求并及时满足,问候"晚安"; • 退出房间,轻轻关门	—

续表

操作步骤	操作程序	注意事项
操作后	·整理用物，洗手。 ·根据晚上巡视的情况及时记录老年人的睡眠时间及睡眠情况。晚上巡视期间若发现老年人有任何异常，则应及时处理	及时、准确处理异常情况并记录

附录 7-1　老年人睡眠环境的布置的操作流程考核（表 7-2）

表 7-2　老年人睡眠环境布置的操作流程考核表

项目名称	操作流程	技术要求	分值	扣分说明	备注
操作前	物品准备	手消毒液、记录单、笔，必要时备毛毯	5		
	环境准备	清洁、安静、舒适、安全，夏季调节室温至 26~30 ℃，冬季调节室温至 18~22 ℃，相对湿度以 50%~60% 为宜	10		
	老年人准备	排便、排尿、洗漱完毕	5		
	护理员准备	仪表端庄，着装整洁，修剪指甲并洗手	5		
操作中	评估与沟通	·评估环境是否清洁、安静、舒适、安全、光线充足、适合操作； ·评估老年人的意识状态、自理能力、身体状况及睡眠环境等； ·对于不能进行有效沟通的老年人，应核对其房间号、床号、床头卡及姓名	10		
	通风	·在老年人睡前，将其卧室的窗户打开，通风 10 min，然后关闭窗户； ·操作过程中应防止老年人受凉	5		
	调节温湿度	调节室内空调或暖气开关，调整温、湿度，夏季调节室温至 26~30 ℃，冬季调节室温至 18~22 ℃，相对湿度以 50%~60% 为宜	10		
	拉窗帘，关电视	·拉好窗帘，避免因光线进入而影响老年人的睡眠； ·关闭电视，减少声音刺激，以免影响老年人的睡眠	10		
	协助就寝	·协助老年人上床。 ·对能自理的老年人，应扶着其坐在床上，协助其脱掉鞋子及相关衣物，然后协助其在床上平躺好。 ·对不能自理（如坐轮椅）的老年人，具体操作见轮椅转运部分。护理员帮老年人盖好被子，根据季节温度及其需求盖好厚薄适宜的被子	20		
	调节光线	打开夜间地灯，关闭房间大灯	5		

续表

项目名称	操作流程	技术要求	分值	扣分说明	备注
操作中	询问需求	·将呼叫器放置于老年人枕边，依据其需要，在床旁放置便器，询问其需求并及时满足，问候"晚安"； ·退出房间，轻轻关门	5		
操作后	整理记录	·整理用物并洗手。 ·根据晚上的巡视情况及时记录老年人的睡眠时间及睡眠情况。晚上巡视期间若发现老年人有任何异常，则应及时处理。 ·记录完整、规范、无遗漏	10		
操作时间		分钟			
总分		100分			
得分					

项目二

睡眠障碍支援技术

一、任务导入

【任务描述】

王爷爷，78岁，3年前入住某养老机构，既往有肺癌病史，治疗效果良好。1个月前诉心前区隐痛，在医生的指导下规范治疗，效果良好。近期王爷爷出现睡眠质量差、入睡困难的情况，夜间经常做梦，并经常被惊醒，醒后无法入睡，直到天亮，晚上不愿上床就寝，白天会有头晕、体乏、易躁易怒的症状。护理员需要采取相关措施来改善周爷爷的睡眠障碍。

【任务目标】

1. 护理员采取有效措施改善老年人的睡眠质量。
2. 老年人头晕、体乏缓解，情绪稳定。
3. 护理员能熟知老年人的睡眠特点，理解其常见睡眠障碍的原因及表现，学会观察其睡眠障碍的情况并能正确应对。

二、任务分析

老年人的睡眠障碍较为常见。睡眠障碍可使老年人的精神状况及生活质量下降。护理员应细心观察老年人的睡眠情况并予以记录，协助找出影响老年人睡眠的原因，及时协助解决，提高老年人的睡眠质量。对有严重睡眠障碍的老年人，护理员应通知医务人员，给予相应的医疗干预，以提升睡眠质量。

（一）老年人睡眠障碍的原因及表现

1. 老年人睡眠障碍的原因

睡眠障碍指睡眠量不足及睡眠中出现异常行为影响睡眠的表现，也是睡眠和觉醒正常节律性交替紊乱的表现。它可由多种因素引起，这些因素包括睡眠失调和异常睡眠。睡眠障碍会导致大脑功能紊乱，对身体造成多种危害，严重影响老年人的身心健康，使其出现头晕、头痛、心慌、烦躁等现象，可导致反应迟缓、记忆力减退、免疫力下降、易衰老，还可诱发多种疾病，如心血管疾病、糖尿病、肿瘤等。引起老年人睡眠障碍的常见原因有以下几种。

（1）老年人生活环境的改变：如老年人的卧室、卧具发生变化，造成老年人睡眠障碍。

（2）老年人爱操心：如操心子女生活等，容易导致紧张、焦虑、难以入睡、多梦、睡眠质量差等问题。当遇到重大压力使精神负荷增大时，老年人则更难以安睡。

（3）疾病原因：当老年人患病时，留置输液导管、各种引流管会造成牵拉不适；因患病致取被动体位，不能自理的老年人未按时翻身，使其长时间处于一种卧姿，易因肌肉疲劳而难以入眠；患精神疾病的老年人常伴有睡眠障碍症状。

（4）药物及饮食影响：有些老年人因长期服用有安眠作用的药物，形成了习惯性、依赖性，离开药物便难以入睡；有些老年人长期饮用咖啡、浓茶等刺激性饮品，会使其暂时性地兴奋，扰乱正常睡眠，久了就会导致睡眠障碍。

（5）疼痛：为最不愉快的感受，尤其会影响睡眠。当老年人出现诊断明确的疾病性疼痛时，护理员应遵医嘱给予止痛药。

（6）环境的影响：入住养老机构的老年人，对新环境陌生，或多人同居一室互相干扰，也是造成老年人睡眠障碍的原因。居室环境及床具是否舒适、床单是否干燥平整，也可影响老年人的睡眠质量。

（7）年龄因素：随年龄增长，动脉硬化、血黏度增高、脑部血流减少、脑部营养不足等容易引起脑代谢控制失调，也会引起老年人睡眠障碍。

2. 老年人睡眠障碍的常见表现

老年人睡眠障碍属于睡眠失调（睡眠形态紊乱）中的一种，其表现形式有以下几种。

（1）入睡困难：上床后持续 30~60 min 不能入睡，或想睡却很清醒，而且持续数天或更久。

（2）睡眠中断：即睡眠中途觉醒，睡眠过程中一夜醒多次，没有熟睡的感觉。

（3）多梦：夜间经常做梦，一般不留记忆或对梦境有断断续续不完整的记忆。

(4) 早醒：清晨、天没亮就醒或入睡后没多久就醒，醒来后就再也无法入睡。

(5) 彻夜不眠：夜间卧床睡眠，但外界声响都能听到，虽然躺在床上，但是意识清醒，感觉一夜迷迷糊糊。

老年人常有上述几种睡眠障碍的表现形式，可一种或几种形式同时存在。

(二)老年人睡眠障碍的观察

1. 一般睡眠状况

一般睡眠状况主要包括入睡时间、觉醒时间与次数、总睡眠时间、睡眠质量等。

2. 异常睡眠状况

异常睡眠状况主要包括入睡困难、不能维持睡眠、昼夜颠倒、睡眠呼吸暂停、夜间阵发性呼吸困难、嗜睡等。

3. 异常睡眠记录内容

异常睡眠记录内容包括床号、姓名、睡眠一般情况、老年人主诉、异常睡眠的表现以及有无采取助眠措施等。

(三)识别异常情况并及时报告

护理员应主动倾听老年人的主诉，设法解除和控制老年人的身体不适，但当出现头晕、头痛、呼吸困难、胸闷、剧烈疼痛等无法解决的情况时，应及时报告医护人员并做好记录。记录内容包括时间、老年人睡眠障碍的表现、处理措施及处理结果等。

(四)睡眠障碍的照护

睡眠障碍会对老年人造成生活困扰，致使生活质量下降，除疾病原因需积极医治原发病外，护理员还应做好对老年人睡眠方面的指导，使其养成良好的睡眠习惯，改善睡眠状况。

1. 指导老年人养成良好的睡眠习惯

(1) 每天按时起床、就寝(包括节假日)，午睡 30～60 min，不宜多睡。

(2) 按时进食，晚餐少吃，不宜过饱。晚餐后或睡前不食用、不饮用对中枢神经系统有兴奋作用的食物、饮料，减少饮水量。

(3) 睡前洗漱，排空大小便；用热水泡脚；穿宽松、舒适的睡衣。

(4) 入睡前避免阅读有刺激性的书报、杂志，避免看情节刺激、激烈的电视节目，不要在床上读书、看报、看电视。睡前做身体放松活动，如按摩、推拿、静坐等。

(5)记录不愉快或未完成的事情,减少就寝后的惦念。

2. 安排舒适的睡眠环境

保持老年人卧室清洁、安静、远离噪声、避开光线刺激等。

3. 促进老年人身体的舒适,诱导睡眠

(1)睡前洗漱,排空大小便,穿宽松睡衣。

(2)协助老年人创造有利于睡眠的条件反射机制,如睡前半小时洗热水澡、泡脚、听节奏缓慢的音乐、喝杯牛奶等。只要长期坚持,就会建立起入睡条件反射。

(3)为老年人选择合适的寝具。如床要软硬合适,枕头要高低合适、软硬适中,枕头的高度多以自己的一个拳头的竖高为宜。成人的枕高通常为 6~9 cm,枕高的高度可随老年人的习惯适当调整,但不宜太高。侧卧时枕高应与肩宽相同,防止头颈上下偏移,影响睡眠。

(4)根据老年人的情况采取适宜的睡眠姿势,如患心脏病的老年人睡眠时要取半卧位,以增加肺活量、减少回心血量、改善呼吸;患肺部及胸腔疾病的老年人应采取患侧卧位睡眠,以减少因呼吸运动造成的胸痛,使健侧的肺活量不受影响。

4. 心理慰藉

若老年人在睡觉前有未完成的事情或不愉快的事情,则护理员应耐心倾听并尽量协助老年人解决,如果解决不了,可以帮助老年人记录下来,以减少就寝后的惦念。

三、任务实施

良好的睡眠能够有效促进老年人体力、精力的恢复,缓解疲劳。睡觉前,护理员应通过合理的方式(如设置舒适的环境及协助老年人排泄、洗漱等)促进老年人入睡。

1. 操作前准备

(1)环境准备:清洁、安静、舒适、安全,夏季调节室温至 26~30 ℃,冬季调节室温至 18~22 ℃,相对湿度以 50%~60% 为宜。

(2)护理员准备:仪表端庄,着装整洁,修剪指甲并洗手。

(3)老年人准备:排便、排尿、洗漱完毕,平卧于床上。

(4)用物准备:手消毒液、记录单、笔,必要时备毛毯。

2. 操作实施(表7-3)

表7-3 睡眠障碍支援技术的操作实施表

操作步骤	操作程序	注意事项
评估与沟通	・环境应清洁、安静、舒适、安全、光线适宜、适合操作; ・护理员应评估老年人的意识状态、自理能力及身体状况,查阅其既往的照护记录,评估其近期状况,了解引发睡眠异常的原因等; ・了解老年人的睡眠习惯及睡眠环境要求,并向其讲解实施促进睡眠的方法及注意事项,取得配合	对于不能进行有效沟通的老年人,应核对其房间号、床号、头卡、姓名
协助睡眠	・找出引发睡眠障碍的原因并给出有针对性的干预措施; ・拉好窗帘,关闭窗户,关闭电视,调节好温、湿度; ・协助老年人脱去衣裤就寝,盖好盖被	・夜间温度下降,可为老年人增盖毛毯; ・当老年人有特殊睡眠障碍时,应及时通知医护人员
观察睡眠	・定时巡视,观察老年人的睡眠状况。 ・观察内容:①一般睡眠状况,如入睡时间、觉醒时间及次数、总睡眠时间、睡眠质量等;②异常睡眠状况,如入睡困难、不能维持睡眠、昼夜颠倒、睡眠呼吸暂停、夜间阵发性性呼吸困难、嗜睡等。 ・观察期间轻步进出房间,轻手关门	・夜间查房时注意走路轻、关门轻,以免惊醒老年人; ・对于身体状况不佳的老年人,应加强巡视、观察
记录	・整理用物,洗手; ・根据晚上的巡视情况记录老年人的睡眠时间及睡眠情况; ・记录内容包括老年人睡眠的一般情况、老年人的主诉、异常睡眠的表现及有无采取助眠措施等	・记录内容详细,字迹清楚; ・若采取了助眠措施,则应记录清楚所采取措施的详细情况

附录7-2 睡眠障碍支援技术的操作流程考核(表7-4)

表7-4 睡眠障碍支援技术的操作流程考核表

项目名称	操作流程	技术要求	分值	扣分说明	备注
操作前	环境准备	清洁、安静、舒适、安全,夏季调节室温至26~30℃,冬季调节室温至18~22℃,相对湿度以50%~60%为宜	10		
	老年人准备	排便、排尿、洗漱完毕、平卧于床上	5		
	护理员准备	仪表端庄,着装整洁,修剪指甲,洗手	5		
	用物准备	手消毒液、记录单、笔,必要时备毛毯	5		
操作中	评估与沟通	·环境应清洁、安静、舒适、安全、光线适宜、适合操作; ·应评估老年人的意识状态、自理能力及身体状况,查阅其既往的照护记录,评估其近期状况,了解引起异常睡眠的原因等; ·了解老年人的睡眠习惯及睡眠环境要求,并向其讲解实施促进睡眠的方法及注意事项,取得配合	15		
	协助睡眠	·找出引起睡眠障碍的原因并给出有针对性的干预措施; ·拉好窗帘,关闭窗户,关闭电视,调节好温、湿度; ·协助老年人脱去衣裤就寝,盖好盖被	25		
	观察睡眠	·定时巡视,观察老年人的睡眠状况。 ·观察内容:①一般睡眠状况,如入睡时间、觉醒时间及次数、总睡眠时间、睡眠质量等。 ②异常睡眠状况,如入睡困难、不能维持睡眠、昼夜颠倒、睡眠呼吸暂停、夜间阵发性性呼吸困难、嗜睡等。 ·观察结束后轻步进出房间,轻手关门	25		

续表

项目名称	操作流程	技术要求	分值	扣分说明	备注
操作后	整理记录	·整理用物，洗手； ·根据晚上的巡视情况记录老年人的睡眠时间及睡眠情况； ·记录内容包括老年人睡眠的一般情况、老年人的主诉、异常睡眠的表现及有无采取助眠措施等	10		
操作时间		分钟			
总分		100分			
得分					

模块七测试题

模块八 失智老年人照护技术

失智老年人照护技术

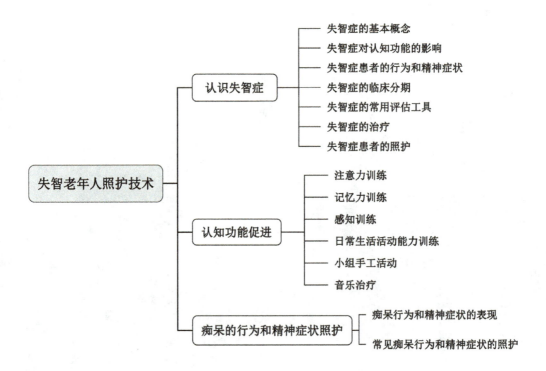

项目一
认识失智症

一、任务导入

【任务描述】

李奶奶，78岁，退休职工，育有二女，于2年前出现找不到东西、怀疑他人偷窃、外出时从垃圾箱翻找东西带回家的情况，后逐渐出现穿衣服时不能解开或系上纽扣，如厕后擦不净排泄物、不知道冲马桶、有时将大小便排在裤子里的情况，经医院诊断为失智症。护理员需要学习失智症的诊断、治疗、照护等相关知识，以便为李奶奶制订照护方案。

【任务目标】

1. 能陈述失智症的概念、类型及对其认知功能的影响。
2. 能陈述失智症的常用评估工具。
3. 能掌握失智症的人本照护理念。

二、任务分析

(一) 失智症的基本概念

失智症的医学专用名词为"痴呆综合征"，其规范名词及简称为"痴呆"。它是一种以认知功能缺损为核心症状的获得性智能损害综合征，其智能损害的程度足以干扰患者的社会功能或职业功能，多发生于老年人。该病认知损害的范围涉及记忆、定向、理解、判断、计算、语言、视空间等多种功能领域，在病程的某一阶段还常伴有精神异常、行为异常和人格异常。患者的智能衰退通常是慢性、进展性的。

失智症与认知功能训练

痴呆包括阿尔茨海默病、额颞叶痴呆、路易体痴呆、血管性痴呆、帕金森病痴呆等多种类型。其中阿尔茨海默病是最常见的痴呆类型，占老年期痴呆的50%，因由德国精神科医生及神经病理学家爱罗斯·阿尔茨海默发现而得名。

仅从"痴呆"的字面意义看，这两个字易有负面含义，可能会导致耻感和歧视，患者不愿意接受，家属也不认可，因此，亚洲一些使用汉字的国家和地区陆续对"痴呆"进行了更名。中国台湾地区在2001年将痴呆改为"失智症"；日本在2005年将痴呆改为"认知症"；2010年，中国香港提议将痴呆改称为"脑退化症"，2012年又提出以"认知障碍症"来取代"痴呆"的叫法；目前，我国大陆在非专业医疗领域通常采用"失智症"这个词。

目前，全球每3秒就有1例失智症患者产生。有数据统计，目前我国失智症患者超过1000万人，居世界第一，同时我国也是全球失智症患者增速最快的国家之一，预计到2050年，我国失智症患者将超过2000万人。失智症的防治与照护已引起我国医学界乃至全社会的广泛重视。加强失智症问题研究、探索失智症功能训练与照护的方法、提升患者的康复与护理水平，对提高失智症患者的生活质量、促进家庭与社会和谐发展等都具有非常重要的意义。

(二) 失智症对认知功能的影响

认知功能障碍是失智症的核心症状。通常，认知功能包括注意力、记忆力、计算力、时间和空间定向力、语言表达能力、抽象思维能力、判断能力等，任何功能的实现都依赖于一定的大脑组织结构。由各种疾病（如脑出血、脑梗死、脑变性疾病等）导致的与认知功能相关结构的神经细胞损伤，可能引发各种类型的认知功能障碍，如记忆力、语言表达能力、注意力、感知能力、判断能力、推理能力、抽象思维能力等的功能衰退，会直接导致患者生活自理能力的下降，并有可能引发精神方面和行为方面的症状。

1. 记忆力衰退

记忆就像一个温暖的家，珍藏着一个人一生最宝贵的经历和关系，如读书、工作、恋爱、婚姻、生儿育女、亲情、友谊等。记忆让生活具有延续性，能帮助人们把所有的关系串联在一起。凭借记忆，人们能够学习、工作和生活，记得自己要做什么以及怎么做；凭借记忆，人们也逐渐形成了自己的习惯、原则和观念。但是，记忆往往是失智症最初攻击的对象。

患者最初的记忆问题，通常是短期记忆障碍。患者容易忘记最近发生的事情，而且事后很难再回想起来。不过，患者的远期记忆在这个阶段保留得较好，记得住很久以前发生过的重要事情。因此，失智症患者有时会通过讲述很多年前发生的事情，来掩饰自己的记忆问题。

到了失智症的中期，远期记忆将受到疾病的损害。患者可能会虚构故事，无法辨认亲人，甚至觉得配偶或孩子是陌生人。

到了失智症的晚期，患者无法理解所看到的一切，甚至不再记得自己是谁。

从维持健康的角度来看，失智症患者的近期记忆障碍是一种重大问题。比方说，当我们感到腹痛时，会回想是否吃过什么有问题的食物、服用过平时没有使用的药品或者腹部是否着凉等。然而，失智症患者因为有近期记忆障碍，无法回想出可能导致腹痛的原因，于是疼痛无法有效解决，只能咬牙忍受。丧失记忆会给患者带来强烈的迷惑和恐惧感，导致发生行为与精神方面的症状。

2. 语言表达能力和交流能力衰退

语言是人类所特有的功能，是人与人之间交流的最重要方式。

失智症患者最早的表现是语言表达不如以前丰富，语言表达出现困难，比如，有的患者经常想不出某个词语该怎么说，因此他们会经常用"这个……"或"那个……"来替代他们想要说的某个词，还有可能用其他说法来替代，比如想不起来"冰箱"怎么说，会说"放吃的东西的地方"。进入失智症中期后，表达想法会变得很困难，患者有时知道自己想要什么，但就是表达不出来。再往后，患者的语言会变得很简短，用词丢三落四，甚至令人难以理解。最后会彻底丧失语言能力，交流只能依靠几个简单的词和手势来进行。

3. 其他认知功能

(1)定向力障碍：患者会失去对时间、空间的认知，不知道自己身处何方，很容易迷路。

(2)注意力下降：患者不能专心做一件事情，很难独立完成日常事务。

(3)判断力下降：意识不到生活中的危险，比如，腐败的食物不能吃、厨房的刀具容易伤人等，也容易上当受骗。

(4)感知能力衰退：患者失去辨别食物冷热的能力，对气温变化不敏感，天气很热，仍然穿着很厚的衣服，看到地上铺的小块深色地毯，患者会觉得是一个坑，不敢踏上去，造成行走时的障碍等。

(三)失智症患者的行为和精神症状

1996年，国际老年精神病学会将痴呆患者出现的行为和精神症状定义为"痴呆的行为和精神症状"(behavioral and psychological symptoms of dementia, BPSD)。研究表明，约有90%的失智症患者会出现一种或多种的行为和精神症状。失智症患者的行为和精神症状会给护理员带来极大挑战，同时也是导致出现虐待和不当约束的重要原因之一。

护理员需要理解的是，失智症患者的行为是他们特有的一种沟通方式，因为他们已经不能再用正常方式来清楚地表达自己的需要。比如，某位失智症患者抗拒穿衣服并且发出痛苦的叫声，可能是由患者的关节炎引起疼痛，但患者已经无法用语言来表达这种疼痛和不适所致。

(四)失智症的临床分期

失智症都是渐进性发展的，失智症患者的认知功能、生活自理能力和身体功能会随着病程的发展而不断衰退。医学上将失智症分为早期、中期和晚期3个阶段。

1. 早期阶段

失智症的早期阶段，也就是疾病的轻度阶段。这一阶段失智症患者的主要表现是近期记忆减退，如忘记刚刚讲过的话、做过的事。随着病情发展，患者可出现远期记忆减退，同时判断思维能力、视空间能力、计算能力等其他认知功能也会缓慢下降。患者这些能力的缺失在处理紧急事件时会更突出地表现出来。早期的症状经常被忽视，因为家庭成员和朋友（有时候也包括专业人员）会将患者记忆力或情绪的改变认为是正常老化的表现。

2. 中期阶段

失智症的中期阶段，也就是疾病的中度阶段。这一阶段患者的记忆力减退得更加严重，其他认知损害也明显起来，还可出现多疑、淡漠、焦躁、反常兴奋、幻觉、妄想、盲目地游走、随地大小便等多种多样的精神、行为异常，患者表现出的问题更加明显，而且其生活自理能力也随之受到限制。这一阶段的患者常伴有行为和精神症状。本期是失智症患者照护管理中最困难的时期。

3. 晚期阶段

失智症的晚期阶段，也就是疾病的重度阶段。这一阶段患者通常进入全面衰退状态，将丧失记忆和绝大部分的认知功能，也将完全丧失日常生活能力，最终呈植物状态，患者的死因往往是卧床导致的并发症，如肺炎、营养不良、压疮等。

(五)失智症的常用评估工具

1. 评定认知功能的常用量表

评定认知功能的常用量表包括简易智能精神状态检查量表（mini-mental state examination，MMSE）、画钟试验（clock drawing test，CDT）、蒙特利尔认知评估量表（Montreal Cognitive Assessment，MoCA）等。

2. 评定日常生活能力的常用量表

评定日常生活能力的常用量表主要为日常生活能力评定量表（activity of daily living scale，ADL Scale）。

3. 评定抑郁症状及行为和精神症状的常用量表

评定抑郁症状及行为和精神症状的常用量表包括汉密尔顿抑郁量表（hamilton depression scale，HAMD）、神经精神问卷（neuropsychiatric inventory，NPI）等。

（六）失智症的治疗

1. 药物治疗

治疗失智症的药物既有促进认知能力的药物，也有治疗行为和精神症状的药物，其目的是改善失智症患者的认知功能缺损及行为和精神症状。

2. 非药物治疗

失智症的非药物治疗包括认知训练、音乐疗法、怀旧疗法、游戏疗法等。非药物治疗的目的是最大程度地保留失智症患者的功能水平，有效管理失智症患者的行为问题，改善其认知状态和情绪状态，最终提高患者的生活质量，并使失智症患者及其家庭成员在应对失智症这一棘手问题时，能有足够的知识和理解，保证患者安全，减少照护负担。

（七）失智症患者的照护

传统上，失智症被列入神经病学和精神病学的范畴，关注的是如何治愈或逆转痴呆的治疗方法。直到现在，医学上也还没有治愈或逆转失智症的治疗方法。但传统治疗模式带来的影响是既忽视了对患者作为一个"人"的认识（即他们是谁？他们患病前是什么样子？他们现在感觉如何？），又忽视了社会因素和环境因素对失智症患者的影响。

1995 年，英国的 Tom Kitwood 教授率先提出了一种创新的失智症照护模式——Person-centered Care，即"以人为本的照护"（简称"人本照护"）。近十几年来，"以人为本的照护"已经成为许多国家照护失智症患者的核心理念。

1. 人本照护

人本照护的核心理念就是要按照不同人的需要，为其提供所需的个性化照护。人本照护理念要求护理员不仅关注失智症如何治疗，而且要关注失智症患者，强调满足失智症患者的整体需要。

人本照护理念的十大重要原则具体如下。

（1）无批判地接受每位患者的独特性。

(2) 尊重每位患者过去的经历与学识。

(3) 认识到每位患者都有情感、社交、身体和精神方面的整体需要。

(4) 与患者保持沟通，既需要灵活性和横向思维，也需要接受其他的观点。

(5) 要确保患者感觉自己是受欢迎的和被接纳的。

(6) 创建社区的感觉，让患者有归属感，感觉到他们适合生活在这个地方，别人对他们有良好的期待。

(7) 通过恰当的照护和消除不必要的约束，极大化地赋予患者以自由。

(8) 允许并尊重患者在力所能及的范围内对照护环境作出贡献。

(9) 创造和保持一个互相信任的环境，保护患者，不要让他们受到欺凌、剥削及其他形式的虐待。

(10) 关注患者积极的一面，比如他们尚存的能力及他们还能做什么。

2. 团队专业照护的理念

失智症的病程漫长，患者的医疗需求、照护需求复杂且多样。要为患者提供良好的照护，不能单靠医生和医疗机构，也不能纯粹依赖家庭或养老服务机构。医疗服务和养老服务必须结合社区及家庭的支持，同舟共济，相互协作，才能发挥出最大的作用。与此同时，患者需要由医生、护士、护理员、社工、康复治疗师等组成的专业团队，为其及家庭成员提供全面而个性化的服务。

3. 失智症患者照护的核心内容

失智症患者照护的核心内容包括六点：①改善认知功能；②延缓或阻止失智症的发展；③抑制和逆转早期部分关键性病理过程；④提高失智症患者的日常生活能力和改善生活质量；⑤减少并发症，延长生存期；⑥减少护理员的照护负担。

项目二
认知功能促进

认知是一种人们了解外界事物的活动,即知识的获得、组织和应用的过程,它是体现机能和行为的智力过程,是人们适应周围环境并赖以生存的必要条件。失智症患者由于持续的认知功能障碍,进而导致对外界环境的感知和适应困难,使其发生生活和社会等的适应性障碍,难以独立生活和工作。

认知功能促进有助于失智老年人生理、心理和社会功能的维持和改善。一个好的认知训练活动不仅能够使失智老年人的身心功能得到适当的训练,而且能让失智老年人在训练活动中获得自信,并最大程度地发挥其自身剩余的能力。

一、认知功能促进的概念

认知功能促进指根据老年人的能力和喜好,设计一些锻炼认知功能的多元化游戏或者活动,并陪伴老年人一起完成,以此帮助老年人活跃大脑、延缓认知功能的退化。认知功能促进是失智症非药物治疗的重要组成部分。

二、训练项目设计的原则

(一)以评估为基础

在认知训练之前,要对老年人进行全面的评估,不仅要评估其认知功能,而且要评估其日常活动能力和参与能力,并且要结合环境和个人因素进行评估,以评估结果为基础,针对每位老年人的特点,制订相应的训练方法。对老年人的评估具体应包括以下内容。

(1)老年人的认知状况。
(2)老年人的精神状态。
(3)老年人以往的兴趣、特长。
(4)老年人对社交的兴趣。
(5)老年人的体力。

（6）老年人的身体活动能力。

（7）老年人的生活自理能力。

（二）设计适合老年人的个性化活动

针对老年人的评估结果来设计活动，按照其能力的不同设计不同难度的活动，以便鼓励其更好地参与其中。比如，早期失智老年人可以参加一些需要思考或判断力的训练活动；中期失智老年人可以参加一些简单的怀旧活动；认知能力程度较弱的老年人可以参加一些简单辨识日常物品的训练活动。同时，活动设计要充分考虑老年人的生活背景、工作经历、兴趣爱好、文化价值等，找到老年人最喜欢的活动，而不是以护理员的喜好为主导，为了训练而训练。如果活动设计不当，则会使老年人产生挫折感，导致其行为更加退缩，甚至引发行为和精神症状。

（三）多采用简单的功能性活动

尽可能地找到一些简单的训练方法，由简单活动逐渐过渡到复杂活动，每次训练时间不宜过长，一般在 20 min 左右，同时，训练活动与日常生活关系越密切越好，每天要有相同的内容，使老年人能够在生活中反复锻炼。

（四）做好活动流程设计

随着失智老年人认知功能的衰退，其可能已经无法有目的、有计划、有条理地参加活动，因此需要把活动流程设计进去，即老年人在参加活动的时候，明确第一步做什么，第二步做什么，第三步做什么，然后引导其一步一步地去完成。

三、训练活动工作原则

（一）护理员需要具备良好的工作态度、敏锐的观察力

（1）了解并尊重每一位老年人，具备同理心，能够从老年人的角度看问题，尊重老年人的自主选择。

（2）对自己的工作要有充分的信心，对老年人要有充分的耐心，善于鼓励，不责备、不否认。

（3）保持敏锐的观察力，随时留意老年人的情绪变化及需要，一旦老年人显得疲倦或失去活动兴趣，就要适时与其交流，了解其需要，并尽快安排其休息。

(二)掌握训练活动的工作技巧

1. 做好准备工作

(1)选择合适的活动时间,比如将动脑的活动尽量安排在上午。

(2)确保环境舒适、光线充足且柔和。

(3)准备好安全、适合的活动道具和材料,避免刀、叉等锐利的工具,同时要求道具简单醒目,比如文字的字号要放大,图片要简单、清晰。

(4)为老年人保留相对固定的活动位置。

(5)准备好活动评价表,记录老年人训练过程中的表现、反应和活动效果等,用于指导下次修改和调整训练方案。

2. 掌控好活动过程

(1)每次活动只集中于1或2个主题内容,活动时间15~30 min。

(2)选择不容易给老年人造成挫折感的游戏和活动,充分发挥老年人现有的能力。

(3)在口头说明活动任务时,语速要放慢,讲话要简单,必要时复述内容,让老年人能听清楚。

(4)多赞美老年人的表现,鼓励老年人发表自己的观点和意见,增强老年人的自信心和安全感。

(5)在活动过程中根据老年人的反应可灵活调整活动时间,如果老年人喜欢活动中的某一个环节,则可相应延长这个环节的时间,压缩其他环节的时间。

知识链接

常用的认知功能评估工具

认知功能评估是采用各种评估量表对患者的知觉、注意、记忆、语言、执行能力等方面进行评价,为临床认知功能损害提供定位、定性诊断的方法。认知功能评估能客观反映认知是否受害,以及受害的程度、受害的特征和变化,是认知障碍临床及科研活动中的重要环节。

一、简易智能精神状态检查量表

Foltein等于1975年编制的MMSE(附录8-1)是国内外应用最广泛的认知筛查工具,也是评价其他量表最常用的参考工具。该量表简单,易于操作,整个过程仅需时5~10 min,有良好的信度和效度。该量表由20道题组成,共30项,内容分为时间和空间定向力(10分)、记忆力(3分)、注意力和计算力(5分)、回忆能力(3分)、语言能力(9分)五个部分。该量表的总分范围为0~30分,分值越低,则认知功能缺陷越严重。

正常与不正常的分界值与受教育程度有关:文盲(未受教育)组17分;小学(受教育年限≤6年)组20分;中学或以上(受教育年限>6年)组24分。分界值以下为有认知功能缺陷,以上为正常。一般来说,在中学学历或以上的人群中,25~30分为正常,21~24分为轻度痴呆,14~20分为中度痴呆,13分及以下为重度痴呆。

附录8-1 MMSE中文版(表8-1)

表8-1 MMSE中文版

项目			记录	评分
时间和空间定向力(10分)	今年是哪一年?			0 1
	现在是什么季节?			0 1
	现在是几月?			0 1
	今天是几号?			0 1
	今天是星期几?			0 1
	你现在在哪个省(市)?			0 1
	你现在在哪个县(区)?			0 1
	你现在在哪个乡(镇、街道)?			0 1
	这里是什么地方?			0 1
	你现在在哪一层楼上?			0 1
记忆力(即刻回忆)(3分)	现在我要说三样东西的名称,在我讲完之后您重复说一遍,请您记住这三样东西,几分钟后我再问您	皮球		0 1
		国旗		0 1
		树木		0 1
注意力和计算力(5分)	请您用100减去7,然后用所得数目再减去7,如此一直计算下去,请把每减一个7后的答案都告诉我,直到我说"停"为止	100-7		0 1
		-7		0 1
		-7		0 1
		-7		0 1
		-7		0 1
回忆能力(3分)	现在告诉我,我让您记住的三样东西是什么?	皮球		0 1
		国旗		0 1
		树木		0 1

续表

项目			记录	评分
语言能力 (9分)	命名	请问这叫什么？（手表）		0 1
		请问这叫什么？（铅笔）		0 1
	复述	四十四只石狮子		0 1
	三步命令（现在我要给您一张纸，请您用右手拿这张纸，再用双手把它对折，然后请您将纸放在您的左腿上）	右手拿纸		0 1
		两手对折		0 1
		放在左腿上		0 1
	阅读（请您读出来再按着所写的去做）（图8-1）	请闭上您的眼睛		0 1
	语言表达	请您写（说）一个完整的句子（有主语、动词、意义）		0 1
	结构能力	按 样 作 图（图8-2）		0 1
总分			/30	

图 8-1

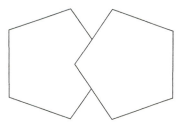

图 8-2

二、CDT

CDT主要用于检测语义记忆、视空间结构功能及执行功能等，其灵敏度和特异度均高。进行CDT只需要1支笔和1张纸。CDT测验的指导语通常是"请您在这儿画一个圆的钟表，填上所有的数字，并指示11点10分"。

CDT评定以四分法较常用和简便：画出封闭的圆（表盘）得1分；表盘的12个数字正确得1分；将数字安置在表盘的正确位置得1分；将指针安置在正确的位置得1分。4分为认知功能正常，0～3分为轻度、中度和重度的认知功能障碍。

CDT或MMSE两者联合应用对痴呆具有很好的预测度，尤其是在认知下降的初期。

任务一　注意力训练

一、任务导入

【任务描述】

梁爷爷，80岁，中学学历，退休职工，配偶健在，育有两个女儿。两年前出现过脑梗死症状，经治疗后遗留左侧上肢轻微功能障碍。1年前他外出后找不到回家的路，故家属限制其外出。他原来喜欢打扑克牌，为让其留在家中，老伴白天与其玩简单的扑克牌游戏，但现在他在打牌、看书时，不能集中注意力，一会儿起身到卧室躺下，一会儿再回来，如此频繁往复。后来出现半夜叫老伴起床、家属让其睡觉便大吵大闹的情况。家属带其到医院检查，他被诊断为血管性失智症（中度）。他的日常生活活动 Barthel 指数评分为 65 分，其中洗澡、修饰、大小便需要帮助；MMSE 评分为 15 分，其中时间和空间定向力、记忆力、注意力和计算力、回忆能力均有受损，仅保留了语言能力。他还伴有夜间行为、焦虑、易怒。请思考：梁爷爷存在的主要问题是什么？针对梁爷爷的认知表现，如何制订个性化的认知训练方案呢？

【任务目标】

1. 通过训练，老年人能坐上 10 min，完成一小段的活动，减少频繁往复的行为。

2. 老年人注意力的稳定性得到改善，能参加其他的认知与娱乐活动。

二、任务分析

（一）注意的概念

注意（attention）是心理活动集中指向特定刺激，同时忽略无关刺激的能力。指向性和集中性是注意的基本特征。指向性指在某一瞬间，人们的心理活动有选择性地朝向一定对象，从而保证直觉的精确性和完整性的特性；集中性指心理活动停留在一定对象上的强度或紧张度，以保证注意的清晰、完善和深刻的特性。注意是记忆的基础，也是一切意识活动的基础。

（二）注意的种类

注意分为无意注意和有意注意两种。无意注意是一种事先没有预定目的，并且不需要意志努力的注意，因而不易产生疲劳。日常生活中人们常常不由自主、不知不觉地被新颖的或有趣的事物所吸引，即属于无意注意。有意注意是一种积极主动地服从于当前任务的注意，例如，学生上课时将注意力集中在老师的讲课内容上、考试时将注意力集中在卷面上就是有意注意。它受人的意识的支配和控制，是注意的一种高级发展形式。因为有意注意需要一定的意志努力，所以容易让人们产生疲劳感。

(三)注意障碍

注意障碍虽然只是认知障碍的一个方面，但其康复却是认知康复的中心问题，只有纠正了注意障碍，学习、记忆、交流、解决问题等认知障碍的康复才能有效进行。注意障碍可分为以下几种。

1. 保持注意障碍

保持注意障碍指注意的持久性下降。保持注意障碍患者丧失了在持续性、重复性活动中保持较长时间的注意于一定刺激上的控制能力。

2. 选择注意障碍

选择注意障碍患者不能有目的地注意符合当前需要的特定刺激及剔除无关刺激，很容易受自身因素或外部环境因素的影响而使注意力不能集中，如不能从混放在一起的各种物品中选出指定物品，不能在嘈杂的环境中与他人进行谈话等。失智症患者因选择注意障碍，表现为不能自己挑选合适的衣服，而将所有的衣服穿在身上。

(四)注意力训练应遵循的原则

(1)每次训练前，在给予口令、建议、提供信息或改变活动时，应确信老年人已注意，如果可能，要求老年人重复刚才说过的话。

(2)多应用功能性活动治疗，在丰富多彩的生活活动中，提高注意力与应变力。

(3)训练时应避免干扰，应先在一个安静不会引起注意力分散的环境下进行，逐渐转移到接近正常和正常的环境中进行。

(4)当老年人注意力改善时，可逐渐增加时间和任务难度。

(五)注意障碍训练方法

1. 注意的稳定性训练

注意的稳定性训练包括视觉注意稳定训练和听觉注意稳定训练。

(1)视觉注意稳定训练：主要为划销测验。测试时给患者1支笔，要求其以最快的速度准确地划去指定的数字或字母，如划去下列中字母中的"C"和"E"。

BEIFHEHFEGKCHEICBDACBFBIEDACDAFCIHCFEBAFEACFFCIHCFEBA
FEACFCHIBDCFGHCAHEFACDCFEHBFCGHCAHEFACDCFEHBFCADEHAEI
EGCEHBCAGCIEHCMEFHICDBIFEADCBEACECCDGACHEFBGAFEABFCHD
EFCGACBEDCFAHEHEFDICHBIEBCAHCHEFBACBCGDIEHACICABEGFBE

（2）听觉注意稳定训练：护理员念一串数字，先要求老年人在听到"3"时举手示意，然后在听到"3"或"5"时举手示意。

34713846231651253845633713254361856493394519859185946
85968563489541323729581316393126256151273761342523861
43348176197583276584759732154323147514652596137541337
54312156237413725934589468958184915915798163931751465

2. 注意的选择性训练

注意的选择性训练包括视觉注意选择性训练和听觉注意选择性训练。

（1）视觉注意选择性训练：在视觉注意稳定性训练的大写字母中加入小写字母，从中再次训练划去大写字母"C"和"E"。

（2）听觉注意选择性训练：在进行听觉注意稳定性训练时，加入背景声音（可以是乐音或噪音），听指定的数字进行训练。

护理员可针对梁爷爷原来喜欢打扑克牌、对数字与字母均熟悉的特点，制订字母和数字的注意力稳定性与注意力选择性的综合训练。

三、任务实施

（一）准备工作

1. 物品准备

水彩笔、信纸、划销卡片。为防止笔尖刺伤，宜选择笔尖粗钝的笔。

2. 护理员准备

仪表端庄、着装整洁。护理员熟悉注意稳定性训练、注意选择性训练的注意事项和训练的相关内容。

3. 老年人准备

情绪稳定。

4. 环境准备

清洁、安静、舒适、安全，夏季室温以 26～30 ℃ 为宜，冬季室温以 18～22 ℃ 为宜，相对湿度以 50%～60% 为宜。

(二)操作实施(表 8-2)

表 8-2 注意力训练的操作实施表

操作步骤		操作程序	注意事项
评估与沟通		·评估失智老年人熟悉的环境,确保整洁、安静; ·查看老年人的一般状况,与老年人沟通,确认其情绪稳定,能配合操作	如老年人身体不适或情绪不稳定,则暂缓训练
操作中	视觉注意稳定性训练	拿出划销卡片,向老年人介绍训练方法。"爷爷,我们坐到桌子旁边,先做找字母的游戏。""您看到我为您准备的这张卡片了吗?我给您1支笔,您用笔在最短时间内找到并划掉卡片里的字母'C'和'E'。""梁爷爷,您做得真棒,这么短的时间就完成了,那么我们来看看正确率是多少吧!"	多使用鼓励性的语言,注意观察失智老年人的反应,如有不耐烦的情况,则应耐心指导或及时停止训练
	听觉注意稳定性训练	"爷爷,我们接下来做听一听的游戏,您集中精力听,当您听到'3'时,您就举下手。"护理员手持训练卡片念一串数字。	保持环境安静,避免干扰
	视觉注意选择性训练	"爷爷您做得非常好,下面我要来提高一下游戏难度了。"若老年人的正确率能够达到80%~90%,就可以适当地提高训练难度。在视觉注意力稳定性训练的字母中加入小写字母"c"和"e",从中再次划去大写的字母"C"和"E"	训练中要注意指导语的使用,注意说话的语气,不能打击老年人的训练积极性,要多鼓励、夸赞老年人,提高其训练热情
	听觉注意选择性训练	在听觉注意力稳定性训练中,加入背景音乐声音(可以是乐音或噪音),听指定的数字"3"进行训练	念数字时,声音要洪亮,语速要适当,不宜过快
操作后		·"爷爷,我们一起把桌子上的东西收拾一下吧。"护理员指导并陪同老年人整理、收起训练物品; ·记录老年人训练过程中的表现、成绩、情绪和活动效果等,为下次训练难度的设定提供帮助	—

生活支援技术

任务二　记忆力训练

一、任务导入

【任务描述】

赵奶奶，75岁，退休人员，原银行职员，育有一儿一女。两年前老伴去世后，家属发现赵奶奶开始出现健忘现象，总是找不到自己要用的东西。例如，刚把手机放在客厅的书柜上，要打电话就不知道搁在哪里了，需要把客厅里所有的地方都翻一遍，最后才能找到；出门去菜市场买菜，可到了菜市场却忘记了要买的东西，付钱时有时不知道该付多少。经医院检查后诊断赵奶奶为中度阿尔茨海默病。目前她上述症状加重，出现反复询问的行为，已不能独自外出购物等，她要为其请家庭照护者，她坚决拒绝，并出现被偷妄想，自己在家时害怕被偷，用茶几等物品将门顶住。她为此将她送至养老机构，入住失智专区。她的 Barthel 指数评分为 85 分，其中洗澡、修饰、如厕需要帮助；MMSE 评分为 16 分，其中时间和空间定向力、记忆力、注意力和计算力、回忆能力有受损，语言能力中的命名、复述、三步命令、阅读、书写、结构能力均完好，伴有焦虑。请思考：赵奶奶存在的主要问题是什么？针对赵奶奶的认知表现，如何制订个性化的认知训练方案呢？

【任务目标】

1. 通过训练，老年人能记住自己的房间，可以自己回房间。

2. 老年人能记住日常自己常用物品的放置位置，不再认为被偷，减少被偷妄想的次数。

二、任务分析

失智老年人的近期记忆变差似乎让人不可理解，因为患者能够清楚地记得很久以前发生的事情，却想不起来刚才发生了什么事情，或者他们能够记起某些事情，而有些事情却回忆不起来。这与大脑存储和接受信息的方式有关，而不是患者有意为之。这里首先让我们了解记忆的相关知识。

(一)关于记忆的基本知识

1. 记忆

记忆是过去经历过的事情在头脑中的反映。用信息加工的观点看，记忆就是人脑对所输入的信息进行编码、存储以及提取的过程。

2. 记忆的基本过程

记忆的基本过程包括识记、保持和回忆3个环节。识记是人识别并记住事物的过程，它是记忆的第一环节。保持是识记的事物在头脑中储存和巩固的过程，是记忆的第二环节，是实现回忆的必要前提。回忆是对头脑中所保持事物的提取过程，也是记忆的最后一个环节。

3. 记忆的分类

根据记忆编码方式、储存时间的不同，可将记忆分为感觉记忆、短时记忆和长时记忆。

(1)感觉记忆：指当感觉刺激停止后，头脑中仍能保持瞬间映像的记忆。也就是说，当作用于感觉器官的各种刺激消失后，感觉并不随着刺激的消失而立即消失，仍有一个极短的感觉信息的保持过程，故而它又被称为瞬时记忆。瞬时记忆保持的时间以毫秒计，最长为2 s。感觉记忆是人类记忆系统的第一阶段。

(2)短时记忆：指信息保持在1 min以内的记忆。在一般情况下，信息在短时记忆中仅存在30 s左右。短时记忆的容量称为记忆广度，一般人的容量或储存量为7±2个项目。短时记忆是感觉记忆和长时记忆的中间阶段。它对来自感觉记忆和长时记忆储存的信息进行有意识的加工：一方面，它通过注意接受从感觉记忆输入的信息，为当前的认知活动服务，并将其中必要的信息经复述、编码输入长时记忆储存，不必要的信息随即消失；另一方面，它又根据当前认知活动的需要，从长时记忆中提取储存在那里的信息进行操作。

(3)长时记忆：指信息在头脑中长时间保留的记忆。它保留信息的时间在1 min以上，包括数日、数年甚至终生。它的信息来源是短时记忆阶段加工后的内容，一般经过复述而储存。长时记忆是记忆系统的第三阶段，与短时记忆相比，长时记忆的功能主要是备用性。长时记忆是信息的永久性仓库，其容量几乎无限大，永远不会"仓满为患"。

长时记忆可以分为外显性记忆和内隐性记忆两大类。外显性记忆又称陈述性记忆，所记忆的内容可以有意识地回忆出来，比较具体，可以用语言表述和描述，比较容易受意识和注意力的影响。内隐性记忆又称程序性记忆，它没有意识成分参与，所记忆的内容需要反复操作和联系才能够获得和巩固，如运动技巧、条件反射等。

(二)记忆障碍的康复训练

记忆与注意的关系甚为密切,记忆障碍的患者常合并注意障碍。因此,对于有记忆障碍的患者,改善注意障碍是记忆障碍康复的一个前提,详见注意障碍训练部分。改善或补偿记忆障碍的方法大体可分为内辅助和外辅助两类。

1. 内辅助

内辅助指通过调动自身因素,以损害较轻或正常的功能代替损伤的功能,以改善或补偿记忆障碍的一些对策。内辅助包括复述、PQRST练习法等。

(1)复述:指患者通过无声或大声重复要记住的信息的方法。复述就是进行多次的识记。在对识记材料进行最初的识记后,复述的作用就在于通过随后的一系列识记来巩固已建立起来的联系,从而改善保持过程。如选择一段老年人有兴趣的或与工作相关的材料,鼓励其朗读,或者护理员读一小段,朗读结束后,要求老年人重复刚刚听到的内容。采用复述的方法,一方面可以进行记忆能力的训练,另一方面也可以进行语言表达能力的训练。

(2)PQRST练习法:该练习法的名词借用了心电图波形的英文缩写,为的是方便训练者记录该练习法的练习程序。给患者一篇短文,按下列程序进行练习,通过反复阅读、理解、提问来促进记忆。

P(preview):浏览阅读材料的大概内容。

Q(question):就有关内容向患者进行提问。

R(read):患者再仔细阅读。

S(state):患者复述阅读的内容。

T(test):通过回答问题来检查患者是否理解并记住了有关信息。

2. 外辅助

外辅助是一类代偿技术,即借助于他人或他物来帮助记忆缺陷者的方法。通过提示,将由记忆障碍给日常生活带来的不便减少到最低程度。记忆的外辅助工具包括以下几类。

(1)储存类工具:如笔记本、时间安排表等。

(2)提示类工具:如闹钟、报时手表、标志性张贴等。

(3)通过调整环境,减轻记忆的负荷:具体措施举例如下。①环境应尽量简化,杂物不宜过多,干净整齐的生活环境有助于减少记忆力减退老年人的困惑,并且有助于老年人较容易地发现放错位置的东西。②把常用物品放在老年人容易看见的相对固定的地方,如将辅助记忆的笔记本固定放在床头柜上,在同一个地方脱鞋子、放置衣服等。③贴标签,如通过在大门口张贴颜色鲜艳的大字来帮助老年人找到自己的家,在衣柜的门上贴上明显的标签,以提醒老年人找到换洗衣服,将一周时间安排表放大并贴在墙上等。需要注意的是,晚期记忆障碍老年人不能够阅读或者不能够作出反应,对此可以使用图片代替文字来表达信息。

三、任务实施

(一)操作前准备

1. 物品准备

生活用品、动物、植物、食物等的彩色卡片,卡片要有一定硬度,不易弯折,不易撕破,或新鲜水果等实物,闹钟、时间安排表。

2. 护理员准备

仪表端庄、着装整洁。护理员熟悉记忆力训练的相关内容和注意事项。

3. 老年人准备

情绪稳定,不过度兴奋,能配合训练。

4. 环境准备

清洁、安静、舒适、安全,夏季室温以 26～30 ℃为宜,冬季室温以 18～22 ℃为宜,相对湿度以 50%～60% 为宜。

(二)操作实施(表 8-3)

表 8-3 记忆力训练的操作实施表

操作步骤		操作程序	注意事项
评估与沟通		·评估失智老年人熟悉的环境(如老年人的房间、公共活动区域)是否整洁、安静; ·评估老年人的健康状况是否良好、情绪是否稳定,与老年人沟通,确定其是否过度兴奋、能否配合训练	如老年人身体不适或情绪不稳定,则暂缓训练
操作中	外辅助记忆训练	房间内闹钟响起。护理员通过说"爷爷/奶奶好,闹钟响了,咱们看看这个时间做什么?""爷爷/奶奶,您找一下你的活动记录本在哪里?"来引导老年人找到放在固定位置的记录本,让其自己阅读时间安排表。"现在是咱们一起活动的时间!"	护理员尽量用语言引导老年人自己寻找记录本、查阅时间安排等,充分利用外辅助工具达到安排日常生活的目的

续表

操作步骤		操作程序	注意事项
操作中		带领老年人来到贴着标识的活动室，让其坐到以前习惯的坐位上。"爷爷/奶奶，请您坐好，我坐在您的旁边。今天我要和您做一个认水果的游戏。这个是锻炼记忆力的，能让我们把事情记得更清楚。"	
	内辅助记忆训练	·活动介绍：向老年人说明随后要开展的活动的内容及程序："您看，这是5张水果卡片。请您记住卡片中的水果名称。"依次向老年人呈现日常食用的水果的卡片，引导其识记，请其说出对应名称，并请其复述。 ·引导老年人通过对水果颜色、形状等的描述来加强记忆。"您看这个水果是什么颜色呢？它是什么形状呢？它是什么味道呢？"	训练过程中若老年人失去兴趣，先观察2~3 min，如仍不配合，则可终止训练
	强化记忆训练	·老年人识记结束后，将5张卡片与其他卡片混在一起，放在老年人面前。护理员说："您现在可以从这些卡片中，找出刚才的5张水果卡片吗？您可以先把这些卡片都看看，慢慢来，不用着急。找到后，放到您的旁边就可以。" ·根据老年人的记忆水平，增加需要识记的卡片数量，提升训练难度	如果老年人无法全部找到，老人护理员可以找出正确的卡片，并与老年人分享。对老年人表现出的犹豫、迟疑或错误，不责备、不否认
	回顾	带领老年人回顾活动的内容和过程，给予表扬	—
操作后		·指导和陪同老年人整理和收起训练物品。 ·活动结束后带领老年人回房间，"咱们现在回房间喝水、休息一下吧。您的房间号是多少啊，有什么标志啊？"让老年人领路，找到贴有标识的房间，找到自己的水杯，然后喝水、如厕、休息。 ·记录老年人训练过程中的表现、反应和活动效果等，用于指导下次修改和调整训练方案	— 护理员要培养将训练融入日常生活中的习惯，不断强化、巩固训练成果 —

任务三 感知训练

一、任务导入

【任务描述】

王奶奶，70岁，原财务人员，育有两子。两年前一次在医院体检时走失，此后多次出现走失现象。医院诊断为"中度阿尔茨海默病"。家属为此将王奶奶送至养老机构，入住失智专区。其日常生活活动 Barthel 指数评分为 70 分，其中洗澡、修饰、如厕、穿衣需要帮助，进食、床椅转移、平地行走、上/下楼梯均为满分，MMSE 评分为 14 分，其中定向力、注意力和计算力、回忆能力均受损，命名能力、三步命令均完好；王奶奶现在出现穿衣、穿鞋不知道反正，将多件衣服穿到身上，不认识护理员，偶尔出现不认识儿子的现象，在被问到相似问题时，出现不安、退缩现象，不愿意与他人交流。请思考：王奶奶存在的主要问题是什么？针对王奶奶的认知表现，如何制订个性化的认知训练方案呢？

【任务目标】

1. 老年人能逐步在护理员的提示下自己穿衣、穿鞋。
2. 老年人能在提示下认识家庭成员，逐步认识长期护理员。

二、任务分析

目前影响王奶奶日常生活的穿衣失用、面容失认等感知觉功能障碍，已影响了王奶奶的日常生活与交流，故首先进行失用、失认的感知功能训练，以提升王奶奶的自信心。

(一)基本概念

1. 感觉

感觉是人脑对当前直接作用于感觉器官的客观事物的个别属性的反映。知觉是人脑对当前作用于感觉器官的客观事物的各种个别属性的整体反映，是大脑皮质的高级活动。

通过感觉可知道事物的属性，通过知觉才能对事物有完整的印象。因此，知觉是以感觉为基础的，但不是感觉的简单相加，而是对各种感觉刺激分析与综合的结果。知觉的形成是当前感觉刺激与以往经验和知识整合的结果。知觉包括视觉、空间觉、听觉、触觉等。知觉中最重要的是视觉,可识别事物的特征以及各特征之间的相互关系。

2. 知觉障碍

知觉障碍指在感觉输入系统完整的情况下,大脑皮质特定区域对感觉刺激的认识障碍和整合障碍,可见于各种原因所致的局灶性或弥漫性脑损伤患者。知觉障碍最常见的表现是失认症和失用症。

(1)失认症:指患者无视觉、听觉和躯体感觉障碍,在意识正常的情况下,不能辨认以往熟悉的事物。临床上,失认症可有以下几种。①视觉失认:包括视物体失认、面容失认、颜色失认等。视物体失认是失认症中最常见的症状。患者的视觉足以看清周围的物体,但看到以前熟悉的事物时却不能正确识别、描述及命名,而通过其他感觉途径则可认出,如患者看到手机不知为何物,但通过手的触摸和听到电话的来电立刻就可辨认出手机。面容失认患者不能认出既往熟悉的家人和朋友,甚至不能从镜子里认出自己,但可以从说话的声音、步态、服装或发型中认出对方是谁。颜色失认,不能正确地分辨红、黄、蓝、绿等颜色。②触觉失认:正常人能够通过触摸物品的大小、形状、性质来判断手中的物品是什么。触觉失认患者闭眼后不能通过用手触摸的方式辨别以前熟悉的物品,如牙刷、手机等,但如果睁眼看到或用耳朵听到物体发出的声音就能识别。本症患者一般少有主述,如不仔细检查,则很难发现。③听觉失认:患者听力正常但却不能辨认以前熟悉的声音,如以前能辨认出来的手机铃声、动物叫声、汽车声、钢琴声等。

(2)失用症:指在意识清楚、语言理解功能及运动功能正常的情况下,患者丧失完成有目的的复杂活动的能力。运用是人类在外界刺激下或内在神经冲动下,通过大脑做出的有目的、合乎内外环境要求的活动。运用的加工过程包括产生动作意念和形成概念、制订运动计划以及执行运动计划三个步骤,它是一切后天习得、有目的的运动的经历过程。例如刷牙动作的意念形成包括拿起牙膏、拧开盖子、拿起牙刷、把牙膏挤在牙刷上和刷牙等一系列动作的选择、编排和组织。失用症可分为以下几类。①意念性失用:指患者对复杂精细的动作失去了正确概念,导致不能把一组复杂精细动作按逻辑次序分解组合。如冲糖水,应是取糖—入杯—倒水—搅拌,而患者可能直接向糖中倒水。②意念运动性失用:指患者在自然状态下可以完成相关动作,可以口述相关动作的过程,但不能按指令去完成这类动作。如向患者发出指令命其张口,患者不能完成动作,但给他苹果则会自然张嘴去咬。③结构性失用:指患者对空间分析和对动作概念化的障碍，表现为患者绘制或制作包含有空间位置关系的图像或模型有困难，不能将物体的各个成分连贯成一个整体。④穿衣失用：指患者辨认不清衣服的上下、前后及里外等，表现为穿衣时上下、正反及前后颠倒，扣错纽扣，将双下肢穿入同一条裤腿等。

三、任务实施

(一)操作前准备

1. 物品准备

老年人日常穿的衣服、亲友照片。

2. 护理员准备

仪表端庄，着装整洁。护理员熟悉感知训练的相关内容和注意事项。

3. 老年人准备

老年人情绪稳定。

4. 环境准备

清洁、安静、舒适、安全，夏季调节室温至26~30 ℃，冬季调节室温至18~22 ℃，相对湿度以50%~60%为宜。

(二)操作实施(表8-4)

表8-4 感知训练的操作实施表

操作步骤		操作程序	注意事项
评估与沟通		·评估失智老年人熟悉的环境，确定其整洁、安静； ·评估老年人的感知障碍具体影响了生活的哪些方面，与老年人沟通，确定其情绪稳定、能配合操作	如老年人身体不适或情绪不稳定，则暂缓训练
操作中	穿衣训练	·给老年人准备一件系扣的衬衣，教给其一套固定的穿衣方法，按照同样的方法每天反复实践，直至掌握要领。"您看我给您准备了一件很漂亮的衣服，咱们穿上试试吧。"护理员将衬衣放在床上，领口向上，向老年人一一讲解示范。"这是您的漂亮衬衣，这是两只袖子，这是领口，奶奶像我一样用右手抓领口的中间，拿起衬衣，提过头顶，将左手伸到左侧的袖子里，右手继续拉衬衣，并将右手伸到右侧的袖子里。"老年人拿起上衣并按照步骤完成。	每次穿衣服前，要先把衣服放在固定的位置，并将穿衣方法向老年人一一讲解示范。练习时，要求一边穿一边复述将要进行或正在进行的步骤

续表

操作步骤		操作程序	注意事项
操作中	穿衣训练	·指导老年人扣扣子："现在您自己扣上扣子。"老年人将扣子斜着扣了起来。"衣服不整齐了，咱们解开再扣一次好吗？"护理员指导老年人解开扣子。"咱们从最下边一颗扣子扣起。一个扣子找一个扣眼。"老年人自己逐一扣好扣子。在老年人穿衣的过程中，护理员要鼓励其独立完成，给予其信心	
	失认训练	先让老年人叙述家人的情况。"您有几个孩子呀？几个男孩？几个女孩？他（她）们叫什么名字？"。然后拿出提前准备好的家人照片，让老年人一一辨认。训练重点是老年人不认得的家人，在训练中帮其找出家人的特点有助于老年人记忆的恢复	—
操作后		·带领老年人回顾活动的内容和过程，给予表扬；"我们一起把今天用的物品收拾起来吧！"指导和陪同老年人整理和收起训练物品； ·记录老年人训练过程中的表现、反应和活动效果等，用于指导下次修改和调整训练方案	—

任务四 日常生活活动能力训练

一、任务导入

【任务描述】

李奶奶，78岁，退休职工。育有二女。她于两年前出现找不到东西、怀疑他人偷窃、外出时从垃圾箱翻找东西带回家的情况，经医院诊断为额颞叶失智症，后逐渐出现穿衣服时不能解开或系上纽扣，如厕后擦不净排泄物、不知道冲马桶、有时将大小便排在裤子里、护理员为其洗澡时出现抗拒甚至大喊大叫等现象。其日常生活活动 Barthel 指数为70分，日常生活活动能力轻度受损，其中洗澡、修饰、如厕、穿衣等需要帮助；MMSE 评分为11分，其中时间和空间定向力、记忆力、注意力和计算力、回忆能力均受损，语言能力正常。请思考：李奶奶存在的主要问题是什么？针对李奶奶的日常生活能力表现，如何为其制订个性化的生活能力训练方案？

【任务目标】

1. 老年人能逐步在护理员的提示下自己如厕。
2. 老年人能逐步配合护理员为其洗澡，保持身体清洁。

二、任务分析

目前影响李奶奶日常生活的突出问题是有时将大小便排到裤子里、洗澡时抗拒甚至出现激越现象，影响其清洁与舒适。通过如厕和洗澡的训练，有助于解决李奶奶的排泄、清洁问题，保证其生活品质，同时减少激越行为的发生，使其安心。

（一）日常生活活动能力的基本知识

日常生活活动（activity of daily living，ADL）指一个人为了满足日常生活的需要，每天所进行的必要活动，可分为基础性日常生活活动（basic activity of daily living，BADL）和工具性日常生活活动（instrumental activity of daily living，IADL）。

BADL 指维持最基本的生存、生活需要所必须反复进行的活动，包括自理活动和功能性移动两类活动。自理活动包括进食、梳妆、洗漱、洗澡、如厕、穿衣等；功能性移动包括翻身、从床上坐起、转移、行走、驱动轮椅、上楼梯、下楼梯等。

IADL指个体为维持独立生活所进行的一些活动，包括使用电话、购物、做饭、处理家事、洗衣、服药、理财、使用交通工具、处理突发事件及参与社区内的休闲活动等。

BADL评价的对象多为住院患者、养老机构的老年人；IADL评价则多用于生活在社区中的伤残者及老年人。

(二)常用的评价工具及其使用方法

常用的ADL评价方法有Barthel指数、功能独立性量表(function independence measurement，FIM)等。

Barthel指数评价产生于20世纪50年代中期，评价简单、可信度高、灵敏度高。其评价内容有进食、洗澡、修饰、穿衣、大便控制、小便控制、如厕、床椅转移、行走、上楼梯、下楼梯等内容，根据是否需要帮助及其帮助程度的不同可分为0、5、10、15分4个功能等级，总分为100分。得分越高，表明独立性越强，依赖性越小。不过，达到100分并不意味着老年人能完全独立生活，其也许不能烹饪、料理家务和与他人接触。

(三)训练设计

失智老年人一般IADL能力先受损，以后发展到BADL能力受损。其早期一般不存在日常生活能力问题，中期主要为部分日常生活能力受损害，晚期则表现为日常生活能力完全丧失。

日常功能训练的目的在早期是保持日常生活能力，在中期是提高或改善生活自理能力，增强独立生活的信心，在晚期是协助失智老年人完成基本生活。因此，护理员应根据失智老年人病情的严重程度选择合适的日常功能训练方法。

(1)对早期生活尚能自理的失智老年人，护理员应督促和提醒其主动完成日常事务，不要简单地包办代替。

(2)对中期失智老年人，护理员应尽可能通过引导、帮助其参与日常生活活动，帮助其应对生活中的各种障碍，并在应对过程中不断地鼓励和肯定失智老年人。第一，护理员应将失智老年人的日常生活安排得简单、规律，生活环境尽量简化、衣着尽可能简单且易穿脱，把常用物品放在相对固定的地方并贴上标签等，将由记忆障碍带来的不便减少到最低程度。第二，对失去的日常活动能力，护理员可通过多次提醒、反复教、反复做等方法，日复一日地训练来改善。在训练时，护理员要有耐心，不要催促，更不能训斥甚至嘲笑，以免伤害失智老年人的自尊心，导致其不配合。

（3）对晚期失智老年人来说，其日常生活能力受损严重，训练有一定的难度。对少数残存日常基本生活能力和尚能合作的失智老年人，护理员应从基本的吃饭、穿衣、走路、刷牙等方面来反复长期地训练。训练时可将整个步骤进行分解。如将进食训练分为喂食、协喂、自喂三步，然后将每一步的具体动作分解、贯穿在训练中。进行进食训练时，护理员先把装有饭的粗柄勺子送到失智老年人口边，再送到其口中，提醒其做吞咽动作，完成进食动作，然后护理员舀饭，协助失智老年人握勺，送到口边，做吞咽动作。训练熟练后，护理员让失智老年人自己握勺、舀饭、自喂，完成整个连续性动作。

三、任务实施

（一）排泄

1. 准备工作

（1）物品准备：装有扶手的坐便器、卫生纸、笔、记录本。

（2）护理员准备：着装整洁，了解失智老年人的排泄习惯。

（3）老年人准备：按季节穿好衣服。

（4）环境准备：清洁、安静、舒适、安全。

2. 操作实施（表8-5）

表8-5 排泄训练的操作实施表

操作步骤		操作程序	注意事项
评估与沟通		·评估环境，确保卫生间清洁、地面无水渍； ·评估失智老年人，判断其是否出现拉扯裤子、坐立不安、发出不寻常的声响等排泄表现	—
操作中	陪伴进入卫生间	·护理员为原来失智老年人熟悉且信赖的人员。护理员说："您好，我是小王。一会儿我们要出去活动，我看您刚才喝了许多水，我陪您到卫生间方便一下吧。" ·陪同失智老年人走进卫生间，说："您看，这个门上贴着标识的，就是卫生间。"以此引导失智老年人自己打开卫生间门	排泄对失智老年人来说是非常隐私的事情，需要其以往熟悉且信赖的护理员陪伴完成

续表

操作步骤		操作程序	注意事项
操作中	排便时指导	• "您好，如厕前我们先看看卫生纸在哪里？马桶坐垫放下来了没有？干不干净？"护理员引导老年人做好如厕前的准备。 • "您好，先脱下裤子，抓住扶手，坐好！"护理员鼓励或指导失智老年人自行坐在坐便器上。 • "您好，我在这里（门口）等您，您要抓住扶手，有什么需要帮助的就告诉我。"	注意保护失智老年人的隐私；让其抓好扶手，避免跌倒；要留给其足够的时间来排空大小便
	便后清洁	失智老年人便后，护理员指导其用卫生纸擦净屁股，并说："您好，排便后需要干什么呢？"以此帮助或引导失智老年人清洁局部皮肤，提上裤子，按水箱按钮冲水，然后洗手	耐心、细致，体现尊重和人文关怀
操作后		洗手，记录老年人排泄时的表现	—

（二）洗澡

1. 操作前准备

（1）物品准备：洗浴用品（如沐浴液、洗发液），洁净的衣物，清洁的毛巾、浴巾等。在准备干净衣物的时候，可以让老年人参与，选择自己喜欢的衣物。

（2）护理员准备：修剪指甲、洗手，身着短袖上衣和短裤。熟悉为失智老年人洗澡的注意事项，具备异常情绪和行为的识别和应对技巧。

（3）老年人准备：经过提前沟通，有洗澡愿望；提前喝温开水 200 mL 左右。

（4）环境准备：提前调节好浴室温度，在地面上放置不可移动的防滑垫。

2. 操作实施（表 8-6）

表 8-6 洗澡训练的操作实施表

操作步骤		操作程序	注意事项
评估与沟通		• 评估环境，确保洗澡间温度（24～26 ℃）适宜，沐浴椅放在合适位置，浴室有安全扶手； • 评估失智老年人，其身体状况良好、情绪稳定、活动能力良好、能配合完成洗澡	用物摆放整齐、方便操作
操作中	指导洗澡顺序	• 指导失智老年人自己找到洗澡间并进入。 • 指导失智老年人脱去衣服，坐在背对淋浴器的沐浴椅上，抓住扶手。	

续表

操作步骤		操作程序	注意事项
操作中	指导洗澡顺序	• 为失智老年人打开喷头开关,先开冷水,后开热水。调节水温至40 ℃左右,用掌侧腕部测试温度,以感觉温热不烫为宜。将花洒的水流调整到温和的喷射状态,不直接冲着失智老年人迎面喷水。为失智老年人冲洗双脚及小腿,使其慢慢适应水温,慢慢感知被淋湿的感觉,避免因突然接触较大的水流而引起恐慌。 • 向失智老年人说明洗澡的步骤,并且逐项进行模拟示范	尊重失智老年人的隐私,充分了解其洗澡习惯,并保证护理员用一致的方法及顺序为其洗澡
	清洗全身	• 按照向失智老年人示范的洗澡步骤,为其清洗各个部位。 • 在开始每个洗澡步骤前,都提前用简明的语言告诉失智老年人如何配合,让其参与到洗澡过程中。例如,"现在开始洗头啦,请您低头并闭上眼睛""咱们开始洗身体啦,您自己洗洗胳膊、前身,我给您搓搓后背"等。 • 洗澡期间要随时询问失智老年人的感受,对于其良好的表现要及时给予鼓励和表扬,从而将洗澡当作一项愉悦的活动,以培养、维持其洗澡的兴趣	洗澡过程中不着急、不催促,留出充足时间给失智老年人
	异常行为处置	• 若失智老年人表现得非常抗拒,则应暂停洗澡活动,尽快安抚其情绪,转移注意力,避免引发攻击等异常行为或加重其他疾病; • 若失智老年人的异常行为愈发严重,或出现胸闷、憋气等异常现象,则应立即停止洗澡,用浴巾包裹其身体,带其回房休息并报告医护人员进行处置	最好由同性护理员为失智老年人洗澡,以避免其因尴尬和不安而引发异常行为
	穿好衣服	洗澡完毕,用浴巾包裹失智老年人的身体并擦干,用专用的毛巾分别擦干会阴和双脚,为其穿上干净的衣服,带其回房休息	洗澡时间不可过长,一般以10~15 min为宜
操作后		• 整理用物:开窗通风,清洗浴室,清洗毛巾、浴巾及失智老年人更换下的衣裤; • 洗手、记录失智老年人洗澡时的表现和所采取的相应的照护措施	— —

任务五 小组手工活动

一、小组手工活动的概念

小组手工活动是将参与者组织起来，一起学习手工制作技能的团体活动。小组手工活动在原来个体训练模式下加入社交元素，增加社会交往能力训练，更有利于改善失智老年人的认知能力。

二、小组手工活动的功能

小组手工活动在原有促进手部精细动作、增加手眼协调能力、增加认知能力、改善情绪、延缓病情等的基础上，有助于增加失智老年人的社会参与度，提升失智老年人与他人沟通、交往的能力。通过小组活动，建立互助、合作的信任关系，更有利于对失智老年人自信心的培养，帮助其体现自我价值。

三、小组手工活动的基本要素

(1) 评估参与失智老年人的特征及能力等信息。
(2) 选择合适的手工活动，尽量就地取材，选择成本低、难度小、可操作性强的项目，如绘画、拼图、粘贴画、七巧板等。
(3) 确定小组手工活动的规模，一般不超过 10 人。
(4) 选择合适的时间，避开失智老年人的休息时间。每次手工活动的时间为 40 min 左右。
(5) 给予参与活动的每位失智老年人同样的重视。
(6) 做好防止和处理意外事件的预案。

四、活动实施

(一)准备工作

1. 物品准备

无色水果图案画、水彩笔、涂好颜色的水果图案画若干、胶棒。

2. 护理员准备

熟悉手工活动的方法，掌握游戏、绘画技巧。

3. 老年人准备

老年人身心状态稳定，适宜做此项手工活动，并且有意愿参加。

4. 环境准备

活动大厅温度适宜、宽敞明亮，摆好桌椅。

（二）操作实施（表 8-7）

表 8-7 小组手工活动的操作实施表

操作步骤		操作程序	注意事项
评估与沟通		·评估失智老年人熟悉的环境，确保其整洁、明亮、安静； ·评估失智老年人，确保其适宜做手工活动、有意愿参与、能配合操作	—
操作中	活跃气氛	小组手工活动开始前，可通过带领失智老年人们进行唱歌、做操等活动，将他们的情绪和活力调动起来。例如，可以带领失智老年人们做拍拍操，并说："爷爷奶奶好，我是今天的主持人小李。今天我们要来做几个小游戏，第一项游戏是拍拍操，由我来站在前面，带领大家一起做，爷爷奶奶可以模仿我的动作，大家要听好我的口令，'伸出你们的双手，头头拍拍，肩肩拍拍，头拍肩拍，头肩拍拍，大拇指拍拍，小拇指拍拍，大拇指拍，小拇指拍，大拇指小拇指拍拍'。"其他护理员在活动中间，可指导失智老年人们跟上节奏，并根据口令做出正确的动作	在发出活动指令时尽量放慢语速、拉长声音，让失智老年人们有充分的反应时间
	认知训练	·前期活动结束后，当护理员确定失智老年人们配合度较好时，开始绘画活动。 ·将准备好的物品摆放在桌子上，首先让老年人们辨认图案中水果的种类，并思考这个水果应该具有的颜色。如护理员拿起香蕉图片问："您看这是什么水果？"如果答对了要及时鼓励，如果答错了，可将涂好色的水果图案拿出来对比，循序渐进，引导失智老年人们认识各种水果	注意对小组氛围的调动

续表

操作步骤		操作程序	注意事项
操作中	涂色训练	·指导失智老年人们给水果图片涂色："先找出您最喜欢吃的水果，再给它涂上颜色吧！"以此引导并帮助失智老年人挑选水彩笔，给水果涂上颜色。其他护理员指导失智老年人们给水果涂色。 ·给水果涂好色后，护理员引导失智老年人们写上名字、日期等标记	在活动过程中关注每位失智老年人的情绪，并多使用鼓励性的语言
	作品展示	引导失智老年人们向他人展示自己的作品，品味美好的瞬间。护理员可将作品贴在活动室的墙上或失智老年人们的房间内，加深他们的认知，增强他们的成就感	—
操作后		·"爷爷奶奶，我们一起把桌子收拾干净吧！"护理员指导和陪同失智老年人整理和收起物品； ·记录老年人训练过程中的表现、反应和活动效果等，用于指导下次修改和调整训练方案	—

任务六　音乐治疗

一、基本概念

1. 音乐治疗

音乐治疗即音乐疗法,是通过音乐进行的心理治疗,具有以音乐促进身心健康和培养人格的功能,是一个系统的干预过程,在这个过程中,治疗师运用各种形式的音乐体验,以及在治疗过程中发展起来的作为治疗动力的治疗关系,来帮助治疗对象达到健康的目的。

2. 音乐对失智老年人的作用

利用音乐,使失智老年人的身心得到刺激,进而增强其人际关系,保持其情绪的稳定。重要的是,音乐能提升失智老年人的运动功能和智能水平,使其身心、生活状态得到改善。

二、音乐疗法的类型

1. 歌曲法

歌曲法指通过音乐治疗师实施歌曲歌唱、诗歌朗诵及歌曲再造等活动,以促进治疗对象身心康复的音乐治疗方法。

2. 歌曲歌唱法

歌曲歌唱法指通过使音乐治疗对象聆听适合的音乐并跟唱,促进其身心获得康复的音乐治疗方法。借助歌曲歌唱法,护理员可根据音乐治疗对象的身心状况等,实施简单的音符发声训练。

3. 歌曲再造法

歌曲再造法指通过使音乐治疗对象聆听歌曲,实施歌曲的讨论和再创造体验,促进失智老年人获得身心康复的音乐治疗方法。

4. 歌曲朗诵法

歌曲朗诵法指通过配乐引导治疗对象进行歌词或诗歌朗诵,促进音乐治疗对象身心康复的音乐治疗方法。

三、工作流程

1. 制订治疗目标及活动计划

对失智老年人进行系统评估，了解其近期的心身情况，找出问题所在，制订长期的和短期的治疗目标。根据治疗的目标制订与失智老年人的生理、智力、音乐欣赏能力相适应的音乐治疗活动计划，选择合适的音乐，开展音乐聆听、歌曲歌唱、歌曲讨论、歌曲再造等音乐治疗活动。一般每天开展音乐治疗活动不宜超过 2 次，每次活动开展以 40 min 左右为宜。

2. 注意事项

（1）为有效开展歌曲讨论环节，音乐治疗师要与失智老年人提前建立相互信任的关系，给予其足够的安全感。

（2）练习前后老年人不要接触刺激性饮食，饮食不要过饱。练习歌唱要在温度合适的场所内进行。

四、活动实施

1. 准备工作

（1）物品准备：与音乐治疗活动相关的所有器具，如歌曲音乐伴奏、歌本、音响设备、纸、笔等。

（2）护理员准备：掌握音乐治疗的基本概念、实施的步骤、注意事项等基本知识，具有组织并实施音乐治疗的能力。

（3）老年人准备：身心状态稳定，喜欢听音乐，有意愿参加音乐活动。

（4）环境准备：活动大厅温度适宜、宽敞明亮，具备音乐治疗活动所需要的所有器具。

2. 操作实施（表 8-8）

表 8-8 音乐治疗的操作实施表

操作步骤	操作程序	注意事项
评估与沟通	·评估失智老年人们熟悉的活动大厅，确认室内温、湿度适宜，活动时间安排在 9：00—11：00 或 15：00—17：00； ·评估失智老年人的身体条件，确定其有意愿参与活动，能配合操作	—

续表

操作步骤		操作程序	注意事项
操作中	沟通与交流	说明要进行的活动内容、方式,指导失智老年人们参与活动:"爷爷奶奶好,我是今天的主持人小李。今天我们要进行怀旧歌曲大合唱,现在我们就一起开始吧!"	—
	聆听及歌唱	活动介绍:"今天我为大家准备了许多耳熟能详的歌曲,我们先跟着原唱一起练习几遍,大家回忆歌词,对想不起的歌词可以看手里的歌词本。"护理员用设备播放《走进新时代》《团结就是力量》《南泥湾》《东方红》等歌曲,带领失智老年人们一起唱,让他们熟悉音乐节奏,体会歌词内容	其他护理员在失智老年人旁边引导他们一起唱,多使用鼓励性的语言
	歌曲讨论	失智老年人们熟悉歌曲后,护理员只播放音乐伴奏,引导大家跟着伴奏一起唱出歌曲,在每首歌唱完后,请大家说一下:"对这首歌曲的感受?""年轻时是否听过这首歌?""第一次听到这首歌时是什么情景还记得吗?"	护理员可以与失智老年人们一起分享自己的故事,活跃现场气氛
	巩固和强化	改变训练方式,将参与活动的失智老年人分成2组,选择几首大家都知晓的歌曲,播放音乐20~30 s,让大家猜歌名,先回答正确的小组得分,猜中多的获胜	关注每位失智老年人的情绪,注意对小组氛围的调动
	活动回顾	回顾演唱的歌曲,感谢大家分享的自己年轻时的故事,感谢大家的积极参与	—
操作后		·指导和陪同失智老年人们整理和收起训练物品; ·记录老年人训练过程中的表现、反应和活动效果等,用于指导下次调整训练方案	—

项目三 痴呆的行为和精神症状照护

一、任务导入

【任务描述】

张爷爷，78岁，退休职工，育有一儿一女，与老伴同住。两年前老年人开始出现健忘现象，总是找不到自己要用的东西，例如，刚把手机放在床头柜上，要看时就不知道搁在哪里了。目前上述症状加重，出现一件事反复说很多遍、脾气也越来越暴躁的情况。近期又出现晚间半夜起床游走，有时还会让老伴起床一起外出，让其睡觉便大吵大闹。他目前已不能自己独立生活，因其老伴患有冠心病，儿女怕长此以往二老的身体均受影响，故将他送至养老机构，入住失智专区。请分析张爷爷的表现，并为张爷爷制订照护方案。

【任务目标】

1. 护理员能陈述痴呆行为和精神症状的表现。
2. 护理员能针对常见的异常行为和精神症状提供照护。

二、任务分析

失智症与其他疾病有很大的区别，患者不仅有躯体功能的丧失，而且有神经功能的丧失，可产生精神、行为异常，包括幻觉、妄想、淡漠、意志减退、不安、抑郁、焦躁等；行为异常包括徘徊、多动、攻击、暴力、捡拾垃圾、藏匿东西、过食、异食、睡眠障碍等。有些患者有明显的人格改变，会产生精神障碍。

失智老年人的行为和精神症状常由大脑损伤引起，这些是不能受个人控制的。导致老年人出现BPSD的因素，有些源于老年人自身（疾病的影响、生活史等），有些则来自于外部，其中很大一部分来自于护理员（包括专业护理人员和家庭照护者）和护理环境（包括物理环境和社交人文环境）。对失智老年人的干预与照护需要跨学科的专业照护团队(包括医生、专业治疗师、一线护理人员及社工)协同作业,有必要的话也可将家庭护理员纳入进来。

(一)风险程度评估

当失智老年人出现 BPSD 时,护理团队首先要对其症状的严重程度进行评估。一旦失智老年人出现暴力行为、自杀、谵妄等严重事件,就需要将失智老年人转至专业的医疗机构进行治疗。大部分的 BPSD 不会马上对自身或他人造成危害,但是如果放任不管,潜在的触发因素就无法得到改善,失智老年人的症状就有可能变得愈发严重,继而影响到失智老年人的生活品质和护理员的照护质量。因此,护理团队需要针对失智老年人的症状进行观察、分析,找出触发因素,制订干预计划,并将其纳入老年人的照护计划。

(二)收集失智老年人表现的详细信息

护理员是最经常接触失智老年人的人员,因此也是获得其行为表现信息的最重要来源。护理员需要仔细回顾老年人行为问题的整个过程,并客观描述事实。

(1)老年人出现了什么行为?

(2)这个行为是什么时候发生的?在哪里发生的?持续时间是多长?

(3)在这些行为开始前,曾经发生过什么事,从而直接导致老年人出现这个行为?

(4)在这个行为发生的时候,什么人和老年人在一起?当时的情况是什么样?这个(些)人对老年人做了什么?

(5)这个行为发生的频率是多久一次?(比如,每天发生两三次,或每周发生三四次)

(三)分析触发原因

所有的行为都有其背后的意义,都包含着触发行为的原因,专业照护团队要对触发的原因进行排查。

专业照护团队需要排查是不是因身体不适无法表达而触发了行为和精神症状。比如,某位老年人拒绝吃饭,首先需要排查是不是老年人佩戴的义齿不合适或者有其他口腔问题。这需要医生来检查。

某些老年人出现的行为和精神症状与其生活经历有关。专业照护团队需要全面了解老年人之前的工作经历、生活方式、个性习惯、生命中的重大事件和重要人物等。需要注意的是,BPSD 是失智老年人最为常见的沟通方式,因为他们已经不能用正常的方式来清楚地表达自己的需要。比如,失智老年人身处家中，却冲着护理员吵着"让我回家"的时候，"家"对于其来说可能已经不再是一个具体的居住地点，而是代表了一种安全和被爱的感觉；再比如，一位失智老年人晚上醒来后总是大喊"防洪"，原来老年人年轻时从事黄河河务工作，曾经经历过黄河发大水时的抗洪抢险。

(四)干预照护的方法

1. 预防 BPSD 的方法

失智老年人的大脑已经遭到疾病破坏，而且其认知功能和生活功能将越来越走下坡路，这是无法改变的事实。因此，护理员不能期待老年人去适应周围的人和环境，只有通过调整自己和照护方案来适应老年人不断发生的变化。

照护者需要为失智老年人营造舒适、安全的生活环境、没有压力的生活氛围、规律的日常生活，给予失智老年人爱、关怀和尊重，以有效地减少 BPSD 的发生率。

当发生 BPSD 时，护理员应分析触发的原因，并尽可能从源头进行改善。比如，某位失智老年人会因为看到浴室里的镜子反射的人影而心生恐惧，对此可以用布帘遮挡镜子，以消除其恐惧感。

2. 应对的原则

护理员应保持冷静和耐心，有效地转移失智老年人的注意力，不要责怪和争论，并且尝试接受那些看似不合逻辑的东西。

三、常见行为和精神症状的照护

(一)应对重复行为

失智老年人会一遍又一遍地说同一句话或者做同一件事情，这称为重复行为。导致发生重复行为的原因是失智老年人短期记忆丧失。比如，失智老年人做饭的时候忘记自己已经放了调料，又去放一遍；忘记自己已经买过某样东西，又买一次回来；忘记自己已经吃过饭，又要吃饭等。

重复行为很少会伤害到失智老年人自己或旁人，不过没完没了的重复，的确会让护理员感到有些压力。

护理员要保持冷静和耐心，体谅失智老年人的感受，接受其重复行为，如果没有危害，切忌因为失智老年人总是重复而不耐烦，甚至斥责失智老年人等。

此时如果条件允许，则护理员可安排活动，转移其注意力，如利用记忆辅助工具(如便条、照片等)来提示失智老年人重复的问题。

(二)应对妄想和猜疑

妄想是失智老年人较常见的一种精神症状。它是一种不真实的、却令失智老年人深信不疑的想法。比如,失智老年人认定有人偷自己的东西、认为老伴有外遇,或者护理员要加害自己、在家住着却认为不是自己的家并吵着要回家等。

猜疑是妄想的一种典型的表现形式。失智老年人有时候会误解自己所看到和听到的事情,对护理员和周围的人充满猜疑,甚至无故指责照护者或家庭成员偷盗、撒谎或不忠。

虽然这些想法很可能没有任何的事实依据,但是,对于失智老年人来说却是深信不疑的。更何况失智老年人妄想和猜疑的对象往往就是与之接触最为频繁的护理员或家庭成员,如果不了解妄想和猜疑的本质,则护理员就会感觉到非常受伤。

当失智老年人出现妄想和猜疑的症状时,讲道理或争辩是没有任何意义的。很多护理员会在失智老年人出现妄想症状的初始阶段不断解释,与其争论,这样只会惹失智老年人更生气,甚至会诱发其攻击行为,最后更难处理。

首先,护理员此时要做到的就是耐心倾听,让失智老年人充分地表达自己遇到的麻烦,并尽量理解失智老年人的表达。如果失智老年人通过表达将情绪宣泄出来,则他们的妄想和猜疑行为就可能减少。

其次,要从失智老年人的表达中,洞察隐藏在妄想和猜疑背后的真实感受和需要。比如,当某位失智老年人无故怀疑自己的金钱被盗时,可能只是因为其比较在意金钱,缺乏财务方面的安全感。护理员理解了其真实的感受和需要后,要温和平静地肯定这种感受和需要,向其传递体谅和尊重的信号。需要注意的是,肯定失智老年人的感受,不争辩、不解释,并不意味着护理员要承认自己做过失智老年人所指责的、实际并没有发生过的事情。因为在某些知觉层面上,失智老年人知道真相是什么。当其感受到护理员的尊重和体谅时,双方之间的信任关系就会建立起来。当失智老年人安静下来后,护理员可以把其注意力转移到其他活动上去,温和地引导其做些喜欢的事情。很有可能,失智老年人过一会就会忘掉刚才的猜疑和指责。

如果失智老年人因为一时找不到东西而指责他人偷盗,则护理员可以用温和的态度主动帮助寻找,可以到失智老年人平时喜欢藏东西的地方去看看东西在不在,也可以把容易丢失的东西做一下备份。如果失智老年人经常寻找某样物品,那么不妨请其家庭成员多买一两件,以备不时之需。

(三)应对激越、攻击行为

失智老年人会明显表现出紧张、不安、烦躁和易怒。有的失智老年人会过度地坐立不安、争吵、哭闹、撕扯东西或毁坏物品,甚至出现辱骂、推搡他人等攻击行为。

1. 导致激越、攻击行为的原因

导致激越、攻击行为的原因包括疼痛、憋尿、疲劳、皮肤瘙痒等身体不适,以及搬家、更换护理员等环境变化。护理员与失智老年人争论,指责失智老年人或缺乏耐心,总是想着赶紧完成护理任务,一味地要求其按照自己的安排被动地接受照顾,会让失智老年人感觉不愉快,进而诱发其激越、攻击行为。当出现幻觉、错觉(比如失智老年人看到镜子里的人影后以为坏人闯了进来)时,会使失智老年人感到害怕、恐惧,也容易诱发激越、攻击行为。

2. 照护方法

(1)识别疼痛或身体不适的迹象:检查失智老年人是否因为身体不舒服而导致激越、攻击行为,如在为其翻身、穿衣等照护时出现喊叫,可能是由关节或肌肉的疼痛引起;失智老年人使劲抓挠身体的某一部位,可能是感觉到难以忍受的瘙痒等。

(2)不要强迫:与失智老年人争吵、把道理解释清楚或者让其完成任务都是没用的。争吵、解释或者限制都会使事情更加糟糕。帮助其平静下来并且让其放松,可以使其更好地思考。一旦失智老年人表现得非常抗拒,护理员就需要先停一停,让其平静下来,而不是强迫失智老年人,否则可能会让其行为和精神症状愈演愈烈。

(3)调整护理方法,降低激越行为的发生率:护理员需要留意是否在照护时有不恰当的行为影响到了失智老年人。许多照护操作对正常老年人来说是不会有问题的,但对于失智老年人来说感受就会不同。比如,护理员要帮一位女性失智老年人洗澡,在帮其脱衣服时她可能会争吵并大喊大叫,甚至可能会发出击打行为。因此,在做任何照护操作前,护理员必须先与失智老年人进行友好交流,保持冷静和镇静,放慢速度,动作温柔,用令人安心的态度一步一步地告知、引导失智老年人配合下一步操作。

(4)应对激越、攻击行为:保持冷静,用简单、友好的语言和行为温和地安慰失智老年人,让其感受到护理员并没有敌意。参加活动可以转移失智老年人的注意力。护理员可以带失智老年人去一个安静点的地方并陪其坐着,谈其原来感兴趣的话题,也可以带其去参加能让其放松的活动,比如听听音乐、吃点

东西等。如果失智老年人出现攻击行为（比如打人、推搡等），则护理员首先要做的就是降低攻击的危险性。很多时候，只需退后一步，离老年人稍微远一点，就可以避免受到伤害。当护理员面对激越、攻击行为时，不要生气和不安，无须将激越、攻击行为个人化，认为失智老年人是针对自己。这是因为失智老年人的激越、攻击行为在某些时候并不一定是针对某个人的，而是对其所感知到的、来自外部威胁的某种反应。

（四）应对游荡和走失

失智老年人到处游荡然后迷路的现象是很常见的。游荡是危险的，甚至有生命危险——比如患者如果乱穿马路就有可能遭遇车祸，或者走失后再也找不到回家的路。

导致失智老年人游荡和走失的原因可能是多方面的，例如：①想离开家门去上班，其实他（她）已经退休多年了；②由于记忆丧失和认知衰退，对周围事物（包括亲人和物品）感到陌生，想找回原来熟悉的地方；③想要找到熟悉的人（比如老伴）的行踪，或者想找到特定的地方或物品；④到一个新环境里感到迷失，搞不清方向，想找到令他（她）感到熟悉和安全的地方；⑤对拥挤嘈杂的环境、杂乱的影像和声音等感到恐惧，想要离开；⑥因为自己的幻觉而产生恐惧，想要离开现在待的地方；⑦失智老年人需要食物、饮水、上厕所或锻炼身体，因而外出去满足自己的需求。

适度而安全的游荡对失智老年人其实是有很大好处的，如满足其身体、心理及社交的需要，有助于保持其身体活动的能力、改善其情绪等。

与此同时，游荡存在着相应的风险，如由于失智老年人的认知功能已经受损，很容易导致其在外出游荡时迷路甚至走失。在走失期间其可能发生受伤、脱水、饥饿、过度疲劳、激越等情况，甚至可能会有生命危险。

减少游荡和走失的措施有以下几点。

1. 满足失智老年人的需求，支持有益处的游荡

护理员要确保满足老年人的基本生活需求，比如吃饭、喝水、如厕和休息等，不要让其因为这些原因而外出游荡。

外出晒太阳、散步、锻炼身体等都是很有益处的游荡，护理员可以选择失智老年人熟悉或者适合其活动的区域，陪护其散步和锻炼。如果失智老年人喜欢在房间里走路，则可以在室内收拾出来一个通道，挪走容易挡住道路或者可能绊倒老年人的小件物品，让其在室内多走动。

护理员可以根据失智老年人的身体状况和活动偏好，引导其参与喜欢的家务活动、锻炼活动及兴趣活动，避免其整日无所事事，降低游荡的概率。

2. 接受和肯定失智老年人的感受

护理员要善于洞察失智老年人藏在游荡背后的目的和心愿，并且接受、体谅其心理感受，即使其目的和心愿听上去很荒诞，护理员也不要去指责和纠正。因为每位失智老年人都很独特，所以护理员需要在工作中多实践，去发现每位失智老年人的特定需求。"接受"和"肯定"是恰当应对失智老年人很多行为和精神症状的关键所在，护理员的耐心和认同可以给失智老年人带来宝贵的安全感。

3. 防范走失

(1)护理员尽量不要把失智老年人独自留在房间，这个时期的失智老年人是需要人陪伴的。如果护理员需要出门，那么可以请同事来帮忙看护。

(2)当失智老年人出门时，要有护理员陪同，在公园、医院、餐厅等人多拥挤的场所，陪同人员务必紧握失智老年人的手，以免走散。

(3)如果失智老年人还能够阅读并且按照指示做，那么可以制作一张口袋卡片，以供其迷路时用来参考。护理员可以在卡片上写一些提示语，如"保持冷静，不要走开""给家里打电话"等，并把电话号码写在上面。护理员也可以给失智老年人戴一个写有其名字和护理员电话号码的腕带，同时注明"记忆力受损"。腕带要结实(这样失智老年人就取不下来)。腕带上的信息对走失的失智老年人很有帮助，万一其走失，好心的路人可以及时了解情况，尽快与护理员取得联系。现在已有具备GPS定位功能的手表或其他装置，万一失智老年人走失，借助这些装置就可以找出失智老年人的大概位置，以缩小搜救范围。

模块八测试题

模块九

应急支援技术

应急支援技术

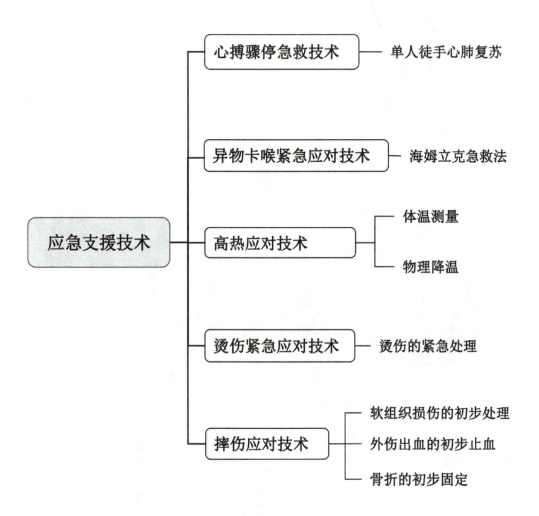

项目一

心搏骤停急救技术

任务　单人徒手心肺复苏

一、任务导入

【任务描述】

张爷爷，60岁，有冠心病史，3年前入住老年公寓。子女工作忙，3年间只看望他1次。他非常想念自己的子女。在某天下午活动期间，当他与一起休养的老伙伴玩棋牌游戏时，儿子领着孙子来看望他。他一时激动，发生摔倒。一旁的护理员立即跑到他身边查看。他呼之不应，面色发绀，未看到胸廓起伏，颈动脉波动未触及。护理员初步判断他可能发生了心搏骤停，立即对其实施心肺复苏并通知医护人员。

【任务目标】

1. 护理员正确实施心肺复苏技术并成功施救。
2. 施救过程中没有胸腔大出血、胸骨骨折、肋骨骨折等不良后果。
3. 配合医护人员尽快安全、顺利地将老年人送到医院，以接受进一步的抢救治疗。
4. 护理员敬畏生命。

二、任务分析

心搏骤停是最危急的情况，指心脏突然停止搏动，有效泵血功能消失，有效循环丧失，引起全身严重缺血、缺氧，并由此引发意识丧失、呼吸停止、猝死等严重后果的临床急危重症。医学研究发现，当患者处于心搏骤停的早期阶段时，如果能够采取及时、正确、有效的复苏措施，则其存活率可达70%～

80%；反之，可迅速导致患者死亡。冠心病、主动脉疾病等心血管疾病以及呼吸衰竭、药物中毒等都可能引起心搏骤停。

(一)心搏骤停的判断

1. 先兆征象

大多数心搏骤停患者无明显的先兆症状，常突然发病。部分患者在发病前数分钟至数十分钟内有乏力、头晕、心悸、胸闷等非特异性症状。此时，心电监护可能发现某些严重的心律失常。

2. 典型的临床表现

(1)意识突然丧失、呼之不应，部分患者伴有局部性或全身性抽搐。

(2)大动脉搏动消失、心音消失、血压测不出。

(3)呼吸停止，或呈叹息样或短促痉挛性呼吸。

(4)瞳孔散大、对光反射消失。

(5)皮肤苍白或发绀。

(6)可出现大小便失禁。

3. 心搏骤停的判断方法

(1)"一呼"：判断患者的意识。呼唤患者，同时拍打患者，若无反应，则可判断为无意识。

(2)"二摸"：判断患者的大动脉搏动。触摸颈动脉(喉结旁开1~2 cm)，如无搏动，则视为大动脉搏动消失。

(3)"三看"：判断患者的呼吸。在触摸大动脉时，同时观察患者胸廓，如胸廓无起伏，则视为无自主呼吸。

(4)"四照"：判断患者的瞳孔反射。有手电筒时，可用手电筒照射患者的瞳孔，如瞳孔直径>5 mm且无反应，则视为瞳孔散大、对光反射消失。

只要存在意识丧失与大动脉搏动消失这两个征象，即可判断为心搏骤停，同时应立即实施心肺复苏。切记对怀疑心搏骤停的人反复判断或等待心电图而贻误抢救时机。

(二)心肺复苏及其成功标志

1. 心肺复苏及其基本措施

心肺复苏(cardiopulmonary resuscitation，CPR)是针对心搏骤停患者采取的抢救措施，目的是迅速有效地恢复有效通气和循环，维持心、脑及全身重要器官的血流灌注和供氧，延长机体耐受临床死亡时间。CPR包括心跳、呼吸停止的判定，胸外心脏按压(circulation，C)，开放气道(airway，A)，人工呼吸

(breathing，B)和转运等环节。

一般情况下，机体完全缺血、缺氧 4～6 min 后脑细胞就会发生不可逆的损伤，若能在心搏骤停 4 min 内进行心肺复苏，抢救成功率可达 89%，4～6 min 抢救成功率只有约 10%，因此 4 min 内实施抢救尤为重要，我们称这段时间被称为"黄金 4 分钟"，越早抢救，复苏成功率越高。

2. 心肺复苏成功的标志

(1)自主心跳恢复：触及大动脉搏动，肱动脉收缩压≥60 mmHg。
(2)自主呼吸恢复：患者出现自主呼吸。
(3)末梢循环改善：面色、口唇、甲床、皮肤黏膜发绀转为红润，肢体转暖。
(4)瞳孔变化：散大的瞳孔回缩、变小，有对光反射。
(5)肢体出现活动：肢体出现抖动、挣扎。

胸外心脏按压

开放气道

人工呼吸

三、任务实施(表 9-1)

表 9-1 单人徒手心肺复苏的任务实施

操作步骤	操作程序	注意事项
评估与呼救	·环境安全，远离灾害现场。 ·评估患者：轻拍患者并在两侧耳边大声呼唤患者，若患者无反应，则证明其无意识；立即求助(拨打"120")，并同时进行心肺功能评估，触摸颈动脉和观察胸廓起伏，若无颈动脉搏动和(或)无自主呼吸，则判定为心搏骤停	·若患者为触电者，则应及时切断电源； ·必要时做好自身防护； ·评估患者时禁止摇晃患者身体，评估时间为 5～10 s； ·有条件者取自动体外除颤器
安置体位	使患者仰卧于硬质平面，头、颈、躯干位于同一轴线	·若患者在软床上，则在其胸下垫复苏板或木板； ·对怀疑颈部有损伤的患者进行翻身时，应沿头、颈、躯干轴线翻身，以免发生二次损伤

续表

操作步骤	操作程序	注意事项
CPR — 胸外心脏按压（C）	· 定位：胸骨中下 1/3 交界处。 **按压部位** · 按压姿势：施救者站（跪）于患者右侧，双手平行重叠，十指交叉，将掌根放于按压位置，双上肢伸直，与胸廓垂直。 **按压姿势** · 按压：有节律地快速按压 30 次。	· 按压部位、按压姿势必须正确，以免引起骨折等严重并发症； · 按压深度为 5～6 cm； · 按压频率为 100～120 次/分，即在 15～18 s 内完成 30 次按压； · 按压时要节律均匀，按压：放松＝1：1； · 放松时，手不能离开胸壁，但要保证胸廓充分回弹
开放气道（A）	· 清理呼吸道：检查口腔、鼻腔内有无异物及分泌物，取出义齿及异物，清理呼吸道。 · 开放气道：用仰面抬颏法打开气道，用左手掌压前额，用右手食指、中指抬下颌，使气道充分开放 **开放气道**	· 开放气道时，使患者的耳垂与下颌的连线同水平面垂直； · 开放气道时，切勿压迫患者的气管； · 开放气道时，使患者口腔张开

续表

操作步骤		操作程序	注意事项
CPR	人工呼吸(B)	·口对口人工呼吸：用压前额的手的拇指与食指捏住两侧鼻翼，用右手拇指掰开患者口腔，施救者吸气后充分张嘴包住患者口腔并密闭，缓缓吹气 1 s 以上，同时用眼睛余光观察胸廓上抬的情况；放开捏鼻翼的手，胸廓自然回落后用同样的方法第二次吹气。 ·连续吹气 2 次	·吹气宜慢，每次吹气时间 >1 s； ·每次吹气 500～600 mL，救护者能看到胸廓明显起伏； ·如果旁边有自动体外除颤器，则应尽早使用； ·单人进行心肺复苏时，按压∶通气＝30∶2，连续进行 5 个循环后迅速判断复苏效果
操作后评估		·再次评估患者，若患者恢复大动脉(颈动脉)搏动和自主呼吸、面色转为红润、末梢循环恢复、有瞳孔反射等，则说明复苏成功； ·整理患者，将其头偏向一侧，安慰并给予心理支持，密切观测，直至救护车或医务人员到来	若复苏未成功，则应继续实施 C—A—B，直至救护车或医务人员到来

附录9-1 单人徒手心肺复苏的操作流程考核(表9-2)

表9-2 单人徒手心肺复苏的操作流程考核表

项目名称	操作流程	技术要求	分值	扣分说明	备注
操作前	评估并呼救	·评估环境安全,若患者为触电者,则应及时切断电源; ·评估患者,"轻拍重唤",禁止摇晃患者身体,心肺评估正确,评估时间为5～10 s; ·立即求助(拨打"120")	15		
	安置体位	·在安置体位的过程中无二次损伤; ·使患者仰卧于硬质平面,头、颈、躯干位于同一轴线	15		
操作中(CPR)	胸外心脏按压(C)	·定位:胸骨中下1/3交界处。 ·按压姿势:施救者站(跪)于患者右侧,双手平行重叠,十指交叉,将掌根放于按压位置,双上肢伸直,与胸廓垂直。 ·按压:按压深度为5～6 cm。按压频率为100～120次/分。按压:放松＝1:1。放松时,手不能离开胸壁,但要保证胸廓充分回弹	30		
	开放气道(A)	·清理呼吸道:检查口腔、鼻腔内有无异物及分泌物,取出义齿及异物,清理呼吸道。 ·开放气道:手法正确。气道完全开放,患者的耳垂与下颌的连线同水平面垂直。开放气道时,切勿压迫患者的气管,同时应使患者的口腔张开	10		
	人工呼吸(B)	·口对口人工呼吸有效:吹气无漏气,吹气时间为1 s以上;每次吹气500～600 mL,胸廓可见明显起伏;每次吹气完成后放开捏鼻翼的手,使胸廓自然回落;连续吹气2次。 ·按压:通气＝30:2	20		
操作后	操作后评估	·评估准确; ·整理患者,将其头偏向一侧; ·如复苏未成功,则应继续实施C—A—B,直至救护车或医务人员到来	10		
操作时间		分钟			
总分		100			
得分					

项目二

异物卡喉紧急应对技术

任务　海姆立克急救法

一、任务导入

【任务描述】

吴爷爷，83岁，1年前入住某老年公寓，入住评估为中度认知障碍（阿尔茨海默病）。某日，吴爷爷的子女来看望他，带来了他爱吃的荔枝。他在儿子洗手时自己拿着荔枝开始吃，不慎将荔枝核卡在了喉部，紧接着立即变得面色青紫、双眼圆瞪、双手在喉部乱抓、表情极度痛苦。一旁的护理员立即判断老年人发生了异物卡喉，并利用海姆立克急救法实施紧急救助。

【任务目标】

1. 老年人卡喉的异物被顺利地从气道清除，呼吸道通畅，施救成功。
2. 老年人未发生喉头水肿、窒息甚至心搏骤停等严重后果。
3. 老年人在护理员的照护下，能够更加谨慎地吃东西，类似事件不再发生。

二、任务分析

异物卡喉又称气道异物梗阻，一般是指喉、气管及支气管的外入性异物或分泌物阻塞气道，或邻近器官（如食管）内的异物压迫气道导致梗阻，是老年人常见且非常危险的急症。一旦发生气道异物梗阻，极易导致窒息而很快危及生命。老年人因进食不当而造成的气管异物梗阻是气道异物梗阻最常见的类型。因此，护理员应掌握相关的急救知识与技能，防患于未然。

(一)气道异物梗阻的常见原因

老年人气道异物梗阻是因异物/分泌物阻塞或压迫气道而导致的通气障碍甚至窒息,主要由多种原因导致的气道内异物和气道外异物(以噎食常见)压迫气管所致。

1. 气道内异物

气道内异物指老年人不慎吸入食物、异物或呼吸道分泌物过多导致呼吸道梗阻的病症。食用较顺滑的食物(如果冻)或进食过程中精力不集中是发生误吸的常见原因;呼吸道疾病或年老体弱、无力排痰是痰液拥堵的主要原因。

2. 噎食

噎食指进食时食物卡在咽喉部或食管内,因压迫气管而影响呼吸的现象。发生噎食时,因气管受到压迫而出现通气障碍,甚至会导致窒息或者死亡。老年人噎食的主要原因有吞咽功能障碍、食物过干和进食中意外吞入异物等。

(1)吞咽功能障碍:有吞咽功能障碍的老年人在进食时,食物不能正常地通过咽喉部或食道而造成阻塞,常见于患脑血管疾病后遗症、服用抗精神类药物的老年人等。

(2)进食速度过快、食物过干:老年人进食速度过快或食物过干可导致食物梗阻在咽喉部或食道,是造成老年人噎食的常见原因。

(3)进食时发生意外:老年人进食过程中出现意外,如佩戴义齿的老年人误将义齿咽下,或由于戴上义齿进食的时候不容易感觉食物的大小而将较大的食物咽下,也可能由于边讲话嬉笑、边进食进水,引起会厌软骨处开放,进而使食物滑入喉头甚至气管等。

3. 药物不良反应或癫痫发作

在进食时抽搐发作或由药物反应引起咽喉肌运动失调也会造成气道异物梗阻。

(二)气道异物梗阻的表现

1. 特征性表现

当异物吸入气管时,老年人突然出现剧烈的刺激性呛咳、反射性呕吐、声音嘶哑或不能说话、目光恐惧发直、呼吸困难、面色苍白或发绀、表情痛苦,一手不由自主地紧紧贴在颈前喉部或紧抓衣领,呈"V"字状地紧贴于颈部以示痛苦和求救,这是气道异物梗阻的特征性表现。

气道梗阻的识别

2. 呼吸道部分阻塞

呼吸道部分阻塞为误入气道的东西没有完全堵塞气道所致。当发生呼吸道部分阻塞时，老年人有咳嗽，气促，呼吸困难，张口吸气时可听到蝉鸣音，面色青紫，皮肤、甲床和口腔黏膜发绀。

3. 呼吸道完全阻塞

呼吸道完全阻塞为较大的异物堵住呼吸道所致。当发生呼吸道完全阻塞时，老年人会出现面色灰暗、发绀、失去知觉、不能说话、不能咳嗽甚至不能呼吸等情况，直至昏迷倒地，严重者会因窒息、呼吸停止而危及生命。

4. 通气障碍

通气障碍表现为老年人在呼吸道被打开的情况下，仍无法将空气吸入肺内。

三、任务实施

老年人气道异物梗阻常发病突然、病情严重，可在短时间内危及生命，因此，护理员应争分夺秒地就地抢救，解除梗阻并保持呼吸道通畅。常用的处理方法有咳嗽、催吐、腹部冲击法、胸部冲击法等。对通气良好且清醒的老年人，咳嗽是最好的排除呼吸道异物阻塞的方法。对气道完全性阻塞和气体交换不足的部分性阻塞的老年人，应立即采用海姆立克急救法实施急救。

（一）海姆立克急救法的原理

海姆立克急救法的原理：护理员环抱患者，向其上腹部快速施压，造成膈肌突然上升、胸腔压力骤然增加。因为胸腔是密闭的，只有气管一个出口，所以气管和肺内的大量气体就会突然涌向气管，将异物冲出，使呼吸道恢复通畅。

海姆立克急救法

(二)海姆立克急救法的正确实施(表9-3)

表9-3 海姆立克急救法的正确实施

操作步骤		操作程序	注意事项
评估与沟通		·评估老年人的身体情况、有无意识、能否站立或坐起； ·尽快安抚老年人，使其积极配合急救操作； ·迅速准备实施海姆立克急救法	当老年人发生气道异物梗阻时老年，护理员首先用手指抠出或协助老年人用咳嗽等方法来排出异物，如无效，则采取海姆立克急救法
摆放体位		·老年人的体位：清醒老年人躺在施救者身前，背向施救者，身体前倾，头部略低，张嘴；昏迷老年人取仰卧位。 ·施救者的体位：站于清醒老年人身后或双腿跪于昏迷老年人大腿两侧	
实施海姆立克急救法	咳嗽	·鼓励意识清醒的老年人咳嗽，并拍其背，协助其咳出异物； ·当老年人咳嗽或护理员无法用手指取出喉部异物时，应立即实施海姆立克急救法	拍背时应顺着异物咳出的方向用力
	意识清醒的老年人	·施救者站在老年人身后，双臂分别从两腋下前伸并环抱老年人，一手握拳于脐上两横指处，另一手握住手腕及拳，双手向上、向后快速用力挤压，迫使上腹部下陷； ·反复实施，直至阻塞物排出为止	·在健康教育中告知老年人，当身边无人时，可以自己用力咳嗽或自己实施腹部冲击，或将上腹部压向任何坚硬、突出的物体(如椅背等)，反复实施。 ·老年人胸腹部组织的弹性及顺应性差，用力过大易造成内脏破裂、内脏出血、肋骨骨折等并发症，因此要严格把控力度

续表

操作步骤		操作程序	注意事项
实施海姆立克急救法	意识不清醒的老年人	对不能站立的老年人，协助其就地仰卧，施救者两腿分开，跪于其大腿两侧，双手叠放，用掌根顶住其腹部（脐部上方），有冲击性地、快速地向后上方压迫，然后打开下颌。如异物被咳出，则迅速掏出并清理呼吸道 **昏迷患者的施救**	·对极度肥胖的老年人，应采取胸部冲击疗法，姿势不变，将左手的虎口贴在胸骨下端，不要偏离胸骨，以免造成肋骨骨折； ·若老年人已经发生心搏骤停，则应在清除气道异物后立即实施心肺复苏
再次评估		·检查确认口腔、气道内的异物是否排出； ·询问老年人有无不适，检查有无并发症发生	必要时及时送医
记录		记录施救经过及老年人有无不适	—

附录 9-2 海姆立克急救法的操作流程考核(表 9-4)

表 9-4 海姆立克急救法的操作流程考核表

项目名称	操作流程	技术要求	分值	扣分说明	备注
操作前	评估与沟通	·评估老年人的身体情况、有无意识、能否站立或坐起； ·尽快安抚老年人，使其积极配合急救操作	10		
操作前	摆放体位	·老年人体位摆放正确：清醒的老年人站在施救者身前，背向施救者，身体前倾、头部略低、张嘴；昏迷的老年人取仰卧位。 ·施救者体位正确：站于清醒的老年人身后；双腿跪于昏迷的老年人大腿两侧	20		
操作中	有效咳嗽	·指导老年人咳嗽正确； ·协助咳嗽操作正确	20		
操作中	腹部（胸部）冲击	·施救者选取施救方法正确：对清醒的老年人采取站位腹部冲击法；对意识不清的老年人采取仰卧位腹部冲击法；对极度肥胖的老年人采用胸部冲击法。 ·施救者实施急救操作正确：施救者站在老年人身后，双臂分别从两腋下前伸并环抱老年人，一手握拳于脐上两横指处，另一手握住手腕及拳，双手向上、向后快速用力挤压，迫使上腹部下陷。 ·对不能站立的老年人，协助其就地仰卧，施救者两腿分开，跪于其大腿两侧，双手叠放，用掌根顶住其腹部（脐部上方），有冲击性地、快速地向后上方压迫，然后打开下颌，如异物被咳出，则迅速掏出并清理呼吸道。 ·无并发症发生。 ·施救成功	40		
操作后	再次评估	评估手法正确	10		
操作时间		分钟			
总分		100			
得分					

项目三

高热应对技术

任务一 体温测量

一、任务导入

【任务描述】

周奶奶，88岁，3年前因突发脑出血而致右侧偏瘫、下肢肌力减退、长期卧床。某天下午，护理员小李在给周奶奶喂水时发现其面色潮红、呼吸增快，并自诉感觉发冷。小李需要为周奶奶测量体温。

【任务目标】

1. 护理员选择合适的体温计为老年人正确地测量体温。
2. 老年人愿意接受护理员为其测量体温，并正确配合。
3. 护理员正确测量出老年人的体温，并采取合适的处理措施。

二、任务分析

体温是人体重要的生命体征之一，正常体温对人体的新陈代谢和正常活动是非常重要的，因此护理员必须掌握正确的测量体温的方法，并且能通过观察体温变化来了解疾病的发生、发展规律。正常体温是一个温度范围，而不是一个温度固定值，通常以口腔、腋下和直肠的温度为标准。其中直肠温度最接近于人体深部温度，但在日常工作中，以测量口腔温度、腋下温度更为常见、方便。体温的正常范围及平均值见表9-5。

表9-5 不同部位体温的正常范围及平均值

部位	正常体温	平均值
口温	36.3~37.2 ℃	37.0 ℃
腋温	36.0~37.0 ℃	36.5 ℃
肛温	36.5~37.7 ℃	37.5 ℃

(一)体温计的种类

1. 玻璃水银体温计

在所有的体温计中,玻璃水银体温计是目前最常用的,其所测量的体温也是最准确的。玻璃水银体温计一端内装水银,利用水银预热膨胀的原理,测体温时水银上升至有刻度的玻璃细管中。储汞槽与玻璃细管之间较为狭窄,可防止水银自动回落,以保证读数的正确。水银柱必须经甩动才能下降至储汞槽内。玻璃水银体温计可分为腋温计(身扁头细)、肛温计(身圆头粗)和口温计(身圆头细)3种(图9-1、图9-2)。

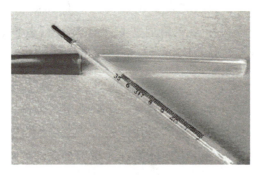

图9-1 腋温计

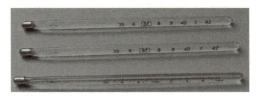

图9-2 肛温计

2. 电子体温计

近年来,电子体温计逐渐被广泛应用,它是一种以数字显示的体温计(图9-3)。

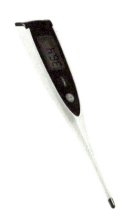

图 9-3 电子体温计

(二)测量部位及适用范围

1. 腋下测温

此方法方便、安全,且不易发生交叉感染,是测量体温最常用的方法,适用于多数老年人,但因消瘦而不能夹紧体温计和有腋下炎症、创伤或做腋下手术的老年人不宜使用腋下测温。

2. 口腔测温

口腔测温适用于清醒、合作状态下无口、鼻疾病的老年人。精神异常、昏迷、行口腔或鼻腔手术、呼吸困难、不能合作者不宜用口腔测温。

3. 直肠测温

直肠测温多用于昏迷老年人,禁用于行直肠或肛门手术、患腹泻及心脏疾病的老年人。

(三)影响因素

体温受多种因素影响,会发生生理性变化,但变化范围很小,一般一天不超过 0.5~1 ℃。

1. 昼夜变化

正常人体温 24 h 内呈周期性波动,清晨 2—6 时最低,下午 13—18 时最高,这与人体活动、代谢的相应周期性变化有关。

2. 年龄差异

由于受基础代谢率影响,老年人的体温低于青壮年的。

3. 性别因素

女性的体温比男性的略高。

4. 活动因素

活动时人体产热增加、体温升高。因此,对老年人进行体温测量时应在安静状态下进行。

5. 情绪因素

当情绪激动、精神紧张时可使体温一过性升高。

6. 环境因素

外界环境温度的高低会直接影响体表温度的高低。

7. 其他因素

沐浴、进食等因素可使体温增高;睡眠、饥饿等因素可使体温略有下降。

三、任务实施

(一)操作前准备

1. 老年人准备

半小时内无饮食、剧烈活动等影响体温测量的因素,必要时休息半小时再测量。

2. 护理员准备

洗净双手,剪指甲,戴口罩。

3. 用物准备

体温计1支(口温计/腋温计)、带盖容器(内盛消毒液)、消毒纱布、体温记录单、笔等。

4. 环境准备

温、湿度适宜,适合操作,注意保护老年人的隐私。

(二)测量体温

1. 腋温测量(表9-6)

体温测量

表9-6 腋温测量的操作实施表

操作步骤	操作程序	注意事项
评估与沟通	·评估老年人的身体情况、有无意识以及30 min内有无影响体温的因素; ·尽快安抚老年人,向其解释操作目的,使其积极地配合护理员的操作	—

续表

操作步骤	操作程序	注意事项
检查体温计	检查体温计有无破损，将水银柱甩到35 ℃以下	甩表时注意预防体温计损伤、破碎
测量体温	·解开老年人的上衣衣扣，用毛巾擦干腋下汗液； ·将体温计水银端放在老年人腋窝深处并贴紧皮肤； ·帮助老年人夹紧体温计，嘱其将手臂屈臂过胸，用上臂夹紧体温计，必要时托住老年人的手臂，以免体温计掉落	·防止体温计滑落； ·如体温计掉落，应保持原位置不动，及时处理； ·应耐心寻找，避免因体温计破碎而损伤老年人； ·测量时间 10 min； ·预防老年人着凉； ·注意隐私保护
读取体温	计时结束后，取出体温计并读取体温，读取时一手横拿体温计尾部（远离储汞槽的玻璃端），背光站立，使眼与体温计的刻度保持同一水平，慢慢转动体温计，读出相应的温度值 读数	·手不可触碰水银端； ·一旦发生体温计破碎，应立即采取安全措施进行处理
整理记录	·帮助老年人系好衣扣，整理床单位； ·洗手后及时记录，若体温异常，则应及时告知医生，并采取有效措施； ·对体温计进行消毒	用后及时按要求对体温计进行消毒

2. 口温测量(表9-7)

表9-7 口温测量的操作实施表

操作步骤	操作程序	注意事项
评估与沟通	• 评估老年人的身体情况、有无意识、30 min内无影响体温的因素； • 尽快安抚老年人，向老年人解释操作目的及注意事项，使其积极配合操作	
检查体温计	检查体温计有无破损，将水银柱甩到35 ℃以下	甩表时注意预防体温计损伤、破碎
测量体温	• 让老年人张口，将口表水银端斜放于舌下(舌系带两侧)； • 嘱老年人紧闭口腔，用鼻呼吸，勿用牙咬 口温的测量	• 口温表破碎可造成误吞水银，应立即清除玻璃碎屑，再口服蛋清或牛奶延缓水银的吸收；当身体状况允许时，可口服大量粗纤维，加速水银的排出。 • 测量时间为3~5 min
读取体温	计时结束后取出体温计，用纱布擦拭干净后读取体温：一手横拿体温计尾部(远离储水银槽的玻璃端)，背光站立，使眼与体温计刻度保持同一水平，慢慢转动体温计，读出相应温度值	• 手不可触碰水银端； • 一旦发生体温计破碎，立即采取安全措施处理
整理记录	• 帮助老年人整理床单位； • 洗手后及时记录，如体温异常，则应及时告知医生，并采取有效措施； • 对体温计进行消毒	用后及时按要求对体温计进行消毒

附录 9-3 体温测量的操作流程考核（表 9-8）

表 9-8 体温测量的操作流程考核表

项目名称	操作流程	技术要求	分值	扣分说明	备注
操作前	老年人准备	30 min 内无剧烈活动、饮食等影响体温测量的因素	5		
	环境准备	温、湿度适宜，适合操作	5		
	用物准备	体温计 1 支（口温计/腋温计）、带盖容器（内盛消毒液）、消毒纱布、体温记录单、记录表	10		
	护理员准备	洗净双手，剪指甲，戴口罩	10		
操作中	评估与沟通	·评估老年人的身体情况、有无意识、30 min 内有无影响体温的因素； ·尽快安抚老年人，向其解释操作的目的及注意事项，使其积极配合操作	20		
	检查体温计	检查体温计有无破损，将水银柱甩到35 ℃以下	10		
	测量体温	·选取正确的测量方法； ·没有隐私暴露； ·正确放置体温计； ·测量时间正确； ·能够正确读数	30		
操作后	整理记录	·协助老年人取合适体位，帮助老年人整理床单位； ·洗手后及时记录，如体温异常，则应及时告知医生，并采取有效措施； ·对体温计进行消毒	10		
操作时间		分钟			
总分		100 分			
得分					

任务二 物理降温

一、任务导入

【任务描述】

赵爷爷，86岁，两天前因洗澡时不慎着凉，随后出现发热症状，遵医嘱口服退烧药物。今晨，赵爷爷体温为37.8 ℃，护理员小张将情况告知医生，医生嘱赵爷爷多饮水，并告知小张采取物理降温的方式为赵爷爷降温。

【任务目标】

1. 老年人接受护理员为自己实施物理降温。
2. 护理员正确实施物理降温。
3. 老年人体温下降、身心舒适。
4. 护理员操作耐心、细致，注意保护老年人的隐私。

二、任务分析

物理降温主要是通过用冷的方式降低体温，可分为局部用冷和全身用冷。局部用冷包括使用冰袋、冰囊、化学制冷袋、冷湿敷等。其中冰袋、冰囊的应用较广，多用于降温。全身用冷包括温水擦浴和酒精擦浴。老年人高热时的降温措施主要为温水擦浴，利用温水接触老年人的皮肤，通过温水的传导作用、蒸发作用来促进机体散热，起到降温作用。护理员应正确用冷，及时、有效地了解老年人的局部状况或全身状况，防止冻伤等不良反应的发生，确保用冷的效果，确保老年人安全。

(一)使用冰袋降温

冰袋是一种常用的对身体进行局部降温的工具，常用的冰袋有橡胶冰袋和化学制冰袋两种。

1. 冰袋的使用方法

对高热老年人降温时，可将冰袋放置于前额、头顶或体表大血管处，避开禁用冷疗的部位。一般冷疗时间为20～30 min，时间过长可能会导致寒战、面色苍白、冻疮甚至呼吸或心率改变等不良反应。

2. 冰袋的使用禁忌

(1)对组织破损及慢性炎症的老年人禁用冰袋,这是因为冷疗可使局部毛细血管收缩、血流量减少,会影响伤口愈合及炎症吸收。

(2)对局部血液循环明显不良的老年人禁用冷疗,这是因为冷疗会加重血液循环障碍,导致局部组织缺血、缺氧,甚至变性、坏死。

(3)对冷过敏的老年人禁用冷疗。有些老年人对冷过度敏感,进行冷疗后会出现皮疹、关节疼痛、肌肉痉挛等情况。

(4)禁用冷疗的部位包括枕后、耳廓、阴囊、心前区、腹部、足底等。

(二)温水擦浴降温

温水擦浴是护理员常使用的一种操作技能。护理员用低于老年人皮肤温度的温水进行擦浴,可加快热传导和蒸发散热,快速降温。温水擦浴要注意以下几点。

(1)温水擦浴的部位包括腋下、掌心、腹股沟、腘窝等部位,但禁忌擦拭胸前区、腹部、颈后等对冷敏感的部位。

(2)水温应维持在 32~34 ℃。

(3)温水擦浴的时间一般为 15~20 min。

(4)对高热老年人降温时,可在其头部放置冰袋,在其足部放置热水袋。

三、任务实施

(一)冰袋降温

1. 准备工作

(1)护理员准备:整理衣帽、洗手。

(2)老年人准备:①评估老年人的意识状况、活动与自理能力状况;②评估老年人的局部皮肤状况,如颜色、温度、对冷有无过敏等;③评估老年人的心理状况、合作程度。

(3)环境准备:环境整洁、安静、空气清新,酌情调节室温。

(4)用物准备:冰袋或冰囊、布套、帆布袋、木槌、脸盆、冷水、毛巾、勺、冰块,检查冰袋或冰囊是否完好,将冰块放入帆布袋内,用木槌敲成核桃大小,放入盛有冷水的盆中并冲去棱角,用勺将小冰块装入冰袋或冰囊(1/2~2/3 满),排尽气后,夹紧袋口,擦干冰袋或冰囊外壁的水迹,倒提抖动、检查确认其无漏水后装入布套。若应用化学制冰袋,则需要准备化学制冰袋。

2. 操作实施(表 9-9)

表 9-9 冰袋降温的操作实施表

操作步骤	操作程序	注意事项
评估与沟通	·评估老年人的身体情况、有无意识； ·向老年人解释操作的目的及注意事项，使其积极配合操作	—
放置冰袋	·用布套或毛巾将冰袋包裹，置于前额、头顶及其他体表大血管处，如腹股沟、腋下等； ·观察老年人的生命体征，用冰袋期间，询问老年人的感受，观察冰袋情况、局部皮肤颜色及有无冻伤等； ·冰块融化后及时更换	·禁止冰袋直接接触皮肤； ·若应用化学制冰袋，则使用前应检查有无破损，以防止化学物质渗漏损伤皮肤，并按照说明操作使其达到冷效果； ·每 10 min 观察用冷部位的皮肤情况，如出现苍白、灰白、青紫、颤抖、疼痛或麻木等情况，则应立即停止使用； ·冰袋应用时间一般为 20～30 min
复测体温	降温 30 min 后复测体温	在未放置冰袋的一侧测量体温
整理记录	·体温下降后取出冰袋，整理床单位，安置老年人于合适体位； ·记录老年人冷敷前后的体温变化； ·处理冰袋	降温后体温一般不宜低于 36 ℃，如有异常，则应及时报告

(二)温水擦浴降温

1. 准备工作

(1)护理员准备：整理衣帽、洗手。

(2)老年人准备：①评估老年人的意识状况、活动与自理能力状况；②评估老年人的局部皮肤情况，如颜色、温度、完整性等；③评估老年人的心理状况、合作程度。

(3)环境准备：整洁、安静、空气清新，用屏风遮挡，关闭门窗，调节室温。

(4)用物准备：治疗盘内置小毛巾 2 块、大浴巾、热水袋及套、冰袋及套，治疗盘外备脸盆、温水(温度 32～34 ℃、2/3 满)，同时准备清洁衣裤、大单、被套、屏风等。

2. 操作实施(表 9-9)

表 9-9　温水擦浴降温的操作实施表

操作步骤	操作程序	注意事项
评估与沟通	・评估老年人的身体情况； ・向老年人解释操作的目的及注意事项，取得配合	—
实施擦浴	・协助老年人取舒适卧位，拉上床帘或用屏风遮挡，松开床尾盖被，协助其脱去上衣，松解裤带。 ・置热水袋于老年人足底，置冰袋于老年人头部。 ・协助老年人露出擦拭部位，将大浴巾垫于擦拭部位之下，将小毛巾浸入小盆，拧至不滴水，缠于手上，呈手套式，以离心方向边擦、边按摩，擦拭顺序：①露出一侧上肢，自颈部沿上臂外侧擦至手背，自侧胸部经腋窝内侧至手心，然后用毛巾擦干皮肤，用同法擦拭另一侧（颈外侧→肩→上臂外侧→前臂外侧→手背；侧胸→腋窝→上臂内侧→肘窝→前臂内侧→手心）。②老年人侧卧，露出背部，背下垫大浴巾，按顺序擦拭背部→颈下→背部→臀部，擦拭后，用浴巾擦干皮肤。③协助老年人仰卧、脱裤，露出一侧下肢，垫大浴巾，擦拭顺序：髋部→下肢外侧→足背；腹股沟→下肢内侧→内踝；臀部→下肢后侧→腘窝→足跟。用浴巾擦干皮肤，以同法擦拭对侧肢体，协助老年人穿好裤子。 ・移去热水袋，协助老年人盖好被子	・在擦拭过程中，密切观察老年人的病情、局部皮肤状况、老年人主诉，若出现寒战、面色苍白、脉搏异常、呼吸异常等，则应立即停止，及时报告； ・擦拭过程中注意保暖
复测体温	擦浴 15 min 后测量体温，如体温降至 38.5 ℃，则取下头部冰袋	—
整理记录	・根据需要更换清洁衣裤，协助老年人取舒适卧位，整理床单位； ・做好记录	—

附录 9-4 冰袋降温的操作流程(表 9-9)

表 9-9 冰袋降温的操作流程考核表

项目名称	操作流程	技术要求	分值	扣分说明	备注
操作前	环境准备	温、湿度适宜，适合操作	10		
	用物准备	冰袋、帆布袋或毛巾、体温计	10		
	护理员准备	整理衣帽，洗净双手，剪指甲	10		
操作中	评估与沟通	·评估老年人的身体情况； ·向老年人解释操作的目的及注意事项，取得配合	20		
	放置冰袋	·用布套或毛巾将冰袋包裹，置于前额、头顶及其他体表大血管处，如腹股沟、腋下等； ·用冰袋期间，询问老年人的感受，观察冰袋情况、局部皮肤颜色及有无冻伤等； ·冰块融化后及时更换	30		
	复测体温	降温 30 min 后复测体温	10		
操作后	整理记录	·体温下降后取出冰袋，整理床单位，安置老年人于合适体位； ·记录老年人冷敷前后的体温变化； ·处理冰袋	10		
操作时间		分钟			
总分		100 分			
得分					

附录 9-5 温水擦拭降温的操作流程考核（表 9-10）

表 9-10 温水擦拭降温的操作流程考核表

项目名称	操作流程	技术要求	分值	扣分说明	备注
操作前	环境准备	整洁、安静、空气清新，调节室温	10		
	用物准备	热水袋、冰袋及布套、水温计、毛巾、量杯、热水、水盆、体温计	10		
	护理员准备	洗净双手，剪指甲，戴口罩	10		
操作中	评估与沟通	·评估老年人的身体情况； ·向老年人解释操作的目的及注意事项，取得配合	10		
	实施擦浴	·协助老年人取舒适卧位，拉上床帘或用屏风遮挡，松开床尾盖被，协助其脱去上衣，松解裤带。 ·置热水袋于老年人足底，置冰袋于老年人头部。 ·协助老年人露出擦拭部位，将大浴巾垫于擦拭部位之下，将小毛巾浸入小盆，拧至不滴水，缠于手上，呈手套式，以离心方向边擦、边按摩，擦拭顺序： ①露出一侧上肢，自颈部沿上臂外侧擦至手背，自侧胸部经腋窝内侧至手心，然后用毛巾擦干皮肤，用同法擦拭另一侧（颈外侧—肩—上臂外侧—前臂外侧—手背；侧胸—腋窝—上臂内侧—肘窝—前臂内侧—手心）。②老年人侧卧，露出背部，在背下垫大浴巾，按顺序擦拭背部—颈下—背部—臀部，擦拭后，用浴巾擦干皮肤。③协助老年人仰卧、脱裤，露出一侧下肢，垫大浴巾，擦拭顺序：髋部—下肢外侧—足背；腹股沟—下肢内侧—内踝；臀部—下肢后侧—腘窝—足跟。用浴巾擦干皮肤，以同法擦拭对侧肢体，协助老年人穿好裤子。 ·移去热水袋，协助老年人盖好被子	40		
	测量体温	擦浴 15 min 后测量体温，如体温降至 38.5 ℃，则取下头部冰袋	10		

续表

项目名称	操作流程	技术要求	分值	扣分说明	备注
操作后	整理记录	·根据需要更换清洁衣裤，协助老年人取舒适卧位，整理床单位； ·做好记录	10		
操作时间		分钟			
总分		100分			
得分					

项目四

烫伤紧急应对技术

任务　烫伤的紧急处理

一、任务导入

【任务描述】

周奶奶，88岁，3年前被诊断为阿尔茨海默病，在某康养公寓入住。某晚入睡前，护理员小陈准备帮她倒水洗脚。在小陈准备用物时，周奶奶不小心将身旁的水壶打翻，烫伤脚面，她痛得大声呼喊，并带着哭腔解释："我不是故意的，我想帮你倒水……"小陈一边安慰周奶奶，一边检查她的双脚，发现她的右脚被烫伤，立即进行紧急处理。

【任务目标】

1. 护理员正确地进行紧急处理，老年人的烫伤没有引起严重的组织损伤，未发生感染等严重后果。
2. 老年人在康养公寓得到更加悉心的照护，未再发生类似事件。
3. 照护机构制订完善的意外事故应急预案，防止类似事件发生。

二、任务分析

受老年人本身生理功能不断下降及外界环境因素的影响，烫伤较容易发生在老年人群中。烫伤是老年人中最常见的意外损伤之一，可引起老年人剧烈疼痛等不适，严重者可导致休克、感染、自我形象改变等后果，因此预防老年人烫伤是老年照护的重要任务之一。另外，养老机构的护理员应熟悉烫伤面积估算及烫伤深度评估等相关知识，掌握老年人不慎烫伤后的应急处理方法。

(一)老年人烫伤的原因

1. 生理因素

老年人因神经系统及皮肤组织老化而导致痛觉、温度觉减退,若使用热水袋或洗浴等温度和时间不当,则一旦当感觉皮肤疼痛或有烧灼感时,往往已经造成了皮肤烫伤。另外,老年人行动能力、视力减退,容易在日常生活中不小心碰倒热水瓶并导致烫伤。

2. 病理因素

患有心血管疾病、糖尿病、脉管炎等疾病的老年人,往往伴随有周围神经病变、痛觉减退,在沐浴、泡脚等时容易导致烫伤。

3. 治疗不当

老年人在进行理疗(如拔罐等)时,理疗器温度过高或操作技术不当等都会造成烫伤。

4. 环境因素

老年人黑色素细胞减少,对紫外线等有害射线的抵抗力降低,若在烈日下曝晒,则容易导致烫伤。

(二)烫伤程度的判断

烫伤程度取决于烫伤的面积和深度。

1. 烫伤面积估算

(1)手掌法:五指并拢的一只手掌面积约为体表面积的1%。手掌法多用于估算小面积的烫伤。

(2)新九分法:适用于成年人(包括老年人),见表9-11。

表9-11 烫伤面积估算(新九分法)

部位	成人各部位面积
头颈面部	共计1个9%:头部3%、面部3%、颈部3%
双上肢	2个9%,共计18%:双手5%、双前臂6%、双上臂7%
双下肢	5个9%+1%,共计46%:双臀5%、双足7%、双小腿13%、双大腿21%
躯干	3个9%,共计27%:腹侧13%、背侧13%、会阴1%

新九分法口诀:头面部三、三、三,双上肢五、六、七,双下肢五、七、十三、二十一,躯干十三、十三、一。

2. 烫伤深度估计

烫伤深度估计常用三度四分法评估。烫伤深度由轻到重、由浅至深可分为三度：Ⅰ度烫伤、Ⅱ度烫伤（可分为浅Ⅱ度烫伤和深Ⅱ度烫伤）、Ⅲ度烫伤。烫伤的表现及预后见表9-12。

表9-12 烫伤的表现与预后

烫伤分度		局部症状、体征	损伤深度及预后
Ⅰ度烫伤		局部红、肿、热、痛，烧灼感，无水疱	· 仅伤及表皮； · 3~5 d愈合，不留瘢痕
Ⅱ度烫伤	浅Ⅱ度烫伤	水疱较大，创面底部肿胀、发红，感觉过敏，剧烈疼痛	· 伤及真皮乳头层； · 2周愈合，不留瘢痕
	深Ⅱ度烫伤	水疱较小，皮温稍低，创面呈浅红色或红白相间，感觉迟钝，微痛	· 伤及真皮深层； · 3或4周愈合，留有瘢痕
Ⅲ度烫伤		形成焦痂，创面蜡白或焦黄、无水疱，皮温低，感觉消失	· 伤及皮肤全层，深达皮下、肌肉甚至骨骼； · 2~4周结痂分离，肉芽组织生长，形成瘢痕

三、任务实施

烫伤早期的正确处理是非常关键的。正确实施早期干预，能够减少余热的进一步损伤、减轻疼痛、预防感染。

(一)操作前准备

1. 护理员准备

洗净双手，戴口罩。

2. 老年人准备

离开危险现场，取合适体位。

3. 用物准备

冷水（冰袋）、干净毛巾、棉签、无菌纱布、烫伤膏等。

4. 环境准备

宽敞整洁，光线充足，温、湿度适宜。

烫伤的紧急处理

（二）操作实施（表 9-13）

表 9-13 烫伤紧急处理的操作实施表

操作步骤		操作程序	注意事项
评估与沟通		·远离灾害现场等危险环境； ·评估伤情，判断烫伤的部位和程度，安抚受伤老年人，稳定其情绪	老年人烫伤后应立即脱离热源，以免继续损伤。当时间紧迫时，护理员不必等完成充分准备后才帮助老年人处理
紧急处理	Ⅰ度烫伤的紧急处理	·立即将伤处用凉水持续冲洗或浸泡在凉水中至少 30 min，进行"冷却治疗"，如有冰块，则把冰块敷于伤处效果更佳。"冷却治疗"有降温、止痛、减轻余热损伤、减轻肿胀、防止起疱等作用。 **冷水冲洗** ·当烫伤部位不能浸泡在冷水中进行"冷却治疗"时，可将受伤部位用毛巾包好，再在毛巾上浇水或用冰块冷敷。 ·随后，将烫伤膏涂于烫伤部位，3~5 d 便可自愈	·切勿将酱油、牙膏等涂于伤处，以免因感染而贻误病情； ·若穿着衣服或鞋袜的部位被烫伤，则切勿急忙脱去被烫伤部位的衣服或鞋袜，以免造成表皮拉脱，应先用冷水直接浇到伤处及周围，然后脱去衣服或鞋袜； ·冷却治疗在烫伤后要立即进行，时间越早，水温越低（但水温不能低于 5 ℃，以防冻伤），效果越好，这是因为烫伤后 5 min 内，余热还在继续损伤皮肤； ·注意其他部位的保暖

续表

操作步骤		操作程序	注意事项
紧急处理	Ⅱ度烫伤的紧急处理	**涂抹烫伤膏** · 用冷却治疗保护水疱，并立即报告，迅速就医。 · 若水疱已破，则不可浸泡，以防发生感染。可用无菌纱布或干净手帕包裹冰块，冷敷伤处周围，然后立即就医。 **Ⅱ度烫伤** · 口诀：降温止痛防感染，保护水疱送医院	
	Ⅲ度烫伤的紧急处理	· 立即用清洁的衣服或被单等包扎烫伤部位，避免污染和再次损伤； · 不要在创面上涂药，保持清洁，立即报告就医。 · 如发现老年人面色苍白、神志不清甚至昏迷，则应及时拨打"120"请求急救	
操作后处理		整理用物，洗手，记录老年人烫伤的原因、部位、面积、损伤程度及处理要点	—

附录 9-4　Ⅰ度烫伤的应急处理操作流程考核(表 9-14)

表 9-14　Ⅰ度烫伤的应急处理操作流程考核表

项目名称	操作流程	技术要求	分值	扣分说明	备注
操作前	环境准备	光线充足，温、湿度适宜，宽敞整洁	5		
	老年人准备	离开危险现场，取舒适体位	10		
	护理员准备	洗净双手，戴口罩	5		
	用物准备	冷水(冰袋)、干净毛巾、棉签、无菌纱布、烫伤膏等	10		
操作中	评估与沟通	·远离灾害现场等危险环境； ·评估伤情，判断烫伤的部位和程度，安抚伤者，稳定其情绪	10		
	紧急处理	·立即将伤处用凉水持续冲洗或浸泡在凉水中至少 30 min，进行冷却治疗，如有冰块，把冰块敷于伤处效果更佳。冷却治疗有降温、止痛、减轻余热损伤、减轻肿胀、防止起疱等作用。 ·当烫伤部位不能浸泡在冷水中进行冷却治疗时，可将受伤部位用毛巾包好，再在毛巾上浇水或用冰块冷敷。 ·随后用烫伤膏涂于烫伤部位，3~5 d 便可自愈	50		
操作后	整理记录	·根据需要更换清洁衣裤，协助老年人取舒适卧位，整理床单位； ·整理记录	10		
操作时间		分钟			
总分		100 分			
得分					

项目五 摔伤应对技术

跌倒指一种突然意外的倒地现象，是我国伤害死亡的第4位原因，是我国65岁以上老年人伤害死亡的首位原因。跌倒可发生于任何年龄，但老年人更多见，女性明显高于男性（1.5:1～2:1），这是由老年女性活动少、肌力差、平衡受损、认识能力受损等情况比老年男性严重所致。跌倒可导致心理创伤、骨折及软组织损伤等严重后果，影响老年人的身心健康，增加家庭和社会的负担，已成为老年临床医学中一项很受重视的课题。2011年9月6日，卫生部疾病预防控制局组织编写并公布《老年人跌倒干预技术指南》，其中提出了老年人跌倒后不同摔伤情况下的主要急救处理措施（表9-15）。

表9-15 老年人跌倒摔伤干预技术措施

老年人摔伤情况	主要急救处理方法
意识不清或颅脑损伤	立即拨打"120"
扭伤及肌肉拉伤	对受伤处抬高制动，可通过冷敷来减轻疼痛
外伤出血	立即止血、包扎
疑似骨折	不要随便搬动，以免加重病情；有相关专业知识时，根据情况简单处理
呕吐	将头偏向一侧，清理口腔、鼻腔内的呕吐物，保持呼吸道通畅
抽搐	将老年人移至平整的软地面或在其身体下垫软物，防止碰伤、擦伤，必要时在牙间垫硬物，以防止舌咬伤，不要硬掰抽搐的肢体，以防止损伤肌肉、骨骼
呼吸、心跳停止	立即实施心肺复苏等急救措施
如需搬动	应保持平稳，尽量平卧

一、老年人跌倒的原因

引起跌倒的原因是多方面的，在因跌倒而住院的老年人中，内在原因占

45%,外在原因占39%,原因不明者占16%。老年人跌倒的发生并不是一种意外,而是存在潜在的危险因素,因此老年人跌倒是可以预防和控制的。

(一)内在原因

人体的姿势稳定性取决于感觉器官、神经系统和运动系统等功能的协调一致,任何一个系统的功能损害都可能降低机体的稳定性,导致跌倒的发生。

1. 长期危险因素

长期危险因素包括步态异常、平衡功能减退。

(1)步态异常:老年人步态异常是发生跌倒的重要原因之一,如神经系统疾病(包括痴呆、帕金森病、脑卒中、小脑性共济失调及周围神经疾病等)、精神因素(如抑郁症)及其他因素(如骨关节病、甲状腺功能低下、肌无力和药物)等都会增加跌倒的风险。

(2)平衡功能减退:视觉、听觉、触觉、前庭功能和本体感觉等功能都是维持人体平衡的重要因素,凡能影响上述功能的因素均能使平衡功能减退而发生跌倒。如白内障、黄斑变性及青光眼等均可引起老年人视觉异常;药物(如氨基甙类药物、利尿剂、阿司匹林、奎尼丁及酒精等)、头部外伤等因素可使老年人因平衡功能降低而发生跌倒。

2. 短期危险因素

老年人由于脑循环自主调节功能减退和颈动脉、椎动脉粥样硬化,在患急性病或慢性病恶化时,更容易发生跌倒。心律失常、心衰、各种休克、低血压、急性心肌梗死、各种感染、药物(巴比妥类、长效苯二氮䓬类、长效降糖药)等都可引起跌倒。

(二)外在原因

老年人在各种功能衰退后,对环境因素的变化不能作出及时和足够的反应,因此,环境因素在老年人发生跌倒的过程中起着一定的作用。常见的环境危险因素有以下几点。

(1)被物体绊倒、地面湿滑、光线晦暗、携带较重物品等。

(2)穿拖鞋或不合适的鞋、裤。

(3)家具放置不当、床铺过高或过低、座椅过软或过低等因素使老年人使用困难而导致跌倒。

二、老年人摔伤的表现

根据摔伤后损伤的程度可将老年人摔伤分为擦伤、挫伤、扭伤、出血、骨折、颈椎和腰椎的损伤及颅脑创伤等。

(一) 擦伤

老年人跌倒时，机体会被粗糙物品摩擦，造成组织的表皮剥脱，表现为创面有擦痕、小出血点和少许渗血。擦伤是最轻的损伤，一般无须特殊处理，用医用碘伏消毒，保持局部皮肤清洁、干燥即可，若擦伤面积较大，则可用无菌纱布包扎，以避免感染。

(二) 挫伤和扭伤

老年人跌倒时遇到钝器的撞击，造成皮下组织损伤，局部有淤血、肿胀、瘀斑或形成血肿。当老年人跌倒时，外力作用在机体的关节部位，使关节异常扭曲，超过正常的生理范围，造成关节组织的损伤，表现为关节肿胀和运动障碍。挫伤和扭伤多为局部组织损伤，对其立即采取积极有效的初步处理措施，能有效地减轻疼痛，防止损伤进一步加重，促进伤者快速康复。

(三) 出血

出血表现为血液由伤口直接流出。根据受损血管的不同，可将出血分为动脉出血、静脉出血和毛细血管出血。当血液丢失占血液总量的5％时，失血为200～400 mL，这时机体可通过代偿调节，伤者可以没有明显的症状；当血液丢失占血液总量的20％时，失血量约为800 mL，伤者会出现烦躁不安、面色苍白、皮肤湿冷、脉搏细数、血压下降等失血性休克的表现，可能会有生命危险。因此，对于外伤出血的老年人要及时、迅速地止血。

(四) 骨折

当老年人跌倒时，外力作用于骨骼可导致骨折，使局部出现剧烈疼痛、肿胀、功能障碍等表现。

(五) 颈椎和腰椎的损伤

当老年人跌倒时，若头部或腰背部着地，则可造成颈椎和腰椎的脱位、骨折，同时伴有脊髓损伤、四肢瘫痪等，因此必须在第一时间联系急救中心速来抢救。

(六) 颅脑创伤

当老年人跌倒时，头部着地可造成颅脑损伤，导致头皮裂伤或血肿、脑挫裂伤、颅内血肿等，因此必须在第一时间告知急救中心速来抢救。

生活支援技术

任务一　软组织损伤的初步处理

一、任务导入

【任务描述】

胡爷爷，70岁，在夜间如厕返回床上休息时，不慎滑倒并扭伤左脚踝。摔倒后，同室赵爷爷通过呼叫器叫来护理员。护理员小郑赶到现场问其有何不适，胡爷爷神色痛苦，主诉"左脚踝疼痛、肿胀"。小郑检查脚部，发现无伤口。

【任务目标】

1. 护理员能够正确识别老年人的伤情。
2. 护理员能对摔伤后的老年人进行正确的初步处理。
3. 护理员能够耐心地检查老年人的受伤情况，并给予细心的照顾。

二、任务分析

(一)急性软组织损伤

由扭伤、挫伤、跌伤或撞击伤等导致个体运动系统皮肤以下、骨骼之外的肌肉、韧带、筋膜、肌腱、滑膜、脂肪、关节囊等组织及周围神经、血管的不同情况的损伤，即为急性软组织损伤。

(二)冷敷法

冷敷法是冷疗法的一种，其主要操作是用冰袋或冷湿毛巾敷在皮肤表面，以使局部毛细血管收缩，有消炎、止痛、止血、降低体温的作用。当进行外伤急救时，冷敷法多用于缓解由扭伤、挫伤早期的急性软组织损伤引起的疼痛、水肿。

三、任务实施

(一)操作前准备

1. 老年人准备

离开危险现场，取合适体位。

2. 护理员准备

护理员洗净双手,着装整洁。

3. 环境准备

光线充足、安静整洁、宽敞明亮。

4. 用物准备

备好的冰袋或一次性化学制冰袋、冷敷标签、垫巾、毛巾、记录本、笔等。

扭伤的初步处理

(二)操作实施(表 9-16)

表 9-16 软组织损伤初步处理的操作实施表

操作步骤	操作程序	注意事项
评估与沟通	·远离危险环境; ·安抚受伤老年人,稳定其情绪,评估其意识状态、摔倒经过、受伤情况及是否有冷疗禁忌,告知其冷敷的目的	应充分评估老年人的伤情,排除骨折、颅脑损伤等严重情况及冷疗禁忌
实施冷疗	·立即报告医务人员及家属,或拨打"120"; ·将老年人移至床上或座椅上,根据伤情取合适体位,制动左脚踝部并抬高; 制动并抬高 ·携用物至房间,在冷敷下肢的左脚踝下垫一次性垫巾; ·将备好的冰袋用毛巾包好,冷敷患处;	·正确启用一次性化学制冰袋,检查有无破损,用力挤破内袋并上下抖动内容物,使之充分混合,冰袋会在 2 min 内降至 0~5 ℃; ·详细标注冷敷信息; ·加强巡视,发现问题及时处理; ·冷敷时间一般为 20 min,不得超过半小时; ·密切观察,预防冻伤

续表

操作步骤	操作程序	注意事项
实施冷疗	**冷敷** ・在冷敷标签上注明老年人的姓名、冷敷部位和时间，班班交接； ・随时巡视老年人的情况，观察其有无其他不适	
整理记录	・20 min 后取下冰袋和毛巾，撤去垫巾； ・协助老年人取舒适体位； ・洗手、记录，在记录单上详细记录老年人的姓名、冷敷部位和时间、局部皮肤情况等	—

附录 9-5　软组织损伤初步处理的操作流程考核(表 9-17)

表 9-17　软组织损伤初步处理的操作流程考核表

项目名称	操作流程	技术要求	分值	扣分说明	备注
操作前	环境准备	光线充足、安静整洁、宽敞明亮	5		
	老年人准备	离开危险现场，取合适体位	5		
	护理员准备	洗净双手，着装整洁	10		
	用物准备	备好的冰袋或一次性化学制冰袋、冷敷标签、垫巾、毛巾、记录本、笔等	10		
操作中	评估与沟通	·远离危险环境。 ·安抚受伤老年人，稳定其情绪，评估其意识状态、摔倒经过、受伤情况及是否有冷疗禁忌；告知冷敷的目的，取得其配合和理解	10		
	实施冷疗	·立即报告医务人员及家属，或拨打急救电话； ·将老年人移至床上或座椅上，根据伤情取合适体位，制动并抬高左脚踝部； ·携用物至房间，在冷敷下肢的左脚踝下垫一次性垫巾； ·将备好的冰袋用毛巾包好，冷敷患处； ·在冷敷标签上注明老年人的姓名、冷敷部位和时间，班班交接； ·随时巡视老年人的情况，观察老年人有无其他不适	50		
操作后	整理记录	·20 min 后取下冰袋和毛巾，撤去垫巾； ·协助老年人取舒适体位； ·洗手、记录，在记录单上详细记录老年人的姓名、冷敷部位和时间、局部皮肤情况等	10		
操作时间		分钟			
总分		100 分			
得分					

任务二　外伤出血的初步止血

一、任务导入

【任务描述】

丁爷爷，82岁，自行如厕时不慎滑倒，右肘部被洗手台边缘划破，有2 cm×3 cm大小的伤口，伤口持续出血。他通过呼叫铃叫来护理员。护理员小李赶到现场询问其摔伤情况，丁爷爷面色痛苦，主诉"右肘部疼痛、出血，无其他不适"。小李检查伤口，需实施包扎止血。

【任务目标】

1. 护理员能够正确地识别老年人的伤情。
2. 护理员能对老年人的出血部位进行正确的包扎止血。
3. 护理员能够耐心地检查老年人的受伤情况，并给予细心照顾。

二、任务分析

出血是血液从伤口流至组织间隙、体腔内或体表的现象。根据出血血管的种类，可将外伤出血分为毛细血管出血、静脉出血和动脉出血。出血种类不同，则严重程度也不同（表9-18）。

表9-18　不同出血类型的比较

出血类型	血液颜色	血流速度	危险性	常见损伤原因
毛细血管出血	鲜红色	缓慢渗出	小	皮肤擦伤
静脉出血	暗红色	缓慢流出	较大	较浅的刀割伤或刺伤
动脉出血	鲜红色	喷射状出血	大	较深的刀割伤或刺伤

（一）外伤出血的观察要点

(1) 观察老年人的面色、神志。
(2) 观察受伤出血部位有无肿胀、外形是否改变、能否活动等。
(3) 观察导致老年人受伤的现场危险因素，若老年人能移动，则应帮助老年人尽快离开现场。

(二)外伤出血的紧急处理

1. 止血

(1)直接压迫止血:指直接用力按住出血部位以达到止血目的的方法,适用于各种血管出血的初步处理,是一种简单有效的临时性止血方法。

操作方法:用无菌纱布或清洁毛巾等直接置于出血部位,按压止血。

(2)加压包扎止血:适用于小动脉、静脉和毛细血管出血的初步处理,是最常见的止血方法之一。当关节脱位及伤口有碎骨存在时,不能用此方法。

操作方法:用无菌纱布或清洁毛巾等敷于伤口上,然后用绷带或三角巾缠绕数圈以加压包扎,加压的强度以达到止血目的而又不影响血液循环为宜。

2. 包扎方法

伤口包扎的目的是保护伤口免受污染、压迫止血、固定敷料、固定夹板及减轻疼痛。最常用的材料是绷带、三角巾等,紧急情况下也可用清洁的毛巾、衣服、被单等代替。

(1)环形包扎法:为最常用、最基本的绷带包扎方法,适用于颈、腕、胸、腹等粗细相同部位的包扎,以及绷带包扎开始与结束时的固定端。

操作方法:①将绷带做环形的重叠缠绕(不少于2周)(图9-4);②下一周将上一周完全覆盖;③将绷带末端用胶布固定,或将尾端中间剪开,分成两头,避开伤区打结固定。

(2)蛇形包扎法:适用于从一处迅速延伸到另一处做简单固定的包扎,可用于辅料或夹板的固定。

操作方法:①在起始段将绷带环形缠绕2周;②以绷带宽度为间隔,斜行向上绕至末端,各层互不遮盖;③在末端再将绷带环形缠绕2周;④固定(方法同环形包扎)。

(3)螺旋包扎法:适用于包扎直径基本相同的部位,如上臂、手指、躯干、大腿等(图9-5)。

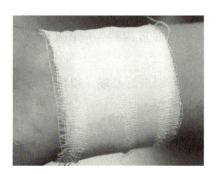
图9-4 环形包扎法

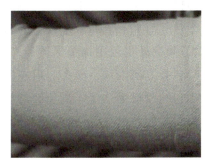
图9-5 螺旋包扎法

操作方法：①在起始段将绷带环形缠绕 2 周；②稍微倾斜（＜30°），螺旋向上缠绕至末端，每周遮盖上周的 1/3～1/2；③在末端再将绷带环形缠绕 2 周；④固定（方法同环形包扎）。

(4) 螺旋反折包扎法：适用于直径大小不等的部位，如前臂、小腿等（图 9-6）。

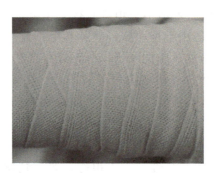

图 9-6　螺旋反折包扎法

操作方法：①在起始段将绷带环形缠绕 2 周；②稍微倾斜（＜30°），螺旋向上缠绕至末端；③每周均把绷带向下反折，遮盖上周的 1/3～1/2，反折部位应相同，使之成一条直线；④在末端再将绷带环形缠绕 2 周；⑤固定（方法同环形包扎）。注意不可在伤口或骨隆突处反折。

(5)"8"字包扎法：适用于直径大小不等的部位或屈曲的关节，如肘、肩、髋、膝部等。

操作方法：①屈曲关节后，在关节远心端环形缠绕 2 周；②右手将绷带从右下越过关节向左上包扎，绕过后面，再从右上（近心端）越过关节向左下包扎，如此反复，使呈"8"字形，每周遮盖上周的 1/3～1/2，包扎范围为关节上、下 10 cm；③在末端再将绷带环形缠绕 2 周；④固定（方法同环形包扎）。

3. 包扎的注意事项

(1) 操作时应小心谨慎，不要触及伤口，以免加重疼痛或导致出血及污染。

(2) 包扎时如有皮肤皱褶处，如腋下、乳下或腹股沟等，应用棉垫或纱布衬隔，对骨隆突处也应用棉垫保护。

(3) 包扎方向为自下而上、由左向右、从远心端向近心端，以助静脉回流。

(4) 包扎时松紧适宜，避免影响血液循环及松脱。

(5) 包扎四肢时应将指（趾）端外露，并观察皮肤的血液循环情况。

(6) 打结固定时，应在肢体外侧面打结，避开伤口、关节、骨隆突处等易受压部位。

三、任务实施

(一)操作前准备

1. 环境准备

光线充足、安静整洁、宽敞明亮。

2. 老年人准备

离开危险现场,取合适体位。

3. 护理员准备

洗净双手,着装整洁。

4. 用物准备

无菌纱布、绷带、胶布、剪刀、消毒剂、棉签、记录本、笔等。

环形包扎法　　　螺旋包扎法　　　螺旋反折包扎法　　　"8"字包扎法

(二)操作实施(表9-19)

表9-19　外伤出血初步止血的操作实施表

操作步骤	操作程序	注意事项
评估与沟通	·远离危险环境; ·与老年人沟通,安抚并稳定其情绪,评估其年龄、意识状态、摔倒经过、受伤情况等,告知其包扎的目的	应充分评估老年人
实施包扎	·立即报告医务人员及家属,或拨打"120"。 ·将老年人移至床上或座椅上,根据伤情取合适体位,肘部屈曲90°,呈功能位。 ·消毒伤口。 消毒伤口	·根据受伤部位选择合适的包扎方法; ·包扎松紧适宜; ·加强巡视,发现问题及时处理; ·密切观察伤口的出血情况

续表

操作步骤	操作程序	注意事项
实施包扎	·用无菌纱布（或清洁手帕等）覆盖伤口。 **覆盖伤口** ·根据老年人的情况采用"8"字包扎法对右肘部进行绷带包扎（包扎起始处应将绷带头压好，环形包扎 2 周，以免松脱；然后右手将绷带从右下越过肘关节向左上绑扎，绕过后面；再从右上越过关节向左下绑扎，如此反复；包扎范围为关节上、下 10 cm；最后在关节上方环形包扎 2 周）。 ·固定。 ·随时巡视，观察老年人的伤口出血情况、纱布渗血情况、包扎处皮肤反应以及末端循环情况，并了解老年人有无其他不适	
整理记录	·协助老年人取舒适体位； ·洗手，在记录单上详细记录老年人的姓名、包扎部位、包扎方法、包扎时间、局部皮肤状况等	—

附录 9-6　外伤出血初步止血的操作流程考核(表 9-20)

表 9-20　外伤出血初步止血的操作流程考核表

项目名称	操作流程	技术要求	分值	扣分说明	备注
操作前	环境准备	光线充足、安静整洁、宽敞明亮	5		
	老年人准备	离开危险现场，取合适体位	5		
	护理员准备	洗净双手，着装整洁	10		
	用物准备	无菌纱布、绷带、胶布、剪刀、消毒剂、棉签、记录本、笔等	10		
操作中	评估与沟通	·远离危险环境； ·与老年人沟通，安抚并稳定其情绪，评估其年龄、意识状态、摔倒经过、受伤情况等，告知其包扎的目的	10		
	实施包扎	·立即报告医务人员及家属，或拨打"120"。 ·将老年人移至床上或座椅上，根据伤情取合适体位，肘部屈曲 90°，呈功能位。 ·消毒伤口。 ·根据老年人的情况采用"8"字包扎法对右肘部进行绷带包扎(包扎起始处应将绷带头压好，环形包扎 2 周，以免松脱；然后右手将绷带从右下越过肘关节向左上绑扎，绕过后面；再从右上越过关节向左下绑扎，如此反复；包扎范围为关节上、下 10 cm；最后在关节上方环形包扎 2 周)。 ·固定。 ·随时巡视，观察老年人的伤口出血情况、纱布渗血情况、包扎处皮肤反应以及末端循环情况，并了解老年人有无其他不适	50		
操作后	整理记录	·协助老年人取舒适体位； ·洗手，在记录单上详细记录老年人的姓名、包扎部位、包扎方法、包扎时间、局部皮肤状况等	10		
操作时间		分钟			
总分		100 分			
得分					

任务三　骨折后的初步固定

一、任务导入

【任务描述】

李奶奶，70岁，由于路面湿滑而不慎滑倒，摔倒后左手撑地，左侧腕部剧痛难忍，自行站立后叫来护理员小李。小李赶到现场询问其摔伤情况，发现其左侧腕部呈"餐叉"畸形，腕部表面皮肤无擦伤和伤口，意识清楚，呈痛苦面容。李奶奶自诉左腕部剧烈疼痛、肿胀，无其他不适。小李检查后判断为左腕部骨折，随即包扎固定后送医。

【任务目标】

1. 护理员能够正确识别老年人的伤情。
2. 护理员能对老年人的骨折部位进行正确的固定，减轻疼痛，预防继发性损伤。
3. 护理员能够耐心地检查老年人的受伤情况，并给予细心的照顾。

二、任务分析

骨折指骨的完整性或连续性受到破坏的病变。因为老年人骨骼内部逐渐疏松、骨骼变脆、肌腱硬化、肌肉萎缩，活动时韧带、肌肉等保护自我和维持身体平衡的能力明显减弱，所以老年人运动或跌倒时容易造成骨折损伤。

(一)骨折的一般表现和特有体征

1. 一般表现

骨折的一般表现为局部疼痛、肿胀、青紫和功能障碍。

2. 特有体征

(1)局部畸形：骨折端移位可使患肢外形发生改变，主要表现为缩短、成角、延长。

(3)异常运动：正常情况下肢体不能活动的部位在骨折后会出现不正常的活动。

(3)骨擦音或骨擦感：骨折后两骨折端相互摩擦撞击，可产生骨擦音或骨擦感。

以上3种体征只要发现其中之一即可确定为骨折，但未见此3种体征者也不能排除骨折（如嵌插骨折、裂缝骨折）的可能。

（二）老年人的常见骨折部位

1. 腕部骨折

腕部骨折是老年人骨折中最常见的一种。当老年人要摔倒时，多会反射性地伸出手掌触地来支撑、保护身体。当老年人跌倒时，手掌着地会使身体的重力集中在前臂远端的桡骨上而发生骨折。此时，因腕部多是在伸直位受力而导致骨折远端向手背侧移位，从侧方看腕部，会呈特殊的"餐叉"畸形（图9-7）。

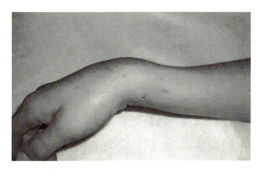

图9-7 "餐叉"畸形

2. 椎体骨折

老年人椎体骨折多发生在脊柱的腰椎及胸腰段部位的椎体。老年人骨质疏松发生时往往首先累及脊柱的椎体，一旦脊柱受到外力的刺激，如跌坐伤的发生，疏松的、空虚的椎体很容易发生形态上的改变，即椎体压缩性骨折。这时老年人的腰背痛症状进一步加剧，有的疼痛会放射到腹部，起卧活动受限，驼背畸形也愈发明显。

3. 髋部骨折

髋部是下肢和躯干的连接部位，骨质疏松的老年人在摔倒的瞬间，很容易造成股骨粗隆或股骨颈的骨折。

（三）骨折固定的方法

老年人骨折后，在去医院就诊前，护理员可协助医务人员用夹板等（图9-8）为老年人进行临时固定。固定的目的是防止因骨折部位移动而损伤血管、神经，减轻老年人的痛苦，方便搬运。

1. 上肢前臂骨折固定法

将两块夹板分别置于前臂掌侧和背侧（有棉衬垫的夹板可以直接用，没有棉

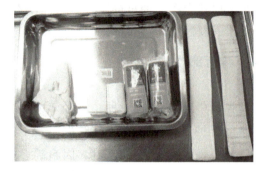

图9-8 骨折固定用物

衬垫的夹板需在皮肤上垫棉垫才可用),其长度超过肘关节至腕关节的长度;如用一块则置于背侧,用绷带将两端固定,再用三角巾使肘关节屈曲90°并悬吊在胸前。

2. 上肢肱骨骨折固定法

用长、短两块夹板,将长夹板置于上臂的后外侧,将短夹板置于上臂的前内侧;如用一块夹板,则应将其置于上臂的外侧,随后在骨折部位上、下两端固定,再用三角巾将上肢悬吊在肘关节屈曲90°的位置。

3. 大腿骨折固定法

使老年人平躺,将踝关节保持在背屈90°的位置。将两块夹板分别置于下肢内、外侧或仅在下肢外侧放一块夹板,外侧夹板从腋下至足跟下3 cm,内侧夹板从腹股沟至足跟下3 cm,然后用绷带分段将夹板固定。

4. 小腿骨折固定法

用两块夹板分别置于下肢内、外侧,长度从足跟至大腿,用绷带分段扎牢。

(四)骨折固定法的注意事项

(1)怀疑老年人骨折后,不可强制其进行各种活动,应先立即拨打就医电话并报告,待医护人员到场后再配合进行下一步处理。

(2)固定夹板的长度与宽度要与骨折的肢体相适应,其长度必须超过骨折的上、下两个关节。固定时除骨折部位上、下两端外,还要固定上、下两个关节。

(3)固定应松紧适度,以免影响血液循环。

(4)如果夹板内侧没有内衬棉垫,则不可将夹板与皮肤直接接触,其间应垫棉花或其他物品,尤其在夹板两端、骨突出部位和悬空部位应加厚衬垫,以防止受压或固定不妥。

(5)在处理开放性骨折时,不可把刺出的骨端送回伤口,以免造成感染。

(6)当进行肢体骨折固定时,一定要将指(趾)端露出,以便随时观察末梢血液循环情况,如发现指(趾)端苍白、发冷、麻木、疼痛、浮肿或青紫,则表明血运不良,此时应松开夹板并重新固定。

三、任务实施

(一)操作前准备

1. 环境准备

光线充足、安静整洁、宽敞明亮。

2. 老年人准备

离开危险现场,取合适体位,不随意移动,理解并配合。

3. 护理员准备

洗净双手,着装整洁。

4. 用物准备

绷带数个、三角巾、胶布、剪刀、有内衬的夹板(或夹板和衬垫)数个、记录单、笔等。

骨折的初步固定——夹板固定法

(二)操作实施(表9-21)

表9-21 骨折后初步固定的操作实施表

操作步骤	操作程序	注意事项
评估与沟通	·远离危险环境; ·与老年人沟通,安抚伤者,稳定其情绪,评估其年龄、意识状态、摔倒经过、受伤情况等,告知其骨折包扎固定的目的	应充分评估老年人的状况
实施包扎	·立即报告医务人员及家属,或拨打急救电话; ·协助医务人员将老年人移至床上或座椅上,根据伤情取合适体位;	·根据骨折部位选择合适的夹板及固定方法; ·包扎松紧适宜;

续表

操作步骤	操作程序	注意事项
实施包扎	**摆放合适的体位** · 取两块夹板，分别置于前臂掌侧和背侧，其长度超过肘关节和腕关节； **用固定夹板** · 配合医务人员用绷带进行夹板固定。先固定肘端，再用"8"字包扎法固定腕关节； · 悬吊三角巾，将左侧肢体肘部屈曲90°后放在三角巾上，然后分别将两个底角绕过颈部并在颈后打结； · 加强观察，随时注意老年人有无不适； · 随时巡视老年人的情况，观察其伤口出血情况、纱布渗血情况、包扎处皮肤反应及末端循环情况，并了解其有无其他不适	· 加强巡视，发现问题及时处理
整理记录	· 协助老年人取舒适体位； · 洗手，在记录单上详细记录老年人的姓名、固定部位、固定方法、固定时间、局部情况等	—

附录 9-7 骨折后的初步固定的操作流程考核（表 9-22）

表 9-22 骨折后的初步固定的操作流程考核表

项目名称	操作流程	技术要求	分值	扣分说明	备注
操作前	环境准备	光线充足、安静整洁、宽敞明亮	5		
	老年人准备	离开危险现场，取合适体位；不随意移动，理解配合	5		
	护理员准备	洗净双手、着装整洁	10		
	用物准备	绷带数个、三角巾、胶布、剪刀、有内衬的夹板（或夹板和衬垫）数个、记录单、笔等	10		
操作中	评估与沟通	·远离危险环境； ·与老年人沟通，安抚伤者，稳定其情绪，评估其年龄、意识状态、摔倒经过、受伤情况等，告知其骨折包扎固定的目的	10		
	实施包扎	·立即报告医务人员及家属，或拨打"120"； ·协助医务人员将老年人移至床上或座椅上，根据伤情取合适体位； ·取两块夹板，分别置于前臂掌侧和背侧，其长度超过肘关节和腕关节； ·配合医务人员用绷带进行夹板固定。先固定肘端，再用"8"字包扎法固定腕关节； ·悬吊三角巾，将左侧肢体肘部屈曲90°后放在三角巾上，然后分别将两个底角绕过颈部并在颈后打结； ·加强观察，随时注意老年人有无不适； ·随时巡视老年人的情况，观察其伤口出血情况、纱布渗血情况、包扎处皮肤反应及末端循环情况，并了解其有无其他不适	50		

续表

项目名称	操作流程	技术要求	分值	扣分说明	备注
操作后	整理记录	·协助老年人取舒适体位； ·洗手，在记录单上详细记录老年人的姓名、固定部位、固定方法、固定时间、局部情况等	10		
操作时间		分钟			
总分		100 分			
得分					

模块九测试题

专业术语中文、英文、日文对照

中文	英文	日文
生活支援技术	life support technology	生活支援技術
模块一	**module Ⅰ**	**第1モジュール**
法律	law	法律
老年照护	aged care/elderly care	高齢者の介護
冷热应用	hot and cold application	冷熱応用
伦理	ethic	倫理
排泄照护	excretory care	排泄の介護
清洁照护	cleaning care	清潔の介護
生活环境	living environment	生活環境
手卫生	hand hygiene	手の清潔保持
睡眠照护	sleep care	睡眠の介護
饮食照护	dietary care	食事の介護
应急救护	emergency rescue	救急対応
职业道德	professional ethics	職業倫理
模块二	**module Ⅱ**	**第2モジュール**
感知觉与沟通评估表	perception and communication assessment form	知覚とコミュニケーションのアセスメント表
精神状态评估表	mental state assessment form	心身状態のアセスメント表
能力评估	capability assessment	能力のアセスメント
日常生活活动评估表	assessment form of activities of daily living	日常生活のアセスメント表
社会参与能力评估表	assessment form of social participation ability	豊かさのアセスメント表

生活支援技术

中文	英文	日文
照护服务计划	care service plan	介護計画
支援服务	support services	支援サービス
模块三	module III	第3モジュール
白内障	cataract	白内障
半流质饮食	semi liquid die	半流動食
帮助	aid	介助
保障	ensure	保障する
鼻饲法	nasal feeding	経鼻経管栄養法
标准吞咽功能评估	standardized swallowing assessment	標準嚥下機能の評価
肠内营养	enteral nutrition	腸内栄養
蛋白质	protein	蛋白質
低胆固醇饮食	low cholesterol diet	低コレステロールの食事
低蛋白饮食	low protein diet	低蛋白質の食事
低盐饮食	low salt diet	低塩の食事
低脂肪饮食	low fat diet	低脂肪の食事
跌伤	fall and get hurt	打撲
非要素饮食	non essential diet	非要素飲食
高蛋白饮食	high protein diet	高蛋白質の食事
高热量饮食	high calorie diet	高カロリーの食事
高纤维素饮食	high cellulose diet	高セルロースの食事
管饲	tube feeding	経管栄養
均衡饮食	balanced diet	食事バランス
矿物质	minerals	ミネラル
老年性黄斑病变	senile maculopathy	加齢黄斑変性症
流质饮食	liquid diet	流動食
尿液	urine	尿
普通饮食	ordinary diet	普通の食事

中文	英文	日文
呛咳	bucking	むせこみ
青光眼	glaucoma	緑内障
热能	heat energy	エネルギ
软质饮食	soft diet	軟質食
少渣饮食	less residue diet	くずの少ない食事
摄取	absorb	摂取する
食物反流	food reflux	食物の逆流
视觉障碍	visual impairment	視覚障害
摔倒	fall	転倒
碳水化合物	carbohydrate	炭水化物
烫伤	empyrosis	熱傷
体位摆放	body position	体位配置
吞咽功能	swallowing function	嚥下機能
吞咽障碍	dysphagia	嚥下障害
洼田饮水试验	water swallow test	窪田飲水試験
维生素	vitamin	ビタミン
胃管	gastric tube	胃管
无盐低钠饮食	salt free, low sodium diet	無塩低ナトリウムの食事
协助	assist	協力する
需求	need	需要
血液	blood	血液
要素饮食	essential diet	要素飲食
异物卡喉	foreign body choking	異物が喉に詰まる
饮食种类	dietary category	食事の種類
营养素	nutrient	栄養素
营养状况	nutritional status	栄養状態
肢体功能	limb function	肢体機能
脂肪	fat	脂肪
治疗饮食	therapeutic diet	治療の食事
致盲	blinding	失明

中文	英文	日文
模块四	module IV	第4モジュール
多尿	polyuria	多尿
无尿	anuria	無尿
人工取便法	artificial defecation	摘便方法
膀胱	bladder	膀胱
导尿术	catheterization	導尿
乳糜尿	chyluria	乳糜尿
便秘	constipation	便秘
排便功能	defecation functions	排泄機能
糖尿病酮症	diabetic ketosis	糖尿病ケトン症
尿闭	diapause	尿閉
纸尿裤	diaper	紙おむつ
腹泻	diarrhea	下痢
一次性抗返流引流袋	disposable anti reflux drainage bag	使い捨て逆流防止引流袋
灌肠法	enema method	浣腸
肠造瘘口	enterostomy orifice	腸瘻口
坠床	falling out ofbed	転落する
粪便嵌塞	fecal impaction	宿便
排便失禁	fecal incontinence	便失禁
女性接尿器	female urine receiver	女性用尿器
甘油栓法	glycerol suppository method	グリセリン栓法
留置导尿术	indwelling catheterization	留置導尿
开塞露法	kaiselu method	開栓露方法
下尿路梗阻	lower urinary tract obstruction	下尿路梗塞
男性接尿器	male urine receiver	男性用尿器
排尿功能	micturition function	排尿機能
梗阻性尿失禁	obstructive urinary incontinence	梗塞性尿失禁
少尿	oliguria	少尿
充溢性尿失禁	overflow urinary incontinence	溢流性尿失禁
持续性尿失禁	persistent urinary incontinence	持続性尿失禁
造口袋	pocket	造袋

中文	英文	日文
压力性损伤	pressure injury	圧力性損傷
压力性尿失禁	stress urinary incontinence	腹圧性尿失禁
急迫性尿失禁	urgent urinary incontinence	切迫性尿失禁
尿失禁	urinary incontinence	尿失禁
尿潴留	urinary retention	尿が溜まる
尿垫	urine pad	パッド
接尿器	urine receiver	尿器
模块五	**module V**	**第5モジュール**
更换床上用品	changing bedding	寝具を取り替える
口腔	oral cavity	口腔
口腔溃疡	oral ulcer	口腔潰瘍
牙齿	teeth	歯
消化系统	digestive system	消化器系
漱口	mouthwash	うがいをする
口腔清洁	oral cleaning	口腔清潔
龋齿	dental caries	虫歯
牙刷	toothbrush	歯ブラシ
牙龈	gum	歯肉
牙膏	toothpaste	歯磨き粉
头发	hair	頭髪
汗液	sweat	汗
感染	infection	感染する
洗浴	bath	入浴
洗浴床	bath bed	入浴ベッド
晕厥	syncope	卒倒する
瘫痪	paralysis	麻痺
褥疮	bedsore	褥瘡
压力	pressure	圧力
压力性损伤	stress injury	圧力性損傷
剪切力	shear force	剪断力

生活支援技术

中文	英文	日文
损伤	injury	損傷
缺氧	hypoxia	酸素欠乏
坏死	necrosis	壊死
矫形器	orthosis	補正器
模块六	module VI	**第 6 モジュール**
颈椎损伤	cervical spine injury	頚椎損傷
昏迷	coma	昏睡状態
颅脑损伤	craniocerebral injury	頭蓋脳損傷
拐杖	crutch	杖
电动轮椅	electric wheelchair	電動車いす
固定式轮椅	fixed wheelchair	固定式車いす
折叠式轮椅	folding wheelchair	折りたたみ式車いす
四人搬运法	four person handling method	四人運搬法
手推式轮椅	hand-push wheelchair	ハンドプッシュ車いす
平车转运	hospital trolley transfer	平車移乗
多人搬运法	multiple person handling method	多人運搬法
一人搬运法	one person handling method	一人運搬法
躺式轮椅	recumbent wheelchair	横型車いす
三人搬运法	three person handling method	三人運搬法
二人搬运法	two person handling method	二人運搬法
步行器	walker	歩行器
助行器具	walking aid	歩行の福祉用具
手杖	walking stick	ステッキ
轮椅	wheelchair	車いす
模块七	module Ⅶ	**第 7 モジュール**
睡眠	sleep	睡眠
睡眠障碍	sleep disorder	睡眠障害

中文	英文	日文
模块八	**module Ⅷ**	**第 8 モジュール**
护理团队	nursing team	看護チーム
家庭成员	family members	家族
家庭照护者	family caregivers	家庭介護者
失智症患者	Patients with dementia	認知症患者
失智症老年人	elderly people with dementia	認知症高齢者
照护者	caregivers	介護職
模块九	**module Ⅸ**	**第 9 モジュール**
包扎	bandage	包帯を巻く
出血	hemorrhage	出血
单人徒手心肺复苏术	single hand cardiopulmonary resuscitation	片手で心肺蘇生
跌倒	fall	転倒
发热	fever	熱がある
高热	high fever	高熱
骨折	fracture	骨折
骨折固定	fracture fixation	骨折固定
海姆立克急救法	heimlich maneuver	ハイムリック救急法
呼吸心跳骤停	respiratory and cardiac arrest	心肺停止
冷敷	cold compress	れいあんぽう
气道阻塞	airway obstruction	気道閉塞
软组织损伤	soft tissue injury	軟組織損傷
摔伤	fall and hurt oneself	打撲
烫伤	scald	熱傷
体温	temperature	体温
体温测量	temperature measurement	温度測定
物理降温	physical cooling	物理的に冷却する
心肺复苏	cardiopulmonary resuscitation	心肺蘇生
噎食	choking	むせこみ
应急支援技术	emergency support technology	救急支援技術
止血	hemostasis	止血

授课计划安排

模块	内容	学时	理论学时	实践学时
模块一	职业认知及职业素质	4	2	2
模块二	老年人能力评估	4	2	2
模块三	饮食支援技术	10	6	4
模块四	排泄支援技术	20	10	10
模块五	清洁支援技术	20	10	10
模块六	移动支援技术	8	2	6
模块七	睡眠支援技术	4	4	—
模块八	失智老年人照护技术	12	6	6
模块九	应急支援技术	20	8	12
合计		102	50	52

参考文献

[1] 化前珍，胡秀英．老年护理学．[M]．4版．北京：人民卫生出版社，2018．

[2] 李小寒，尚少梅．基础护理学[M]．6版．北京：人民卫生出版社，2017．

[3] 许福子．老年人生活照料[M]．大连：大连理工大学出版社，2020．

[4] 于普林．老年医学[M]．北京：人民卫生出版社，2021．

[5] 贾建平．神经病学[M]．北京：人民卫生出版社，2009．

[6] 洪立，王华丽．老年期痴呆专业照护——护理人员实务培训[M]．北京：北京大学医学出版社，2014．

[7] 杨根来 李玲 谭美青．失智老年人照护职业技能教材——基础知识[M]．北京：中国财富出版社，2019．

[8] 陈小梅．临床作业疗法学[M]．北京：华夏出版社，2011．

[9] 于兑生，恽晓平．运动疗法与作业疗法[M]．北京：华夏出版社，2012．

[10] 贾建平．临床痴呆病学[M]．北京：北京大学医学出版社，2008．

[11] 李勇．老年照护（初级）[M]．北京：中国人口出版社，2019．

[12] 李斌．老年照护（中级）[M]．北京：中国人口出版社，2019．

[13] 许虹．老年照护（高级）[M]．北京：中国人口出版社，2019．

[14] 谭美青．养老护理员（基础知识）[M]．北京：中国劳动社会保障出版社，2016．

[15] 辛胜利．养老护理员（初级）[M]．北京：中国劳动社会保障出版社，2016．

[16] 王卫，王辉．急救护理[M]．北京：高等教育出版社，2018．

[17] 宋岳涛．老年综合评估[M]．北京：中国协和医科大学出版社，2019．

[18] 屠其雷，石晓燕．失智老年人照护职业技能教材[M]．北京：中国财富出版社，2019．

[19] 邢爱红，王君华．基础护理技术[M]．北京：科学出版社，2020．

[20] 中国营养学会．中国居民膳食指南（2022）[M]．北京：人民卫生出版社，2022．